西洋医学と東洋医学の
W専門医が指南！

臨床力をアップする漢方

編集◉加藤士郎 筑波大学附属病院臨床教授

中山書店

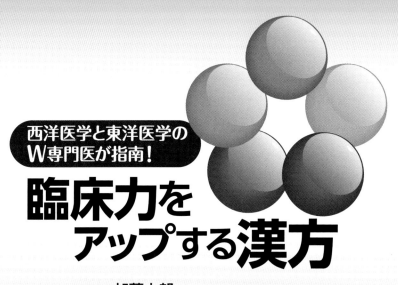

執筆者一覧

（執筆順，所属は執筆時）

宮田　圭	東邦大学薬学部
小池一男	東邦大学薬学部
秋葉哲生	あきば伝統医学クリニック
本間真人	筑波大学医学医療系臨床薬剤学分野
礒濱洋一郎	東京理科大学薬学部
神田秀幸	島根大学医学部環境保健医学講座
玉野雅裕	協和中央病院内科／筑波大学附属病院漢方外来
加藤士郎	野木病院内科／筑波大学附属病院漢方外来
岩田健太郎	神戸大学大学院医学研究科感染治療学
中永士師明	秋田大学大学院医学系研究科救急・集中治療医学講座
北村　順	神戸海星病院内科／漢方内科
上野眞二	鷲谷病院脳神経外科／自治医科大学東洋医学部門
村松慎一	自治医科大学東洋医学部門／神経内科学部門
溝上裕士	筑波大学附属病院消化器内科／光学医療診療部
岩本淳一	東京医科大学茨城医療センター消化器内科
平山　暁	筑波技術大学保健科学部附属東西医学統合医療センター漢方・内科・腎臓内科
中野真依	大阪大学大学院医学研究科先進融合医学共同研究講座／兵庫医科大学病院リウマチ膠原病内科
萩原圭祐	大阪大学大学院医学研究科先進融合医学共同研究講座
惠紙英昭	久留米大学医療センター先進漢方治療センター／神経精神医学講座
八木　實	久留米大学医学部外科学講座小児外科部門
川嶋浩一郎	つちうら東口クリニック／横浜薬科大学漢方和漢薬調査研究センター
小林　亨	星総合病院脳神経外科
吉田祐文	那須赤十字病院整形外科
天野俊康	長野赤十字病院泌尿器科
柳原茂人	近畿大学医学部皮膚科学教室
濱口眞輔	獨協医科大学医学部麻酔科学講座
星野朝文	国立病院機構 霞ヶ浦医療センター耳鼻咽喉科／筑波大学附属病院
山本昇伯	山本眼科医院（和歌山市）
山口孝二郎	医療法人ハヤの会田中矯正歯科歯科慢性疾患診療室／昭和大学医学部生理学講座
岡村麻子	つくばセントラル病院産婦人科／東邦大学薬学部

序

日常診療における漢方薬の処方率は，現在は診療所から大学病院まで，医療機関を問わず，処方している医師は85%を超え，過去に処方したことのある医師を含めると90%を超えています．また，漢方を処方するようになった動機は，西洋薬のみの治療では限界があるから，高齢者が増えたから，学会でのエビデンスが得られたから，あるいはガイドラインに掲載されるようになったからなどです．大手漢方製薬メーカーも，出荷量は10年前の2倍となっていると報告しています．このように，風邪症候群に対する葛根湯をはじめ，現在の実地臨床に漢方薬は広く普及したと考えられます．

しかしながら漢方医学は，独自の治療概念があるのにもかかわらず，十分にそれを理解したうえで漢方薬を処方するケースは比較的少なく，病名投与によって処方することが多いと考えられます．したがって，各科での漢方薬を必要とする疾患を選択し，その疾患に適切な漢方薬を処方するには，各科での十分な臨床経験を有し，その科の専門医であると同時に，漢方医学の専門医でもあることが理想的といえます．

本書においては，まずは「漢方薬総論」において，漢方薬の成り立ちや処方概念，さらに臨床上の特徴や注意点などを記述していただきました．臨床においても総論と各論に分け，「漢方臨床総論」においては，総合内科，高齢者，感染症，救急医学などにおける漢方治療の特徴を記述していただき，「漢方臨床各論」においては，各科において漢方治療が有効と考えられる疾患と，各疾患に対して使用頻度が高い漢方薬をそれぞれ3つ挙げていただきました．「漢方臨床総論」と「漢方臨床各論」の著者は，西洋医学的な各科の専門医であり，しかも多くは日本東洋医学会などの専門医でもある先生方です．本書ではさらに，可能な限り各科での臨床におけるエビデンスやガイドラインとの関係についても記述していただきました．

本書が一般臨床医，さらに各科の専門医である先生方の臨床現場でお役に立つことを心から願っております．

2019年1月吉日

筑波大学附属病院臨床教授／野木病院副院長

加藤士郎

西洋医学と東洋医学のＷ専門医が指南！
臨床力をアップする漢方

目次

お薦めの漢方薬 適応一覧（「第３章　疾患各論」より）

		漢方方剤名	葛根湯	安中散	十味敗毒湯	八味地黄丸	柴胡桂枝湯	柴胡桂枝乾姜湯	柴胡加竜骨牡蛎湯	半夏瀉心湯	黄連解毒湯	半夏厚朴湯	五苓散	桂枝加朮附湯
	疾患名	頁＼番号*1	1	5	6	7	10	11	12	14	15	16	17	18
呼吸器疾患	気管支喘息	66												
	慢性閉塞性肺疾患	69												
	嚥下性肺炎	73										16		
循環器疾患	心不全	76											17	
	低血圧	79											17	
	冠攣縮性狭心症	82										16		
神経疾患	頭痛	85											17	
	パーキンソン病	89												
	認知症	92												
消化器疾患	咽喉頭異常感症	96										16		
	機能性ディスペプシア	99		5						14				
	慢性便秘症・イレウス	102												
腎臓疾患	糸球体腎炎・ネフローゼ症候群	105												
	保存期慢性腎臓病	109				7		11						
	維持透析患者合併症	113									15			
リウマチと膠原病	関節リウマチ	118												
	全身性エリテマトーデス	121												
	全身性強皮症	125												
精神疾患	全般性不安障害	128										16		
	身体表現性自律神経機能不全	133					10							
	パニック障害	137							12					
小児疾患	ウイルス感染症	143					10							
	脱水症（胃腸炎，熱中症）	148											17	
	夜尿症	150	1											
脳外科	頭痛・顔面痛	156											17	
	脳卒中の臨床症状	158											17	
	頭部外傷	162											17	
整形外科疾患	高齢者の慢性腰痛症	165				7								
	上肢の末梢神経障害	169											17	
	難治性の慢性痛	172												
泌尿器疾患	下部尿路症状	176				7								
	性機能障害を含む男性不妊症	180				7			12					
	加齢男性性腺機能低下症候群	182												
皮膚疾患	尋常性痤瘡	185			6									
	アトピー性皮膚炎	188												
	円形脱毛症	191							12					
疼痛疾患	腰部脊柱管狭窄症	194				7								18
	慢性頸肩部痛	197	1											
	脊椎手術後（疼痛）症候群	200												
耳鼻咽喉科疾患	めまい	203											17	
	咽喉頭異常感症	206										16		
	アレルギー性鼻炎	209												
眼科疾患	ドライアイ	213						11						
	眼精疲労	217												
	緑内障	220											17	
歯科・口腔外科疾患	口内炎	223								14				
	舌痛症	227												
	口腔乾燥症	230											17	
産婦人科領域	冷え症	235												
	月経異常	240												
	更年期障害	244												
	分娩と漢方治療	249												

＊1：識別番号はツムラの医療用漢方製剤に準じ，その他の製剤については＊にて注記した．

桂枝加苓朮附湯	小青竜湯	防已黄耆湯	消風散	当帰芍薬散	加味逍遙散	桂枝茯苓丸	桂枝加竜骨牡蛎湯	麻黄湯	越婢加朮湯	麦門冬湯	真武湯	呉茱萸湯	人参湯	白虎加人参湯	四逆散	木防已湯	半夏白朮天麻湯	当帰四逆加呉茱萸生姜湯	苓桂朮甘湯	補中益気湯	六君子湯	桂枝湯	釣藤散	十全大補湯	荊芥連翹湯
18*2	19	20	22	23	24	25	26	27	28	29	30	31	32	34	35	36	37	38	39	41	43	45	47	48	50
										29															
										29										41					
																				41	43				
																36									
																			39	41					
						25*3									35*3	36									
				23								31													
																							47		
																					43				
		20				25																			
																				41					
											30														
													32							41					
																						45			
																		38			43				
																								48*4	
								27																	
													32												
													32												
												31													
																					43		47		
						25												38							
																				41					
																				41					
				23	24	25																			
																									50
			22																	41					
							26																	48	
															35								47		
											30							38							
18*2																	37								
										29															
	19								28																
											30		32												
					24		26												39						
				23														38							
														34						41					
					24																				
														34											
				23	24	25																			
				23	24	25																			
					24	25																			
						25																			

＊2：KB-18/EK-18，＊3：四逆散と桂枝茯苓丸の併用，＊4：小建中湯と十全大補湯の合方．

お薦めの漢方薬 適応一覧（「第3章　疾患各論」より）［続き］

		漢方方剤名	潤腸湯	疎経活血湯	抑肝散	麻杏甘石湯	温清飲	桂枝加芍薬湯	五積散	芍薬甘草湯	四物湯	甘麦大棗湯	四君子湯	抑肝散加陳皮半夏
	疾患名	頁＼番号*1	51	53	54	55	57	60	63	68	71	72	75	83
呼吸器疾患	気管支喘息	66				55								
	慢性閉塞性肺疾患	69												
	嚥下性肺炎	73												
循環器疾患	心不全	76												
	低血圧	79												
	冠攣縮性狭心症	82												
神経疾患	頭痛	85												
	パーキンソン病	89			54									83
	認知症	92			54									83
消化器疾患	咽喉頭異常感症	96												
	機能性ディスペプシア	99												
	慢性便秘症・イレウス	102	51											
腎臓疾患	糸球体腎炎・ネフローゼ症候群	105												
	保存期慢性腎臓病	109												
	維持透析患者合併症	113								68				
リウマチと膠原病	関節リウマチ	118												
	全身性エリテマトーデス	121											75	
	全身性強皮症	125						60						
精神疾患	全般性不安障害	128												
	身体表現性自律神経機能不全	133						60						
	パニック障害	137						60*5			71*5	72		
小児疾患	ウイルス感染症	143												
	脱水症（胃腸炎，熱中症）	148											75*6	
	夜尿症	150												
脳外科	頭痛・顔面痛	156												
	脳卒中の臨床症状	158												
	頭部外傷	162												
整形外科疾患	高齢者の慢性腰痛症	165		53					63					
	上肢の末梢神経障害	169												
	難治性の慢性痛	172									71			
泌尿器疾患	下部尿路症状	176												
	性機能障害を含む男性不妊症	180												
	加齢男性性腺機能低下症候群	182												
皮膚疾患	尋常性痤瘡	185												
	アトピー性皮膚炎	188					57							
	円形脱毛症	191												
疼痛疾患	腰部脊柱管狭窄症	194								68				
	慢性頸肩部痛	197												
	脊椎手術後（疼痛）症候群	200		53										
耳鼻咽喉科疾患	めまい	203												
	咽喉頭異常感症	206												
	アレルギー性鼻炎	209												
眼科疾患	ドライアイ	213												
	眼精疲労	217												
	緑内障	220												
歯科・口腔外科疾患	口内炎	223												
	舌痛症	227			54									
	口腔乾燥症	230												
産婦人科領域	冷え症	235												
	月経異常	240												
	更年期障害	244												
	分娩と漢方治療	249							63					

*4：小建中湯と十全大補湯の合方，＊5：桂枝加芍薬湯と四物湯の合方，

大黄甘草湯	治打撲一方	清肺湯	柴朴湯	小建中湯	大建中湯	通導散	温経湯	牛車腎気丸	人参養栄湯	小柴胡湯加桔梗石膏	立効散	清心蓮子飲	柴苓湯	茯苓飲合半夏厚朴湯	川芎茶調散	桂枝茯苓丸加薏苡仁	麻子仁丸	麻黄附子細辛湯	桂枝加芍薬大黄湯	加味帰脾湯	桔梗石膏
84	89	90	96	99	100	105	106	107	108	109	110	111	114	116	124	125	126	127	134	137	324＊7
			96																		
		90																			
								107													
															124		126				
																				137	
			96											116							
84					100																
													114								
								107													
							106														
			96											116							
				99															134		
				99＊4																	
																					324
				99																	
											110										
	89					105															
								107													
									108												
								107				111									
																125					
										109											
																		127			
			96																		
									108												
							106														

＊6：白朮製剤（SG-75 T/TY-054）推奨，＊7：N324.

【お薦めの漢方薬 高頻度処方 12 方剤】

五苓散（11 処方）
補中益気湯（9 処方）
桂枝茯苓丸（8 処方）
加味逍遙散（6 処方）
八味地黄丸（5 処方）
半夏厚朴湯（5 処方）
当帰芍薬散（5 処方）
人参湯（4 処方）
当帰四逆加呉茱萸生姜湯（4 処方）
六君子湯（4 処方）
柴朴湯（4 処方）
牛車腎気丸（4 処方）

◉主要な漢方薬の適応症状については，次の著作においてイラストで分かりやすい解説があるので参照されたい．
加藤士郎．高齢者プライマリケア漢方薬ガイド—チーム医療で必ず役立つ 56 処方．中山書店；2016.

【読者の方々へ】

本書は内容の一部に医療用漢方製剤の承認外の記載が含まれています．医療用漢方製剤の使用に際しては，各製剤の最新の医薬品情報（添付文書）をご覧いただき，本書に記載された内容を診療に応用される場合には，十分な注意を払われることを要望いたします．

中山書店

I　漢方薬総論

1 漢方薬とは①
——漢方方剤の構成生薬について

宮田 圭（東邦大学），小池一男（東邦大学），秋葉哲生（あきば伝統医学クリニック）

漢方医学において臨床力をスキルアップさせるには，江戸末期の名医，尾台《おだい》榕堂《ようどう》の『方伎雑誌《ほうぎざっし》』の冒頭にも述べられているように，生薬個々の薬能を知ること，生薬の配合による作用を知ること，そして最後は生薬の特質を知ることである．医学部では漢方の臨床教育に重点がおかれていて，生薬学の重要性はほとんど無視されている．漢方方剤を構成する素材は生薬であり，本来ならば生薬の知識なくしては方剤を理解することはできないはずである．臨床での漢方治療の精度を向上させることは，患者のQOLの向上だけでなく，貴重な薬用天然資源の損失を防ぐためにも重要である．

漢方方剤を構成する生薬

大建中湯という漢方方剤（漢方薬）がある．消化管手術の術後イレウスを防止すべく投与される例や，便秘に対して用いられる例が多く，目にする機会の多い漢方薬であると思われる．この**大建中湯**は，約1800年前の中国・漢の時代に著されたとされる書物『金匱要略《きんきようりゃく》』にそのルーツを求めることができる処方である．そこには「胸腹部が非常に冷えて痛み，嘔気のため飲食ができず，腸がむくむくと，あたかも頭や足があるかのような様子で上へ下へと動き，痛むため触ることもできない」状態に対して**大建中湯**を用いる，と投与目標が示されている．**大建中湯**が創薬された時の使用目標であるが，その使い方が現代まで伝わり，さらには術後イレウスの予防にまで応用されているということができる．

加えて，『金匱要略』には漢方薬の構成生薬（原材料）や煎じ方（煮出し方）についても詳細に書かれており，いわばレシピ集の様相も呈している．それによると**大建中湯**は，蜀椒《しょくしょう》，乾姜，人参，膠飴《こうい》が構成生薬として挙げられ，その分量も示されている．そして，蜀椒，乾姜，人参をまず煮出し，その後膠飴を加えて煎じるように指示している．

これら一つ一つの薬味（生薬）にはそれぞれの薬効や性質がある．西洋医学の薬剤は基本的に単一の化学物質であるのに対し，生薬は様々な成分が複雑に組成されている．さらに，それらが配合され，漢方薬となることで，それぞれの生薬を単独で用いた時の作用がただ合わされるだけでなく，組み合わされたものとして薬効を示すのである．そこでは生薬同士で作用を強め合うことや，副作用を抑え合うことなどが起こっている．生薬を組み合わせることにより，それらがもつ性質を最大限に活かすために組み合わされた煎じ薬と捉えることができる．生薬単独の場合，複数の生薬が組み合わされた場合，そして一つの漢方薬となった際にもつ作用，それらが鑑みられているのである．

今述べたように，漢方薬による治療の素材として生薬が用いられる．ここで，生薬という言葉の定義をしておきたい．生薬とは「薬用にする目的で天然に産する植物，動物，鉱物の全体または一部を採取し，乾燥あるいは簡単な処理を行い，必要に応じて使用できるように調整した薬物」のことをいう．漢方薬は生薬の集合体である．目にすることがもはや日常的となっている医療用エキス製剤も，煎じた漢方薬を粉末状にして製品化しているので，生薬の集合体であることに変わりはない．漢方薬全体としての薬効や作用に加え，それぞれの生薬の性質や働きについて考えることで，漢方薬を最大限に活用することや副作用を防止していくことが可能となるのである．

わが国の漢方医学をはじめ，東アジアの伝統医学に大きな影響を及ぼしている中国伝統医学における最古の薬物書に『神農本草経《しんのうほんぞうきょう》』がある．同書は今から約 2000 年前に編纂されたとされている．この中では，生薬を人体への作用に応じて「上品《じょうひん》」「中品《ちゅうひん》」「下品《げひん》」と 3 つのクラスに分類している．上品は毒がなく，命を養うのに使うとされ，食品にきわめて近いものである．下品には毒があり，病の治療に使うとされ，現代の西洋薬に近い考え方である．中品はそれらの間にあるものということができる．すなわち，治療から養生まで幅広い考え方がそこにはあり，ただ病を治療するだけでなく，体質改善や保健にも働いていくことがわかる．

生薬が単一の作用のみを有するものではなく，多面的な薬効をもつということは，古典的にも西洋医学的にも認められているところである．大黄を例に挙げる．OTC 薬としても市販されているように，植物性の緩下剤としてのイメージが強い生薬であるが，古典をひもとくと清熱作用や駆瘀血《くおけつ》作用などについての記載がみられる．緩下作用にとどまらず，多彩な効能をもつ生薬であることがわかる．このような生薬の伝統医学的効能を「薬能」という．大黄の薬能は現代の薬理学でも解析され，①瀉下《しゃげ》作用，②抗菌・抗炎症作用，③免疫賦活作用，④腎機能改善作用，⑤微小循環改善作用などが挙げられる．緩下剤としての作用はもちろんのこと，消炎作用ももっており，のぼせや鼻血，興奮などの症状や，月経異常などの瘀血による炎症症状にも用いることが可能である．このように，一つの作用のみをもつのではなく，生薬は様々な顔をもっているのである．

薬能を知ることは，漢方薬を運用するうえで大きな助けとなる．代表的な薬能を以下に挙げていく．

- **解表**《げひょう》：発汗させることによって，発熱，悪寒，頭痛，筋肉痛，皮膚疾患によるかゆみといった体の表にある症状を改善する．桂皮，麻黄，生姜，辛夷，細辛，蘇葉，薄荷などがこれにあたる．
- **鎮咳去痰**：咳嗽を鎮め，喀痰を去る．桔梗，厚朴，五味子，半夏，杏仁，麦門冬などがこれにあたる．
- **瀉下**：大腸を潤し，腸蠕動を活発にして排便を促す．大便を排泄させることにより宿便や乾燥した便を除き，体の中に熱がこもることを防ぐ．大黄，桃仁，杏仁，麻子仁，芒硝《ぼうしょう》などがこれにあたる．
- **清熱**：体の内側に熱がこもり，解表薬で熱を取り切れない場合に，体内の炎症を取り除いていく．石膏，知母，柴胡，黄蓮，黄柏，竜胆，地黄，大黄などがこれにあたる．
- **補気**：気を産生する脾胃（胃腸系）を強めて気を補うとともに，体全体の強壮を図る．食欲減退，消化機能低下，全身倦怠感などが目標となる．人参，黄耆，山薬，大棗《たいそう》，甘草，山茱萸《さんしゅゆ》などがこれにあたる．
- **理気**：気を巡らせる．気の鬱滞，沈滞などによって起こる頭重，めまい，耳鳴り，喉の違和感，手足倦怠などの諸症状を改善する．枳実《きじつ》，陳皮，厚朴，蘇葉，木香などがこれにあたる．
- **安神**：鎮静作用を有し，精神症状を改善する．竜骨，牡蛎《ぼれい》，小麦，遠志，釣藤鈎，酸棗仁《さんそうにん》などがこれにあたる．
- **補血**：血を補う．血虚による顔色不良，貧血，めまい，倦怠感，動悸，息切れなどの症状を改善する．当帰，川芎，芍薬，枸杞子《くこし》，熟地黄，竜眼肉，何首烏《カシュウ》などがこれにあたる．
- **駆瘀血**：瘀血を治療する．瘀血による症状の冷え，のぼせ，顔面紅潮，吹き出物，内出血，月経異常，精神不安などを改善する．川芎，芍薬，牡丹皮，桃仁，紅花，大黄，延胡索《えんごさく》などがこれにあたる．

・**温補**：冷えている体の内部（裏）を温める．強い寒気，下痢，腹痛，四肢の冷えなどを改善する．肉桂《にっき》，附子，乾姜，山椒，呉茱萸《ごしゅゆ》，細辛，艾葉《がいよう》などがこれにあたる．

・**滋陰**：陰虚（津液や血液などの不足した状態）を改善する．陰虚の状態になると，粘膜の乾燥がみられ，炎症を起こしやすくなる．また，血液が粘着性を増して熱が滞りやすくなるため，発熱しやすくなる．体内における水分不足の状態にあるので，それを補うことで改善を図る．麦門冬，天門冬，地黄，阿膠《あきょう》，粳米《こうべい》などがこれにあたる．

・**利水**：体内における水分代謝を調節し，適正化を図る．浮腫，水腫，関節水腫，めまい，頭重，倦怠感，嘔気などの症状を改善する．沢瀉，猪苓，茯苓，蒼朮，白朮，木通，防已などがこれにあたる．

・**去湿健胃**：胃腸機能を整える．食欲不振，嘔吐，渋り腹，軟便，下痢などを改善する．

漢方は生活から生まれた医学であり，薬学である．前述のように**大建中湯**を構成する生薬を見ても，それらは食べ物である．そこには生活の知恵が詰まっている．夏は冷たいものを，冬は体が温まるものを食べたくなるのが人の常であるが，これは生薬を運用する際も同じである．体が冷えている時は温める生薬を使い，ほてっている際には冷やす生薬を用いる．そのような生薬の性質は「五気」として分類される（表 1）[1)]．

また，生薬には味がある．酸っぱいものを食べた時，苦いものを食べた時，われわれの体はどのような反応をするであろうか．そこより生薬がもつ効果を，味に基づいて分類したものが「五味」である（表 2）[1)]（なかには一致しないものもある）．

漢方方剤の複合効果

多面的な作用をもつ生薬が複数組み合わされて漢方薬が形成されるというのは先に述べたとおりであるが，古代中国において生薬を組み合わせる試行錯誤が繰り返されてきた結果，その組み合わせ次第で処方全体の性格が異なったものになってくることがわかってきた．症状を診て生薬の薬能を考え，有効な生薬同士を合わせた作用を期待することがある．このことを相加作用という．しかしながら，2 種類以上の生薬を組み合わせる場合に期待される効果は，各々

表 1　五気による薬性分類

五気	性質	代表的な生薬
熱	身体を強く温めて冷えをとるほか，身体の様々な機能を活性化させる．	乾姜，呉茱萸，附子（大熱），蜀椒（山椒），良姜など
温	熱性よりも少し弱いが，温める作用をもち，身体の機能を緩やかに活性化させる．	黄耆，杏仁，桂皮，厚朴，膠飴，細辛，生姜，川芎，蒼朮，大棗，陳皮，当帰，人参，白朮，麻黄など
平	薬性が寒熱どちらにも属さず，穏やかな性質．しかし，薬物には寒性か熱性があるとされ，絶対的な平性はないとされる．	葛根，甘草，桔梗，猪苓，天麻，桃仁，茯苓，牡蛎など
涼	寒性の作用よりも少し弱い作用をもち，身体を冷やして，熱を取り除いたり，熱による症状を鎮めたりする．	茵蔯蒿《いんちんこう》，菊花，粳米，柴胡，芍薬，小麦，薄荷，牡丹皮，薏苡仁《よくいにん》など
寒	身体を冷やす性質が最も強い．炎症を鎮め，熱による症状を鎮めたりする．	黄芩，黄柏，黄連，枳実，山梔子《さんしし》，地黄，石膏，大黄，沢瀉，芒硝，牡丹皮，木通など

漢方の古方では五気を，温，微温，平，微寒，寒で分類することが多い．出典によって分類が異なる場合がある．

（三浦於菟．実践漢薬学．新装版．東洋学術出版；2011[1] より）

の生薬がもつ薬能を加え合わせただけでは説明できないことが多い．生薬同士を組み合わせた場合，その作用が加え合わせる際の想定より強くなることがある．それを相乗作用という．弱め合う場合は相殺作用と呼ばれる．加え合わせた各々の生薬と別な作用を示すこともある．それを方向転換という．図 1 を見ながら，それぞれについて考えてみたい．

麻黄は辛温解表薬（辛い味がして体を温め，体の表面に近いところを発散させる生薬）である．発汗解表，宣肺平喘《せんはいへいぜん》，利水の薬能をもつとされる．すなわち，発汗，解熱，鎮咳，消炎，利尿，そして交感神経興奮の各作用をもつ．

桂皮は麻黄と同じく辛温解表薬である．この二者がともに働くことで，表にある邪（寒邪）を去り，痺痛を治療する．麻黄は攻めて発汗させ，桂皮は血や脈に働きかけることで発汗させる．すなわち，この二者を合わせ強め合うのである（相加作用）．

朮には脾を整えて湿を除く作用がある．麻黄には肺の気を巡らせる働きがあり，気は膀胱へも達する．それにより，気虚の状態を補い，利尿の働きをもたせることができるのである．麻黄単独ではその働きをもつことはできない

表 2　五味による薬味分類

五味	作用	代表的な生薬
酸	酸味の薬能は，散らばったものを収める働きがある．発汗，下痢，頻尿，帯下，精液，出血などの病的流出を止める作用がある．肝，胆，目，筋の機能を補う．	五味子，山茱萸，酸棗仁など
苦	苦味の薬能は，軟らかいものを引き締め，熱状を鎮め，湿りを乾かす働きがある．清熱，燥湿，瀉下作用がある．心，小腸の機能を補う．	黄芩，黄柏，黄連，枳実，厚朴，柴胡，山梔子，大黄，蒼朮など
甘	甘味の薬能は，激しいものを緩め，薄める働き（緩和作用）や，足らないものを養い，補っていく働きがある．健胃，強壮，急迫症状を緩和する作用がある．脾，胃をはじめ消化器系の機能を補う．	黄耆，葛根，甘草，杏仁，膠飴，升麻，大棗，地黄，人参，白朮，麦門冬など
辛	辛味の薬能は，気や血の滞りを散らし，発散させる働きがある．発散，解表，健胃，駆瘀血作用がある．肺，大腸，鼻，皮膚の機能を補う．	乾姜，桂皮，山椒，生姜，蘇葉，陳皮，薄荷，附子，牡丹皮，麻黄など
鹹《かん》	鹹味の薬能は，乾きを潤し，硬いものを軟らかくし，水分の調節をする働きがある．軟堅，散結，瀉下作用がある．腎，膀胱，耳，骨髄の機能を補う．	芒硝，牡蛎など

（三浦於菟．実践漢薬学．新装版．東洋学術出版；2011[1]より）

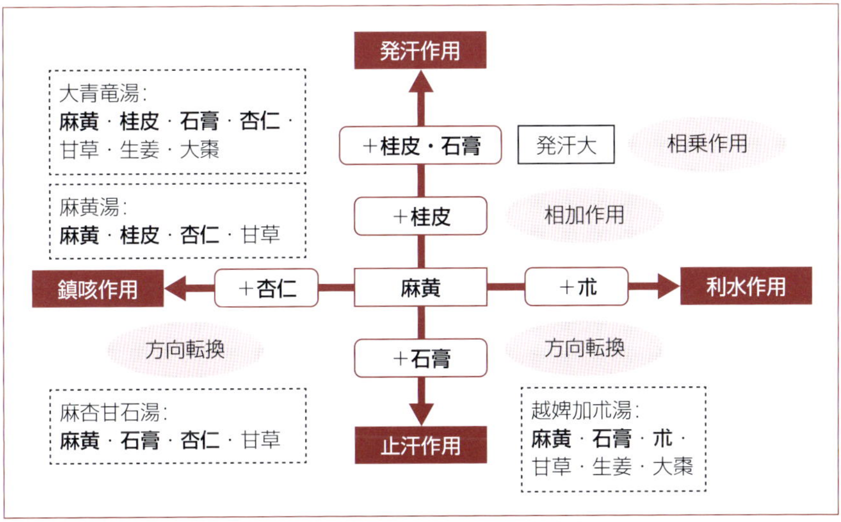

図 1　漢方方剤の複合効果

表3 甘草を含まない方剤（医療用漢方エキス製剤148処方のうち）

茵蔯蒿湯	紫雲膏	猪苓湯
茵蔯五苓散	七物降下湯	猪苓湯合四物湯
温清飲	四物湯	当帰芍薬散
黄連解毒湯	小半夏加茯苓湯	当帰芍薬散加附子湯
桔梗石膏	四苓湯	八味地黄丸
桂枝茯苓丸	辛夷清肺湯	半夏厚朴湯
桂枝茯苓丸加薏苡仁	真武湯	半夏白朮天麻湯
牛車腎気丸	大黄牡丹皮湯	茯苓飲
呉茱萸湯	大建中湯	茯苓飲合半夏厚朴湯
五苓散	大柴胡湯	麻黄附子細辛湯
柴胡加竜骨牡蛎湯	大柴胡湯去大黄	麻子仁丸
三黄瀉心湯	大承気湯	木防已湯
三物黄芩湯	腸癰湯	六味丸

が，組み合わせることでその力をもつことができる（方向転換）．

杏仁には，肺の気を降ろして止咳する作用がある．麻黄は肺の気を通して咳を鎮める作用がある．この２つを組み合わせることで，特に肺に入り込んだ寒邪による咳を止める働きをもたせることができる．咳嗽や呼吸困難の治療に応用が可能である（方向転換）．

石膏は辛涼の性質をもつ．麻黄は肺の気の巡りを良くすることで咳嗽を鎮めるが，温めすぎるためその効果を落とすことがある．石膏を加えることでそれを抑え，肺の気が全身へ巡りやすくなる（方向転換）．

漢方方剤における生薬の特質

これまで見てきたように，生薬やその集合体である漢方薬は症状を改善する働きをもっている．しかしながら，副作用を起こす可能性もある一面をもっているので注意を要する．

ここでは甘草を例に挙げる．甘草は漢方製剤の７割に配合されているほど，漢方薬の中では重要な位置を占める生薬である．しかし，甘草に含まれるグリチルリチン酸はカリウムを排泄し，ナトリウムを体内に貯留させるので，循環血漿量を増加させ，浮腫や体重増加，血圧上昇といった副作用をもっている（偽アルドステロン症）．このため，ループ利尿薬やサイアザイド系利尿薬との併用には注意を要する．

逆に考えてみたい．甘草が含まれていない漢方薬もあるのである．医療用漢方エキス製剤148処方の中で，甘草が含まれないものについて表3に示す．甘草が含まれない漢方薬の多くは体内の水分代謝にかかわるものである．ここでは「不要なものは体外へ出し，必要なものは体内にとどめる」ように漢方薬が働いている．水分を体内に貯留させる働きのある甘草が配合されない意味が，そこにはあるのである．

このように，生薬について知ることは，副作用を未然に防ぎ，漢方薬がもつ力をよりよく発揮させるうえでも大切なことであると思われる．

文献

1）三浦於菟．実践漢薬学．新装版．千葉：東洋学術出版；2011.

2 漢方薬とは②
——漢方治療の考え方

宮田 圭（東邦大学），小池一男（東邦大学），秋葉哲生（あきば伝統医学クリニック）

現代の漢方治療は，症例研究を積み重ねて体系化された病名治療によって精度良く治療効果を上げているようにみえる．しかし，まぐれ当たりを経験することは意外と多いといえる．臨床力を本当にアップするには，時には漢方の基礎に立ち返ることも大切である．本項では漢方の基礎について述べる．

証とは

大修館書店の『大漢和辞典』を繙くと，「証」の字には「あかす，あかしをたてる，いつわりなきを証明する」という意味が書かれている．医療用漢方製剤の添付文書に目を移すと，「本剤の使用にあたっては，患者の証（体質・症状）を考慮して投与すること．なお，経過を十分に観察し，症状・所見の改善が認められない場合には，継続投与を避けること」という記載が「重要な基本的注意」の項にあることに気づく．ここでは「証」という言葉を「体質・症状」と括弧書きで説明しているが，この「証」という言葉には様々な解釈がなされており，理解しにくく感じられる漢方用語の一つであるものと思われる．しかしながら，「証」という漢字のもつ意味に立ち返るとわかりやすいのではないかと考えられる．

漢方医が「証」についてどのような捉え方をしてきたのか，4 人の漢方医の「証」に関する考えを見ていきたい．奥田謙藏（1884～1961）は著書『傷寒論梗概』で「證とは，身体内に於ける病変の，外に現れたる兆候で，之によって其の病の本態を證明し，或は之を薬方に質して立証するの謂である」と証について述べている[1]．龍野一雄（1905～1976）は論考「証の論理〈東洋医学の特質〉」において「証とは此患者の今の状態を現す病像である」と，今の状態を大切にし，さらに「証を形成するのに必ず忘れてはいけないのは，何処で，何が，どうなっているか，の三つを明かにすることだ」と病態を把握することの重要性も述べている[2]．三浦於菟（1947～）は著書『実践東洋医学［第 1 巻 診断篇］』で「証とは，診察時点の東洋医学的疾病認識であり，東洋医学の病気の姿・実体のことである」と証を定義し，さらに「方剤を決めていくためには，この証が基本であり出発点となる．そのため証とは，漢方方剤の適応状態を明確にしたものともいえる」と述べている[3]．秋葉哲生（1947～）は論考『証の歴史と現代的課題』において，「証は漢方薬の使用に当たっての重要な手がかりである」という『一般用漢方製剤の手引き』の記述の主旨に立ち返り，治療における考え方である「病の価値判断即ち治療の目標」と荒木正胤の言葉も用いて定義し，多様に認識される「証」の語について整理した[4-7]．4人の漢方医の「証」に対する認識を見てみたが（それぞれの著書より原文のまま引用した），共通して流れていることは患者の「今」の病態を把握し，治療に繋げていくことの重要性である．すなわち，「何によって（病因），どこが（病位），どうなっているか（病態），病気の時期は（病期）」という大きく4つの項目を考えることで，刻々と変化する「今」の病態である「証」をつかんでいくのである．

漢方には独自の病態認識方法があり，それに立脚して漢方薬は長年にわたる発展を遂げてきた．どのように漢方的病態を把握するのか，そのよって立つところの理論について見ていきたい．

漢方における身体の捉え方

漢方における体の捉え方について概観する．漢方の生理観や疾病観の原型は，約2000年前に中国の古代思想を背景として成立したとされる『黄帝内経《こうていだいけい》』にまで遡ることができる．それをベースとして治療学が発展してきたことは漢方の一つの特徴ともいえる．

『黄帝内経』の思想や理論の基礎として「陰陽五行説」がある．漢方の用語にはそこに端を発するものが多い．まず「陰陽五行説」について見ていきたい．

陰陽五行説

古代中国において，人々は宇宙や地球上のあらゆる事象が，ある一定の法則により成り立ち，調和を保ちながら動いていると考えた．人体は「小宇宙」として，自然界の決まりに則したものであるとし，生理学的にも病態学的にもその法則を適用し，考えてきたのである．

「陰陽説」は，西洋思想でいうところの二元論ともいえるものである．「天と地」「昼と夜」「表と裏」「明と暗」「上と下」など，相対する2つのものを「陰と陽」という一対の概念で捉えて2つの属性に分けたものである．物事を2つ

表 1 五行色体表（五行の属性から自然と人体の関連性を分類したもの）

五行	木	火	土	金	水	備考
五臓	肝	心	脾	肺	腎	配当される臓
五腑	胆	小腸	胃	大腸	膀胱	配当される腑
五味	酸	苦	甘	辛	鹹《かん》	病気の改善につながる薬や食べ物の味
五悪	風	熱	湿	燥	寒	病気になりやすい気候
五主	筋	血脈	肌肉	皮	骨	病気が現れやすいところ
五竅《ごきょう》	目	舌	口	鼻	耳	病気の現れやすい感覚器
五華	爪	面	唇（乳）	体毛	髪	蔵が弱っていることを知らせるところ
五志	怒	喜	思	悲（憂）	恐（驚）	病気の時の感情，もしくは病気をもたらす感情
五液	涙	汗	涎	涕	唾	分泌液の所属
五色	青	赤	黄	白	黒	病気の時の皮膚の色
五方	東	南	中央	西	北	方位の配当
五季	春	夏	土用	秋	冬	病気が悪化しやすくなる季節

漢方の五臓は，西洋医学の解剖学的な臓器とは異なり，機能の単位としての臓器である．その機能には身体的なものばかりでなく精神的な機能も含まれる．

に分ける考え方は，洋の東西を問わぬものがあるのではないだろうか．

「五行説」とは，自然界にあるすべての事象は「木，火，土，金，水」の属性に分類されるという考えである．これらの要素は相互に影響し合い，ある要素から別の要素へと循環するとされる．自然界をイメージしてみると，木は火を生み出すという「生む，生まれる」の関係があり，木は土から養分を奪い成長するという「対立し，抑制し合う」関係がある．すなわち，相互の関係としては，プラスに作用する相生，マイナスに作用する相剋の概念があるのである．これらが必ずしもすべてではないが，互いに共同し合いながら健康が維持されていると考えるのである．

五行の属性から自然と人体の関連性を分類した「五行色体表」を表 1 に示す．

気・血・水

漢方において，人体の構成要素として次の3つが考えられている．それが「気」「血」「水」である．

- **気**：難しく考えてしまいがちであるが，「元気」「気が滅入る」など「気」という言葉は日常生活にも定着しているほど，実は身近な言葉なのである．人体内においては，目には見えないが，生命を支えるエネルギーということができる．手足はもとより体を構成する液体が動くこと，臓器など体の中の構成物が固定されることは気の働きによるとされる．また，闘病反応や代謝もすべて気がそのベースにあるとされる．すなわち，生命活動すべてに気は関係してくる．そのため，気が不足すると疲れやすくなる（気虚）．一方，気が過剰になるとイライラするといった症状（気逆）がみられてくる．
- **血**：赤い液体で，気と異なり形のあるものである．物質としての血液はもとより，身体の各部位を養い，生体を形づくるという機能も含んだものである．また，心の活動を支えるのも血の働きである．そのため，血液の流れに異常が生じ眼周囲にくまができる，月経前のイライラやのぼせが起こるといった症状がみられる（瘀血《おけつ》）．また，血液が不足することで皮膚が荒れる，月経不順といった症状（血虚）がみられてくるのである．
- **水**：血以外のすべての液体のことをいう．生体に必要な生理的な水分を「津液」といい，病的なものは「飲」（痰飲，懸飲，溢飲《いついん》，支飲）として，区別して考える．むくみやめまい，手足の冷えといった症状は体内で水が過剰になったり偏在したりしている病態であり，「水毒」と呼ばれる．

気，血，水の病態について代表的なものを表2に示す．

臓腑

実質臓器のことを「臓」と呼び，管腔臓器のことを「腑」と呼ぶ．臓腑の名称については，現在でいうところの解剖学的な臓器と異なる点があることも事実であるが，この理由は江戸時代に杉田玄白らにより著された『解体新書』（1774）にまで遡ることができる．輸入されたオランダ語の解剖書（『ターヘル・アナトミア』）を邦訳する際には辞書などなく，それまで使われてきた用

表2 気血水の異常の病態概念と主な症状・症候

気血水の異常		病態概念	主な症状・症候
気の異常	気虚	気が不足している状態	だるい，疲れやすい，気力がない，食欲不振，めまいがする，風邪をひきやすい，下痢気味など
	気鬱（気滞）	気の流れが停滞した状態	日中眠い，気持ちの落ち込み，頭が重い，不眠，喉がつかえる感じがする（梅核気），胸のつまり感，ゲップ，腹部膨満感，呼吸が浅い，下痢傾向など
	気逆（気上衝）	気の循環が乱れ，気が逆流した状態	不眠傾向，腹部の苦悶感や膨張感，疝痛発作，ゲップ，冷えのぼせ，物事に驚きやすい，動悸，発作性の頭痛，顔面紅潮，乳房の張り，焦燥感（イライラ）など
血の異常	血虚	身体を栄養する血が不足している状態	めまい，目のかすみ，眼精疲労，耳鳴り，顔色が悪い，不眠，手足のしびれや痙攣，腹直筋のこわばり，生理不順，皮膚の乾燥や荒れ，爪の形の異常，頭髪が抜けやすいなど
	瘀血	血の巡りが悪くなっている状態	口渇，下腹部痛，月経痛，筋肉痛，肌荒れや黒ずみ，掌の赤み，目のくま，頭痛・頭重感，肩こり，不眠，不安，便秘，腰痛，種々の神経症状，月経異常など
水の異常	水毒（水滞）	水がある部位に停滞している状態	むくみ，頭重感，めまい，口渇，動悸や吐切れ，咳や痰，痙攣，関節痛，手足の冷え，水太り，腹部のポチャポチャ音，排尿量や回数の異常，水様性の下痢，腹痛，嘔吐など

語を使って翻訳したことがその理由であり，『蘭学事始』にも読むことのできる先人の苦労がここに表れているのである．

さて，『黄帝内経』においては，臓器を機能単位で分けているのが特徴である．そして，先述の五行論にそれぞれの臓腑を当てはめて，それぞれの相互作用についても考えていくのである．ここに五臓の働きをまとめる．

- **肝**：栄養物の分解，合成，貯蔵を行い，血流調節を行う（血を蔵す）．精神情緒を安定させ，自律神経系を介した体内の機能の調節を行う（疏《そ》泄《せつ》を主《つかさど》る）．筋に働きかけ運動神経系の調節を行う（筋を主る）．視覚系の調節を行う（目に開竅《かいきょう》す）．肝臓の機能状態は目だけでなく爪からもわかる（華は爪にあり）．
- **心**：ポンプ作用により循環を維持する（血脈を主る）．意識や思惟活動など高次神経系を担当する（神を主る）．循環の状態は顔面や舌に反映される（舌に開竅す，華は面にあり）．

・**脾**：現在いうところの脾臓とは大きく異なり，消化吸収系の機能に携わるのが「脾」である．消化吸収，栄養物の運搬と輸送を行う（運化を主る）．血管壁の正常性を維持し，止血因子の生成と供給を行う（統血する）．脾の運化した栄養物質は四肢・体幹の横紋筋を栄養する（肌肉・四肢を主る）．消化器系の機能状態は食欲や味覚に反映される（口に開竅す）．

・**肺**：呼吸を行い，気の生成に関与する（気を主る）．気血水を全身の隅々まで行き渡らせ機能を発現させ，また体液バランスの維持も行う（宣散を主り，水道を通調す）．肺に源を発し体表近くを通る衛気は，汗の分泌や立毛筋の調節を行う（皮毛を主る）．また，気道の一部である鼻との関係が深い（鼻に開竅す）．

・**腎**：「精」と呼ばれる，生命体が先天的にもっている，成長・発達など生命エネルギーの基本となる物質を貯蔵する（精を蔵し，生長・発育・生殖を主る）．体液の代謝全般に対し調節を行う（水液を主る）．生長・発育・老化のすべてのプロセスにかかわり，知能・知覚・運動系などの発達維持に大きな役割を果たす（骨を主る，髄を生じる）．精は老化とともに減少し，それは聴力減退や排尿異常・生殖能力の低下といったことに反映される（耳，二陰に開竅す）．

五臓について見てきた．伝統的な理解に加え，現代的な用語も用いていくことで理解できることも多いものと思われる．先に示した五行色体表と合わせて見てみると，それぞれの関係性について気づくこともある．一つ例を挙げる．怒りが強い人は眼力も鋭くなる傾向にあり，「肝は目に開竅す」ということからも，**抑肝散**を用いる際の一つの目標にもなる．また，先に木と火，木と土の例を挙げたが，木には肝，火には心，土には脾が割り当てられる．肝と心は互いに助け合い，肝は脾で吸収したエネルギーを使ってその働きをするということがわかる．

ここからは，疾病の分類について見ていく．

陰陽

陰陽説については先に述べたとおりである．ここでは疾病の分類としての陰陽について考える．疾病を分類する際に基本となる要素が陰陽であるといえる．『黄帝内経』においては，人体においても自然界と同じく陰陽の気があり，調和を保って正常な運行がなされていると考えている．このバランスが乱れた時に病気が起こり，それらの過不足を見極めて病因を探り，治療方針を立てていくことが大切とされている．

一方，『傷寒論』において，陰陽は疾病の進行状況を俯瞰するための「ものさし」として陰陽を考える．時間とともに経過していく病（急性熱性疾患）を，太陽病，少陽病，陽明病，太陰病，少陰病，厥陰病《けっちんびょう》の6つの時期に分け，その段階に応じた治療法を記述している．これを「六病位（三陰三陽）」という．前半の陽証期は，生体が盛んに病邪と闘っている時期である．後半の陰証期は，生体が病邪との戦いで疲弊している状態であるといえる．病人がどの段階にあるかを知ることが，問題解決の一つの鍵ともなっていく．

虚実

虚実は病気に対する抵抗性の指標である．病の進行状況や病人と病邪の闘病反応を推測することができる．「虚」とは中がうつろ，「実」とは中に何かが充実しているという意味であり，「虚していれば補い，実していれば瀉《しゃ》す」という原則がある．補とは不足している状態に対し補足していくことであり，瀉とは有り余っている状態から過剰な部分を取り去るということである．そして，虚実は全体的な病態認識だけでなく，臓腑など部分的な変調の認識にも用いられる概念である．

寒熱

寒熱は病の症候を診るうえで重要な要素の一つである．「熱」とは病気の経過中に熱状がみられることをいい，「寒」とは冷えや寒気がみられることをいう．そして，他覚的な所見のみならず，患者の自覚的な所見も重視する．測定された体温が高熱を示していたとしても，病人が寒がっていたら寒証として捉えるのである．急性熱性疾患においては，悪寒発熱，往来寒熱（悪寒と発熱が交互に現れる）といったこともみられ，寒証を伴う発熱には真寒仮熱（体表には熱があるが，病の本質は身体深部に寒があること）ということもあり，陰陽虚実を判断する手がかりともなるのである．

表裏

病邪の所在，闘病反応の起こっている部位の深さを相対的に示すのが表裏である．「表」は皮膚や筋肉，関節，神経といった体表部付近のことを指し，「裏」は体内深部の臓器（主に消化管）のことをいう．そして，移行型として「半表半裏」も規定されている．漢方では，病は表より入り，裏へと進行するとされている．先に『傷寒論』における六病位のことを述べたが，陽証期の「陽病」は，表に熱がある太陽病，半表半裏に熱のある少陽病，裏に熱のある陽明病の3つに分類される．陰証期の「陰病」は，裏が冷えている状態と考えることができる．そして，それぞれに応じた治療が選択される．

大まかではあるが，「何によって，どこが，どうなっているか，そして病気の時期は」という4つの項目を考える際に基盤となる漢方の考え方について概観してきた．このようにして「証」を考えていく．そのため，同じ病気であっても異なる治療法が選択されることがある（同病異治）．異なる病気であっても，証が同一であれば同じ治療がなされることもある（異病同治）．

川喜田愛郎著『現代看護学基礎講座：1. 医学概論』に「病気があって医学が生まれ，病人のために医療がある」という一節がある[8]．この考えが現代西洋医学にも漢方にも共通して流れていることはいうまでもない．病気や病人に対するアプローチの仕方に違いがあるのみである．漢方の文脈に沿って病態を理解することで，漢方薬をより効果的に使うことができるものと思われる．

文献

1）奥田謙藏．傷寒論梗概．東京漢方医学会；1954.

2）龍野一雄．証の論理 東洋医学の特質．漢方の臨床 1971；18：238-254.

3）三浦於菟．第1巻 診断篇．実践東洋医学．千葉：東洋学術出版社；2018．45-51.

4）秋葉哲生．証の歴史と現代的課題（上）．漢方の臨床 2010；57：1825-1837.

5）秋葉哲生．証の歴史と現代的課題（下）．漢方の臨床 2010；57：2017-2024.

6）荒木正胤．証についての私見．漢方の臨床 1955；2：207-211.

7）厚生省薬務局監修．一般用漢方製剤の手引き．株式会社じほう．1975.

8）川喜田愛郎．1. 医学概論．現代看護学基礎講座．東京：真興交易 医書出版部；1981.

3 漢方製剤の有害事象

本間真人（筑波大学）

一般に漢方薬は新薬と比べて副作用や薬物相互作用による有害事象が少ないと考えられている．副作用の発現率を明らかにすることは難しいが，使用実態下での前向き調査（市販後の副作用発現頻度調査）が行われた4種類の漢方エキス製剤（**柴胡桂枝湯，大建中湯，芍薬甘草湯，抑肝散**）のデータでは，0.76〜4.3%であり，新薬と比較してはるかに低い[1-4]．しかしながら，使用頻度の高い漢方製剤を中心に副作用報告は増加する傾向にあり，添付文書改定や副作用救済の対象となった重篤なケースもある．漢方製剤による副作用救済は，2009〜2013年の5年間で234件もの事例があり，全救済対象の約3%を占めている[5]．すなわち漢方薬の副作用は，頻度は低いが重篤なものもあり，「安全である」との過信から，発見が遅れて重篤化することが問題である[5]．

漢方製剤の副作用については，原因生薬（成分）が明らかなものとそうでないものに分類でき，さらに使用実態（投与対象や投与方法）がその発現頻度に大きく影響していると考えられる．現代医療においては古典とは異なる新しい使用方法が開発されており，その影響によって有害事象の発現も変化しているように思われる．添付文書改訂（追加）となった漢方製剤の有害事象について，その変遷と分類を紹介してみたい．

添付文書改訂における副作用

1999年5月以前に漢方製剤の添付文書上に記載されていた「重大な副作用」は，偽アルドステロン症と間質性肺炎，「その他の副作用」は，消化器症状，過敏症，肝機能障害，泌尿器，自律神経系などであった．1999年6月以降に追加された「重大な副作用」は，肝機能障害，間質性肺炎，腸間膜静脈硬化症，横紋筋融解症，「その他の副作用」は，過敏症，肝機能障害，消化器症状，精神神経系などである（表1）．すなわち近年は肝機能障害と間質性肺炎に関する添付文書の改訂が多く，両副作用で全改訂の約75%を占めている（図1）．

添付文書への副作用の追加は，その漢方製剤の使用患者の増加と関連している．図2は**抑肝散**の売り上げと副作用の報告件数を示したものである．**抑肝散**は元来，小児疳症（夜泣き）に用いられていた処方であるが，Iwasakiらに

表１　添付文書記載の副作用

副作用	1999年５月以前に記載（剤数）	1999年６月以降追加（剤数）
重大な副作用	偽アルドステロン症（101） 間質性肺炎（10）	肝機能障害（40） 間質性肺炎（20） 腸間膜静脈硬化症（4） 横紋筋融解症（1）
その他の副作用	消化器症状（91） 過敏症（78） 肝機能障害（18） 泌尿器（18） 自律神経系（14） その他（10）	過敏症（13） 肝機能障害（11） 消化器症状（1） 精神神経系（1） その他（1）

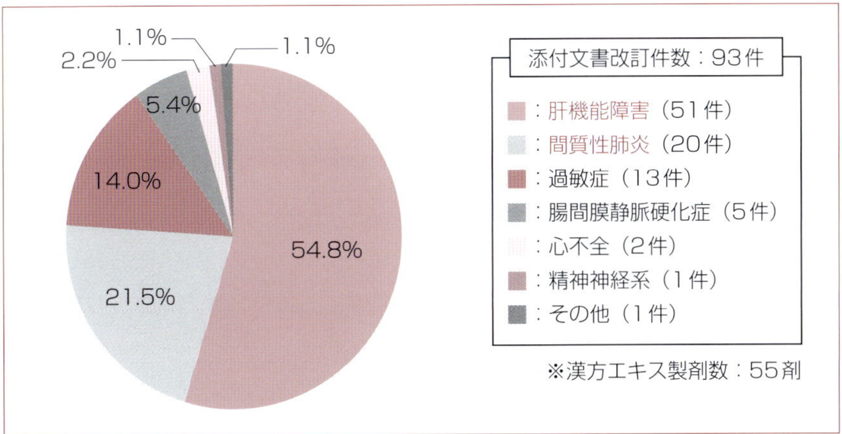

図１　添付文書改訂の副作用（1999年６月以降）

よって2005年に認知症の周辺症状（行動・心理症状：BPSD）に対する有効性が報告されると[6]急速に処方頻度が増加し，売り上げが上昇した[7]．この処方頻度の増加に伴い，副作用の報告件数が増加し，添付文書の改定に至っている．2009年に肝機能異常，2010年に間質性肺炎と肝機能障害，2014年には横紋筋融解症と重篤な副作用が追加されている．すなわち，多くの患者に投与されるようになり，頻度の低い重篤な副作用が明らかになってきたのである．このような動向から，上記したように，漢方薬も基本的に頻度は低いが，重篤な副作用があると推察できる．

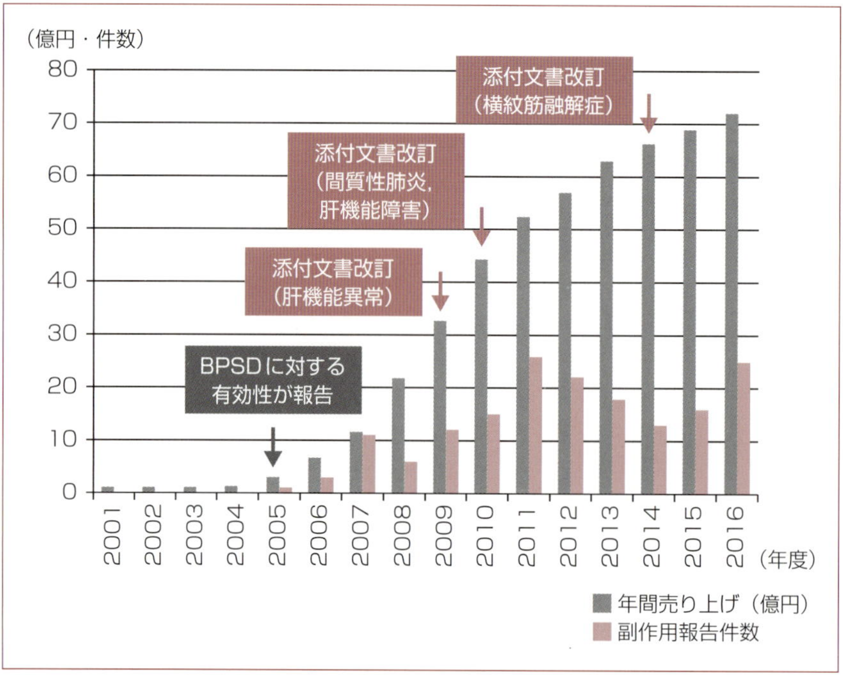

図 2 抑肝散の売り上げと副作用報告

副作用の分類

漢方製剤の副作用は原因生薬(成分)が明らかなものとそうでないものに分類される.前者には,麻黄(エフェドリン)による交感神経興奮作用(頻脈,高血圧,発汗など),甘草(グリチルリチン)による偽アルドステロン症,附子(アコニチン類)による神経毒(動悸,舌のしびれ)や山梔子(ゲニポシド)による腸管膜静脈硬化症などがあり,原因生薬を含む特定の漢方製剤で発現する(表 2).一方,原因不明の副作用である間質性肺炎や肝機能障害は,不特定な処方にみられ,製剤側の要因よりもむしろ使用対象や使用方法がその発現に大きく影響していると考えられる.

①原因生薬が明らかな副作用

原因生薬が明らかな副作用の1例として,甘草含有製剤による偽アルドステロン症について述べる[7,9].偽アルドステロン症は,甘草含有製剤すべての添

表2　生薬成分の副作用

生薬	成分	作用	症状	留意点
麻黄	エフェドリン	中枢・交感神経興奮	不眠，動悸，頻脈，高血圧，発汗，排尿障害	循環器疾患患者，高齢者，交感神経用薬との併用
甘草	グリチルリチン	カリウム排泄	偽アルドステロン症（低カリウム血症，ミオパチー，高血圧），横紋筋融解症	利尿薬やグリチルリチン製剤との併用
附子	アコニチン類	神経毒	動悸，のぼせ，舌のしびれ，悪心	附子中毒
大黄	アントラキノン類	瀉下	下痢，腹痛	
芒硝	硫酸ナトリウム	瀉下	下痢，腹痛	
防已，木通	アリストロキア酸	腎障害	腎機能低下，腎不全	外国産の広防已，関木通に含有
山梔子	ゲニポシド	不明	腸間膜静脈硬化症（腹痛，下痢・便秘，腹部膨満感，嘔気・嘔吐，便潜血など）	長期服用（5年以上）

（日本東洋医学会学術教育委員会編．入門漢方医学．東京：南江堂；2002[8] より改変）

付文書に記述され，注意喚起されている副作用である．原因物質は甘草成分のグリチルリチン（GL）である．GLは配糖体（親水性）であるため，そのままの形では消化管から吸収されない．しかしながら，腸内細菌の加水分解酵素により糖が外れたグリチルレチン酸（GA）に変換されると脂溶性が高くなり，消化管粘膜から吸収される．体内に吸収されたGAは副腎皮質ホルモンのコルチゾールを代謝する11β-hydroxysteroid dehydrogenaseを阻害するため，細胞内ではコルチゾールが過剰となり，これが大量にミネラルコルチコイド受容体（アルドステロン受容体）に結合し，アルドステロン様作用（ナトリウム貯留，カリウム排泄，血圧上昇）を発揮するのである[7,9]．症状としては低カリウム血症を伴う高血圧，浮腫，ミオパチーを呈し，重症化すると心不全・不整脈や横紋筋融解症に至ることもあり，注意が必要である．

本副作用は，特に甘草含量の多い処方（2.5 g/日以上）で発症率が高く，該当する漢方製剤では，アルドステロン症の患者，ミオパチーのある患者，低カリウム血症のある患者に対しては禁忌となっている．しかしながら最近では，

表3 肝機能障害と間質性肺炎の報告症例の多い漢方製剤

順位	漢方製剤	肝機能障害	間質性肺炎
1	防風通聖散	145（17.0%）	63（10.1%）
2	柴苓湯	87（10.2%）	90（14.5%）
3	乙字湯	35（4.1%）	46（7.4%）
4	柴胡加竜骨牡蛎湯	50（5.9%）	29（4.7%）
5	半夏瀉心湯	33（3.9%）	28（4.5%）
	全報告例数	854	621

甘草含量の少ない**抑肝散**（1.5 g/日）での報告も増えており，リスク患者に対する使用が懸念される．**抑肝散**は，古典では小児疳症に頓用されていた処方であるが，現在は認知症のBPSDに対して高齢者に長期投与されている[7]．このような使用実態の変化が本処方の副作用発症に影響していると考えられる．

Shimadaらは，抑肝散製剤（**抑肝散**と**抑肝散加陳皮半夏**）によるアルドステロン症の低カリウム血症について，主に認知症患者389人（男性/女性：174/215，平均年齢68.6歳）を対象としたコホート研究を実施し，使用実態下でのリスク因子を明らかにしている[10]．低カリウム血症は，24.2%の患者に認められ，発症までの期間（中央値）は34日（1～1,600日）であり，そのリスク因子として，**抑肝散**の投与（**抑肝散加陳皮半夏**ではない），低カリウム血症誘発薬剤の併用，低アルブミン血症，減量せずに7.5 g/日で投与することを指摘している[10]．高齢者では高血圧を合併していることが多く，利尿薬など低カリウム血症を誘発する薬剤を服用する場合は，甘草含量が少ない**抑肝散**であっても低カリウム血症の発症には十分な注意が必要である[9,10]．

②原因生薬が明らかでない副作用

前述したように最近の漢方製剤の添付文書改定では，肝機能障害や間質性肺炎が使用頻度の高い処方で増加している．これらの副作用報告が多い漢方薬は，**防風通聖散**と**柴苓湯**であり，両者で肝機能障害の27%，間質性肺炎の25%を占めている（**表3**）．不特定の漢方製剤で発現するこれらの副作用を予測することは困難であるが，頻発する年代，性別，発現までの投与期間などに違いがあり，これらを念頭において注意すれば，早期発見につながり重篤化を防ぐことができるのではないだろうか.

2005〜2010年の間で漢方製剤の添付文書改訂の根拠となった症例を，間質性肺炎と肝機能障害で比較すると興味深いことがわかる[7]．間質性肺炎の症例は肝機能障害・黄疸の症例よりも60歳以上の割合が高いことである．もともと間質性肺炎のリスク自体が高齢患者で高いので，漢方エキス製剤による間質性肺炎は，服用患者の高齢化に伴い発現頻度が増加した副作用と考えることができる．リンパ球刺激試験（DLST）の陽性率が間質性肺炎で高い傾向にあることにも注目したい．漢方製剤の副作用判定にDLSTを用いることの是非について議論はあるが，その陽性率が高いことは，間質性肺炎の発現に漢方製剤に対するアレルギー体質が強く関与していることを示唆している[7]．すなわち，間質性肺炎は，高齢者やアレルギー体質など患者側の要因の寄与が大きい副作用であると考えられる[7]．これに対して，60歳以上の割合とDLST陽性率が低い肝機能障害は，患者側の要因よりもむしろ薬剤やその使用方法（投与量や投与期間など）の寄与が高く，間質性肺炎とは異なる特徴と考えられる[7]．また，発現までの投与期間（中央値）は，肝機能障害（60日）の方が，間質性肺炎（45日）より長い傾向があるが，投与開始2か月間は，両副作用の発現に特に注意が必要と考えられる．また，いずれの副作用も男性に比べて女性が60%を占めており，原因は不明であるが，女性での報告例が多いことにも留意する必要がある.

新薬と漢方製剤の併用

漢方薬は本来，古典に則り，患者の「証」を診断して単独で使用することが基本である．しかしながら現代医療では，エビデンスに基づき新薬と併用して使用することがほとんどであり，著者の所属施設でも単独で使用するケースはわずか1〜6%である．新薬と漢方製剤との併用パターンには，新薬の副作用軽減を狙った意図的な併用と偶発的な併用があるが，有害事象の発生として問題となるのは後者であろう．前者の具体例としては，抗癌剤の末梢神経障害に対する**牛車腎気丸**や**芍薬甘草湯**[9]の使用やイリノテカンの下痢に対する**半夏瀉心湯**の併用が，後者の具体例として**抑肝散**と利尿薬を配合した高血圧薬の併用（低カリウム血症の誘発）や，**小青竜湯**とエフェドリンを配合した咳止め薬の併用（エフェドリンの重複）などが挙げられる.

新薬と漢方製剤の併用は，治療法の進歩とともに変遷するため，漢方製剤の使用実態もその影響を受けて変化する．副作用や薬物相互作用を回避して安全な漢方製剤の使用を実現するには，その時代の使用実態も含めて処方を吟味する必要性を強調したい．

文献

1）ツムラ．ツムラ柴胡桂枝湯エキス顆粒（医療用）添付文書．第8版．2014.
2）香取征典ほか．ツムラ大建中湯エキス顆粒（医療用）に関する副作用発現頻度調査．Progress in Medicine 2012；32：1973-1982.
3）牧綾子ほか．ツムラ芍薬甘草湯エキス顆粒（医療用）の副作用発現頻度調査．診断と治療 2016；104：947-958.
4）久田孝光ほか．ツムラ抑肝散エキス顆粒（医療用）の副作用発現頻度調査．診断と治療 2014；102：1577-1589.
5）Homma M. Education program of Kampo-medicine for undergraduates in preparation for clinical setting. Yakugaku Zasshi 2016；136：417-422.（in Japanese）
6）Iwasaki K, et al. A randomized, observer-blind, controlled trial of the traditional Chinese medicine yi-gan san for improvement of behavioral and psychological symptoms and activities of daily living in dementia patients. J Clin Psychiatry 2005；66：248-252.
7）本間真人．漢方薬の副作用と安全性．月間薬事 2011；53：1725-1729.
8）日本東洋医学会学術教育委員会編．入門漢方医学．東京：南江堂；2002.
9）塚本晶子ほか．芍薬甘草湯誘因性低カリウム血症発現に及ぼす種々の併用薬の影響．医療薬学 2007；33：687-692.
10）Shimada S, et al. Liquorice-induced hypokalaemia in patients treated with yokukansan preparations：Identification of the risk factors in a retrospective cohort study. BMJ Open 2017；7：e014218.

4 漢方薬の作用──機序と臨床応用

礒濱洋一郎（東京理科大学）

漢方薬にはユニークな作用があり，現代医療の中では，西洋医学的な治療で十分に対応できない隙間を補完する薬物として有用である．例えば，漢方薬の中で「利水剤」と呼ばれる方剤がもつ水分代謝調節作用や「補剤」がもつ免疫活性化作用などは，同様の作用をもつ西洋薬が見当たらず，独自の作用を期待して漢方薬を選択する医師も多い．しかし，現代医療の中での漢方薬の使用例は，「弁証」をもとに処方を選択するという古典的な東洋医学の使用法に準じているとは言い難いものも多く，西洋医学的な診断を行う現代の医師が適正かつ安全に漢方薬を用いていくためには，その薬理作用の科学的解明が重要である．

一般に，漢方薬は複数の生薬の混合物であり，漢方薬の薬理作用はそれらの成分が，相加，相乗および拮抗的に相互作用することでユニークな薬効を生むと考えられている．しかしその一方で，漢方薬のユニークさは含有される薬理活性成分の標的分子や標的細胞そのものが，西洋医薬品のそれとは異なっているために生じるものも少なくない．本項では，漢方薬の薬理作用の特徴を理解するために，複合的な作用とユニークな標的の両面から紹介する．

漢方薬の複合作用

①相乗的複合作用

漢方薬の作用が，多くの成分の複合作用として現れることはよく知られている．また，その複合作用には大きく2種類のタイプが存在する．第一には，複数の成分（あるいは生薬）が組み合わされることで初めて作用を生じる相乗的な作用である．例えば，こむら返りの治療によく用いられる**芍薬甘草湯**の骨格筋弛緩作用であり，アセチルコリン刺激で誘発した摘出骨格筋標本の収縮に対して，芍薬の主成分のペオニフロリンと甘草の主成分のグリチルリチンは，各々単独では作用を示さないものの，これら両者を組み合わせると著明な収縮抑制作用が現れる（図1）．これは，ペオニフロリンによるCa^{2+}の流入抑制と，グリチルリチンによるK^{+}排出促進という異なる機序が相乗的にかかわることで生じる効果である[1]．漢方薬に含まれる成分間での同様の相乗的相互作

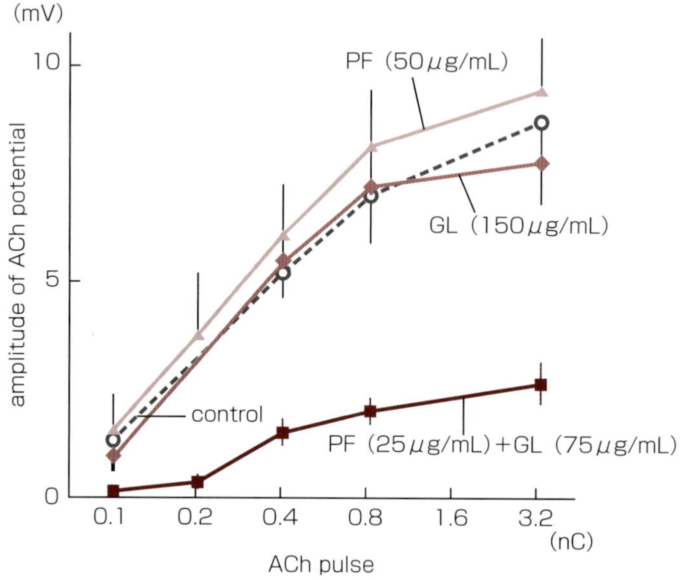

図 1　マウス摘出横隔膜におけるアセチルコリン電位に対するペオニフロリンとグリチルリチンの単独効果と併用効果

破線（○）は薬物不在下の対照．ペオニフロリン（PF；▲）とグリチルリチン（GL；◆）はそれぞれ単独では作用せず，両者の 1/2 濃度での組み合わせ（■）で抑制作用を示す．

（Kimura M, et a. Jpn J Pharmacol 1984[1) より［一部改変］）

用は，このように組織や細胞レベルでの作用にも認められることがあり，細胞内のセカンドメッセンジャーである cAMP 量の増加作用でさえ，Gs 共役型と考えられる受容体に作用する物質と分解酵素であるホスホジエステラーゼの阻害物質の相互作用として生じる場合がある[2)]．このような相互作用の結果として生じる薬理作用は，たとえ *in vitro* の実験で捉えられている単純な作用であっても，活性成分を同定するために，方剤を単味の構成生薬に分けたり，成分を分画していくことで，著明に限弱，消失してしまうことがある．

②多面的複合作用

漢方薬の複合作用として最も多く認められるのは，1 つの方剤が疾患の治療や悪化防止につながる複数の薬理作用を併せもつ多面的作用である．本項で

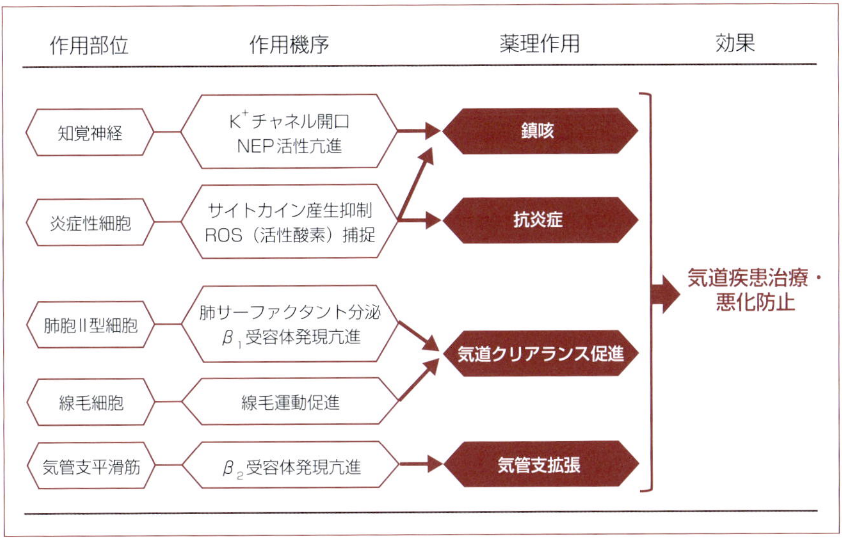

図 2 麦門冬湯の治療効果につながる多彩な薬理作用と作用点

麦門冬湯は広域の作用プロファイルをもち，そのすべてが咳など，呼吸器疾患で生じる症状の緩和，悪化防止にかかわっている．

は，気道炎症に伴う咳の治療によく用いられる**麦門冬湯**を例に解説する．**麦門冬湯**による鎮咳作用の主たる作用機序は，麦門冬に含まれる主要成分のオピオポゴニンによる知覚神経過剰興奮の抑制であり，麦門冬あるいはオピオポゴニンを単独で用いても鎮咳作用が認められる[3)]．本作用は気道の知覚神経系の介在ニューロンでの K^+ チャネルの活性化作用によるが[4)]，気道粘膜に分布する神経系に対する局所麻酔作用に近い作用といえる．

これに加えて，**麦門冬湯**に含まれる甘草にはステロイド剤と類似のサイトカイン遺伝子の発現抑制作用，すなわち抗炎症作用がある[5,6)]．また，活性成分の同定には至っていないが，肺サーファクタント分泌促進作用と気道粘液線毛輸送能の促進作用[7)]，さらには，神経原性炎症の原因となるサブスタンスPやニューロキニンの分解酵素であるニュートラルエンドペプチダーゼ（NEP）の活性亢進作用[8)]，気管支平滑筋での β_2 アドレナリン受容体の発現促進作用[9)]など，気道炎症を伴う呼吸器疾患の治療や悪化防止につながると考えられる，実に多彩な作用プロファイルをもつ（図 2）．近年では，西洋医学でもスタチン類が単にコレステロール値を下げるだけでなく多面的な作用（プレイオトロピック効果）をもつことが注目され，それらの総合的な効果として動脈硬化の予防に貢献していることが知られているが[10]，漢方薬の作用の多面性もまたこのスタチンのプレイオトロピック効果に近いものと理解できる．

漢方薬の標的分子としての水チャネルと慢性硬膜下血腫への応用

五苓散は代表的な利水剤であり，古典的には「体内の水の偏在を是正する薬物」である．現代医療の中では，種々の疾患に伴う浮腫や小児の感染性胃腸炎に伴う下痢の治療に，また，利尿薬が十分に奏効しない場合の補完を目的によく用いられるが，近年では，脳外科領域で，慢性硬膜下血腫の治療や再発防止を目的としてよく用いられている．この**五苓散**の作用は水チャネルとして知られるアクアポリン（AQP）と密接な関係にある．AQPの機能あるいは発現を**五苓散**が抑制することで，単に体内の水の動きを調節するだけでなく，局所性の抗炎症および血管新生抑制作用にもつながっていると考えられており，慢性硬膜下血腫の治療薬としての合理的な機序をもつ．

AQPとは，脂質二重層からなる細胞膜に水分子選択的な孔を形成する6回膜貫通型のタンパク質で，浸透圧に準じた水の移動効率を高め，体内のダイナミックな水の移動を支える分子である．13種類のアイソフォームが知られているが，**五苓散**およびその構成生薬の蒼朮および猪苓は少なくともAQP3，AQP4およびAQP5の3種を介した水輸送を著明に阻害する[11]．このうちAQP3は腎臓に存在し，原尿の濃縮にかかわるAQP類の一つであり，これを阻害することが，**五苓散**による血中電解質濃度に影響しない尿量増加作用にかかわる．また，AQP4は血液脳関門を形成するアストロサイトに存在し，その阻害によって脳浮腫の形成が抑制されるが，**五苓散**も実験的に誘発した急性水中毒による脳内への水の移動速度を遅らせ，脳浮腫の形成を抑制する[11]．**五苓散**によるAQPを介したこれらの水輸送の阻害作用は，西洋医学的には，慢性硬膜下血腫の保存療法にも用いられる高浸透圧剤と利尿薬を処方した状態と類似しており，血管から組織への水分の漏出を抑制しつつ尿量を増やす．また，参考までにいうと，AQP5は外分泌腺に多く存在するアイソフォームであり，感染性胃腸炎などにみられる腸内への水分泌の増加による下痢に**五苓散**が奏効するのは，AQP5抑制作用によると推定される．

一方，AQP類は，単に水を運ぶだけでなく，基本的な細胞機能にも影響を与える．例えば，少なくともAQP3，AQP4およびAQP5は炎症性刺激によるサイトカイン産生を亢進する[12]．おもしろいことに，**五苓散**あるいはその構成生薬の桂皮は，AQP をもった細胞だけでサイトカイン産生を著明に抑制するが，AQP をもたない細胞では作用を示さない[13]．すなわち，**五苓散**は AQP の存在部位だけで抗炎症作用を現すと考えられ，ステロイドのような全身性の副作用は生じない．慢性硬膜下血腫の外膜周辺には AQP 4 をもつアストロサイトが多く存在しており，その周辺では炎症反応が過剰に亢進された状態にあると推定される．この点においても，慢性硬膜下血腫の西洋医学的治療でステロイド剤が併用される目的は，**五苓散**によって代替できているといえる．

また，慢性硬膜下血腫の治療でしばしば問題となるのは，穿頭術で外科的な処置をしても高い頻度で再発することである．この再発は，血腫内液に血管内皮細胞遊走因子が高レベルで存在していることが原因と考えられており，新生された脆弱な血管が破損することで再出血する．**五苓散**はこの血管新生を抑制することも見いだされているが，本作用は血管内皮細胞での AQP 1 の発現抑制に基づく[13]．AQP 1 は血管内皮細胞の移動先端で水を細胞内へと取り込み，葉状仮足の形成にかかわっている．したがって，AQP 1 を欠損させた細胞では，細胞の移動方向が定まらなくなり，血管の新生が抑制されるのである．**五苓散**による AQP 1 発現抑制と内皮細胞の遊走阻害は，細胞の基礎遊走能そのものを抑制するもので，増殖因子受容体機能を阻害するほかの血管新生抑制薬とは明らかに異なっている．

このように**五苓散**は，AQP 類の機能を阻害することで，抗浮腫作用，利尿作用および抗炎症作用を併せもっており（**図 3**），浸透圧剤，利尿薬およびステロイド剤を併用する，標準的な西洋医学的治療に代替できると考えられる．これに加え，**五苓散**が血管内皮細胞での AQP 1 の発現低下に基づく遊走抑制作用を併せもつことは，慢性硬膜下血腫の治療を考えるうえでは，むしろ西洋医学的な薬物療法よりも優れたプロファイルをもつと考えられる．本項では詳しい成績は示さないが，AQP 類の異なる機能の阻害には**五苓散**に含まれる異なる生薬がかかわっている．本来，低分子の分子標的薬は特定のタンパク質の一つの機能にしか作用しない．**五苓散**による AQP の多彩な機能の阻害作用は，中和活性をもつ抗体医薬品のような生物学的製剤に近いものというべきかも知れない．

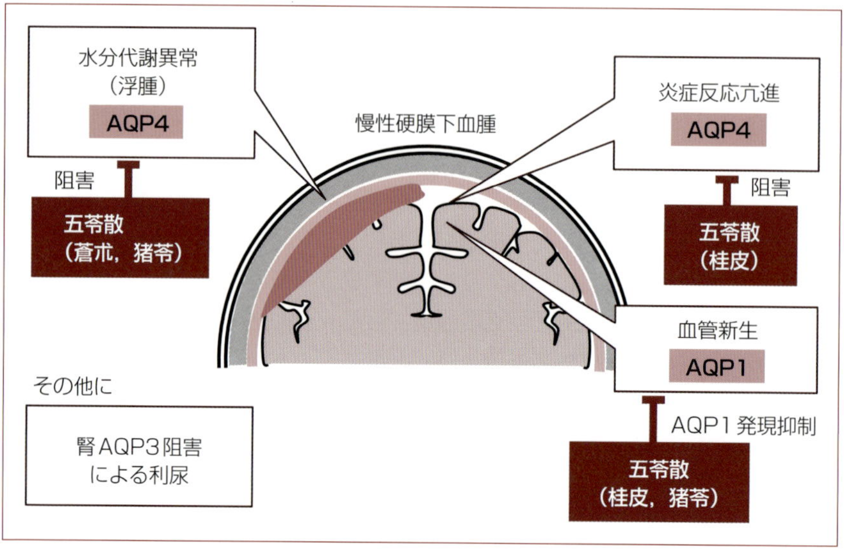

図 3　AQP 類の多様な作用と慢性硬膜下血腫の治療・再発防止につながる五苓散の AQP 機能調節作用

五苓散は西洋医学的な慢性硬膜下血腫の治療に用いられる薬物の作用を網羅するとともに，血管新生抑制作用をもち，再発を防止する．また，これらの作用のすべてに AQP 類の機能，発現調節がかかわっている．

おわりに

20 世紀以降の西洋医薬品の発展は目覚ましく，特に抗生物質の開発は多くの感染症を治療可能な疾患へと変え，人類の疾病構造そのものが変化したといっても過言ではない．しかし，西洋医薬品による治療も万能ではなく，いまだ医師と患者の双方が満足できる治療効果を得られないことも多い．現代医療の中での漢方薬の使われ方も，いわゆる古典的なものとは明らかに異なっており，現在のような西洋医薬品との併用は本来，想定されていない．先端薬理学の手法を用いて漢方薬の作用が解明されれば，漢方薬による治療に合理性を与えるばかりでなく，西洋薬との併用により生じる可能性のある影響を想定するためにも役立ち，さらに適正で安全な使用法を確立するうえで重要であろう．

文献

1) Kimura M, et al. Blocking effects of blended paeoniflorin or its related compounds with glycyrrhizin on neuromuscular junctions in frog and mouse. Jpn J Pharmacol 1984；36：275-282.
2) Isohama Y, et al. Bakumondo-to（mai-men-dong-tang）increases intracellular cAMP in alveolar type II cells: Bakumondo-to stimulates production and inhibits degradation of cAMP. J Trad Med 2001；18：15-19.
3) 宮田健ほか．鎮咳作用：麦門冬湯と麦門冬抽出成分の鎮咳作用特性と作用機序．漢方薬（代謝 29 臨時増刊）．東京：中山書店；1992．377-385.
4) Ishibashi H, et al. Activation of potassium conductance by ophiopogonin-D in acutely dissociated rat paratracheal neurones. Br J Pharmacol 2001；132：461-466.
5) Isohama Y, et al. Glucocorticoid-like and glucocorticoid-unlike regulation of gene expression by bakumondo-to（mai-men-dong-tang）in airway epithelial cells. Jpn J Orient Med 2002；53：1-9.
6) Takei H, et al. Glycyrrhizin inhibits interleukin-8 production and nuclear factor-kappaB activity in lung epithelial cells, but not through glucocorticoid receptors. J Pharmacol Sci 2008；106：460-468.
7) 宮田健ほか．初代培養肺胞 II 型上皮細胞における肺表面活性物質分泌に対する麦門冬湯の作用．漢方と免疫・アレルギー 1993；7：93-102.
8) 渕上淳一ほか．気道炎症時の tachykinin 誘発咳および neutral endopeptidase 活性に対する麦門冬湯抽出成分の作用．和漢医薬学雑誌 1991；8：420-421.
9) Tamaoki J, et al. Potentiation of beta-adrenergic function by saiboku-to and bakumondo-to in canine bronchial smooth muscle. Jpn J Pharmacol 1993；62：155-159.
10) Correale M, et al. Pleiotropic effects of statin in therapy in heart failure. Curr Vasc Pharmacol 2014；12：873-884.
11) 礒濱洋一郎．炎症・水毒：和漢薬によるアクアポリン水チャネルの機能調節．漢方と最新治療 2008；17：27-36.
12) Sakamoto Y, et al. Aquaporin 5 increases keratinocyte-derived chemokine expression and NF-κB activity through ERK activation. Biochem Biophys Res Commun 2014；448：355-360.
13) 礒濱洋一郎ほか．五苓散による慢性硬膜下血腫治療の薬理学的合理性．ファルマシア 2018；54：139-143.

5 公衆衛生と漢方

神田秀幸（島根大学）

衛生学・公衆衛生学と漢方医学の考え方は近い.

前漢時代に編纂され，現存する中国最古の医学書と呼ばれている『黄帝内《こうていだい》経《けい》』で，「未病」という考え方が初めて記された[1)]．当時は，臓器・器官別の医療ではなく，経験に基づいて，あるいは現象をつぶさに観察して，疾患治療に限らない全人的な医療が展開されていた．この全人的医療は，人と自然，心と身体，臓器同士の関連を広く取り入れる考え方に基づいて展開されていた．この考え方の中に，人々の生活習慣，その土地の風土，社会環境などを踏まえる視点が含まれていた．既病は症状がすでに出ている状態を意味するのに対して，未病は，病が体内にあるものの，症状は顕在化していない状態を指す[2)]．未病の段階から，人の生活環境を含めた医療を展開することは，衛生学・公衆衛生学に相通じるものがある.

また，わが国において，江戸時代の儒学者である貝原益軒は，『養生訓』の中で，儒教の考え方に基づき，さらに実践や経験を加え，健康や長寿の考え方，身体と精神の養生の大切さを記した[3)]．身体には元来，自己治癒力があり，この自己治癒力を活かすために，日常の中で養生をすることの大切さを説いている．自らを守って健康に生きていくために，養生を実践して病気を予防することを述べている．欲を抑え，運動・栄養・休息を過不足なくとり，季節の変化に合わせた体調管理を行うことなど，人々の生活習慣，その土地の風土などを踏まえた予防医学の実践を提唱した．『養生訓』として古くから伝わる，わが国の健康に対する考え方の一つは，未病を抑えるという漢方医療につながる考え方と共通するところが多い.

生活習慣病の多くは，この未病の状態を経て，症状が顕在化する（既病となる）．古来指摘されたこの考え方は，現代の衛生学・公衆衛生学，予防医学・医療に通じる教えであることがわかる．未病を防ぐことこそ，公衆衛生の向上に寄与するものであると考える.

超高齢社会と未病対策の重要性

わが国は近年，人口構造が著しく変化しており，現在，65 歳以上の高齢者

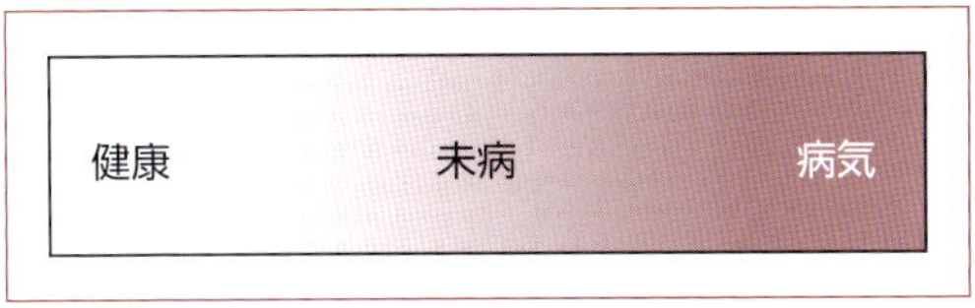

図 1　「健康」と「病気」の連続的変化

の占める割合（老年人口割合，いわゆる高齢化率）が 21 % を超える超高齢社会を迎えている[4]．今後もこの傾向は変わらず，依然として人口の高齢化が進むと見込まれている．高齢者への適切な診療のニーズが高まっていくのは必然的なことである．また，要介護状態の主な原因疾患として，脳・心血管疾患，認知症，筋・骨格系疾患が挙げられる[5]．これらの疾患の予防が健康寿命の延伸につながると考えられる．

高齢者診療の留意点として，特異的症状に乏しく，併発症・合併症をもちやすく，診断が困難な場合がみられることが挙げられる[6]．老化には遺伝的な要因が影響を与えるだけでなく，環境などの個人の要因により，その進み方は異なることが知られている．

つまり，超高齢社会では，従来の「健康」と「病気」を明確に区分する考え方では対応が難しい場面に遭遇しやすい．「健康」と「病気」の間は連続的に変化するもので，グラデーションになっているという認識が，今後の高齢者診療に対する理解を円滑にしてくれる．前述の「未病」はまさに，このグラデーションの中途段階を示している（図 1）．より早期の「未病」の段階であれば「健康」へと引き戻せる可能性があり，たとえ加齢に伴う変化であっても，その進行に留意することにより疾患としての顕在化を遅くする可能性もある．予防医学・老年医学の両面から，未病対策は健康寿命の延伸につながる重要な視点である．

東西結合医療の国内外の動向

この未病対策として注目されているのが，漢方薬や鍼灸などの日本や中国の伝統医療である．

西洋医学では「健康」と「病気」を明確に区分して「病気」に対処するのに対し，日本や中国で伝統的に行われてきた東洋医学では，環境を含め体内のバランスが崩れて起こる病に対して，患者の体質に合わせた治療を行う．さらに，わが国の漢方や鍼灸は，古代中国に起源があるものの，西洋医学と融合し，独自の発展を遂げてきた経緯をもつ．

国際的な動向として，WHOは国際疾病分類（international classification of diseases：ICD）に，日本や中国などに根ざした「伝統医療」の章を追加することを決めた[7]．今後は，東洋医学の概念に基づいた病名や患者の体質を示す「証」の考え方が国際的に広がっていく見通しである．漢方医療を含む日本や中国の伝統医療，すなわち東洋医学は，世界的に啓発できる大きな好機を迎えている．

国内の動向として，神奈川県は未病対策に積極的に取り組んでいる．神奈川県が取り組んでいる未病対策では，食，運動，社会参加の3つを柱に掲げている．食は栄養やオーラルフレイルを，運動は身体活動・ロコモティブ症候群対策・睡眠を，社会参加は人との交流を中心にして，広く健康施策の展開が行われている[8]．ほかにも，わが国では統合医療を推進する動きがある．実際，厚生労働省の「統合医療」のあり方に関する検討会は2013年に，「統合医療」を「近代西洋医学を前提として，これに相補・代替療法や伝統医学等を組み合わせて更にQOL（Quality of Life：生活の質）を向上させる医療であり，医師主導で行うものであって，場合により多職種が協働して行うもの」と位置づける資料を発表している[9]．保健医療施策において東西結合医療の考え方や展開は，新たなアプローチとして広がりをみせようとしている．

こうした国内外の動きから，未病対策への取り組みは，今後広く市民レベル，一般診療レベルに普及・啓発されていくことが見込まれている．

予防医学の戦略
—ハイリスクストラテジーとポピュレーションストラテジー

予防医学の展開を考える際に，ハイリスクストラテジーとポピュレーションストラテジーの2つのアプローチがある[10]（図2）．

ハイリスクストラテジーは，保健医療の援助が必要な個人を絞り，確立された医療サービスやシステムを利用する戦略である．診断基準などを用いて患者を早期に発見し，個人への適切な介入を行う．臨床での診療は，このハイリスクストラテジーに相当する．この戦略の利点としては，個人に適切に介入するだけでなく，治療効果が期待される人に優先的に介入することにより，費用効果分析の観点から効率的であることなどが挙げられる．一方，地域集団内の大

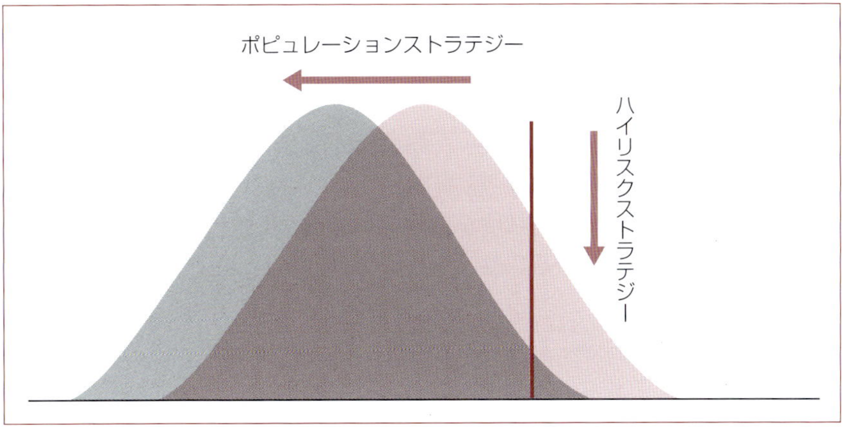

図 2　ハイリスクストラテジーとポピュレーションストラテジーの概念図

（Rose G. The Strategy of Preventive Medicine. Oxford University Press；1992[10] より）

きなリスクをもった，少人数の集団に対するアプローチであるため，地域全体の健康問題の解決には大きな影響を及ぼしにくいことが欠点である．その健康課題をどの程度解決できるかは，基本的にリスクとその曝露が集団の中でどのように分布しているかによる．現実的に，地域集団内において，リスクが小さい多人数の集団からも，疾患が発症したり，死亡者が出たりすることは珍しくない．

ポピュレーションストラテジーは，集団全体が罹患しうる病気と集団全体が曝露されている原因に対処するための戦略である．例えば，健康教育や保健政策は，その疾患の患者でなくとも受けることができ，大多数の集団の健康行動に影響を与えることができる．多くの人々がいくらかの健康リスクにさらされている状況では，個人が得る利益はわずかであっても，全体が得る利益は大きくなる．また，集団全体の分布をわずかに正常域に動かすことで，診断基準を超えるレベルにある人の数を減らすことができるという利点をもつ．

超高齢社会においては，患者に対応するハイリスクストラテジーだけでは疾病対策や健康増進を十分に達成することはできず，集団全体を視野に入れたポピュレーションストラテジーも推し進める必要がある．国内外の動向から未病対策として，西洋医学だけでなく東西結合医療が，診療の場面でも，保健医療施策の場面でも広がりをみせているのは，この 2 つの戦略の実践につながっていると考えられる．

予防医学と漢方薬

未病対策として予防医学を展開するうえで，診療の場面で有効な漢方薬の例を紹介する．

補中益気湯は気虚に用いられる漢方薬である．一般的な適応は，虚弱体質，胃腸障害，疲労倦怠，病後の衰弱，食欲不振などである．予防医学として，高齢者にみられやすいフレイル状態の改善や体力回復に対して，気の向上を行うことができる．高齢者の未病状態に対して，発症予防，重症化予防につながることが期待される．

半夏厚朴湯は，気分がふさいで食道部に違和感があり，時に動悸やめまいなどを伴う際に用いられる漢方薬である．一般的な適応は，不安神経症，神経性胃炎，しわがれ声，喉のつかえ感などである．高齢者は消化器疾患と精神神経疾患を併発しがちである．生活上，通常と比べて，高齢者に食欲低下，嚥下障害がみられる際に処方することで，早期に症状の改善やQOLの回復につながりやすい．

日常から高齢者を十分に観察し，未病状態，つまり病は体内にあるが，症状が顕在化していない状態を早期に把握し，適切な漢方薬を処方することは，予防医学の実践となる．漢方医学は，衛生学・公衆衛生学の展開に通じるところがある．

まとめ

漢方の教え「未病」と，予防医学，衛生学・公衆衛生学の考え方は共通する点が多い．人々の生活習慣，その土地の風土，社会環境などを踏まえ，病の発症予防・重症化予防の視点は重要である．特に，病の症状が顕在化していない未病の段階から，生活環境を含めた医療を展開することは，衛生学・公衆衛生学に相通じるものがある．未病を防ぐことこそ，公衆衛生の向上に寄与すると考える．

わが国は超高齢社会を迎え，今後さらに，人口の高齢化が進行し，高齢者への適切な診療や介護予防のニーズは高まっていく．高齢者の疾病予防と健康増進が健康寿命の延伸につながる．高齢者は若年者と比べ，症状に乏しいなど特有の留意点をもつが，環境などの個人の要因によりその進み方は異なる．今後の高齢者診療には，「健康」と「病気」の間が連続的に変化し，「未病」はまさにこのグラデーションの中途段階を指すものと理解することが重要である．予防医学の面からも，未病対策は健康寿命の延伸につながる重要な視点である．

東西結合医療の国内外の動向として，国際的にはICDに「伝統医療」の章が追加されることとなった．また，国内では，政府や神奈川県が西洋医学の偏重を見直し，保健医療施策として統合医療や未病対策を展開し始めている．未病対策は今後，広く普及・啓発されていくと思われる．

予防医学の展開に，ハイリスクストラテジーとポピュレーションストラテジーの2つのアプローチがある．超高齢社会においては，患者に対応するハイリスクストラテジーだけでなく，集団全体を視野に入れたポピュレーションストラテジーも推進する必要がある．

予防医学を展開するうえで，未病対策に有効な漢方薬の例として，**補中益気湯**や**半夏厚朴湯**が挙げられる．日常から高齢者を十分に観察し，未病状態を早期に把握し，適切な漢方薬を処方することは，予防医学の実践となる．

超高齢社会を迎えたわが国においては，今後，個人に対する，漢方薬を中心とした東西結合医療の早期実践と，保健医療施策としての統合医療や未病対策の推進を両輪のごとく機能させることで，新しい保健医療を実践する時期が到来した．

文献

1）篠原孝市監修．明・呉悌刊本　黄帝内経素問：明・呉勉学刊本　重広補註黄帝内経素問．黄帝内経版本叢刊5．大阪：オリエント出版社；1993.

2）加藤豊広．予防医学的文脈で用いられる『未病』概念の東洋医学的研究．日本保健医療行動科学会年報 2004；19：253-260.

3）貝原益軒．伊藤友信訳．養生訓．講談社学術文庫．東京：講談社；1982.

4）厚生労働統計協会編．第2編　衛生の主要指標：第1章　人口静態．国民衛生の動向 2017/2018．東京：厚生労働統計協会；2017．49-50.

5）内閣府．1.2.3　高齢者の健康・福祉：（2）高齢者の介護．平成29年版高齢社会白書（全体版）．2017．http://www8.cao.go.jp/kourei/whitepaper/w-2017/html/zenbun/s1_2_3.html.

6）深井志保ほか．後期高齢者の疾病の特徴．綜合臨牀 2008；57：2427-2432.

7）WHO．WHO releases new international classification of diseases（ICD 11）．18 June 2018．http://www.who.int/news-room/detail/18-06-2018-who-releases-new-international-classification-of-diseases-(icd-11).

8）井上従子．「未病」から拓く地域保健の新たな地平：神奈川発「未病改善」の取り組み．予防医学 2017；59：19-23.

9）「統合医療」のあり方に対する検討会．これまでの議論の整理．2013．https://www.mhlw.go.jp/stf/shingi/2r9852000002vsub.html.

10）Rose G．The Strategy of Preventive Medicine．Oxford University Press；1992．曽田研二ほか監訳．予防医学のストラテジー．東京：医学書院；1998.

II　漢方臨床総論

6 総合内科と漢方

玉野雅裕（協和中央病院／筑波大学附属病院）

現代医療の特質としては，臓器別に高度に細分化され，臓器疾患の治癒率が格段に向上しているが，個体（臓器の集合体としての身体と精神）をトータルに捉えて健康に導く診療がなおざりになっている点が挙げられる．一方，漢方医学の特質は，心身一如《しんしんいちにょ》の精神に基づき全人的医療（臓器，組織，精神を統合し，健康に導く）を行うことといえる．日進月歩の西洋医学の先進的医療により，個々の臓器疾患を適切に治療し，漢方医学により心身のバランスを整え，自覚症状を回復させる診療（東西医学の融合）こそ，現代医療において最も重要であると考えられる（図1）．

総合内科医は，日常診療で遭遇する，頻度の高い様々な疾患に精通している

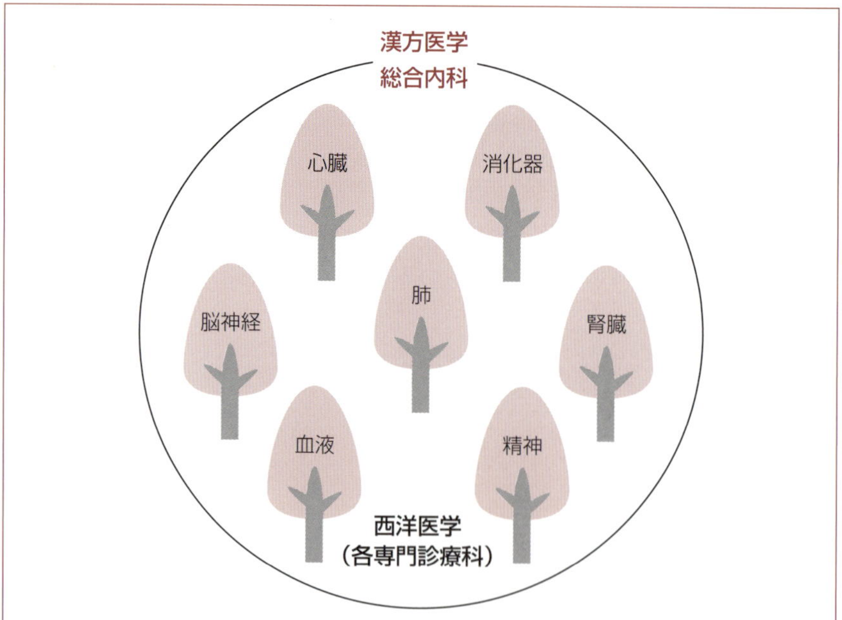

図1 臨床医学の連関

西洋医学（各専門診療科）は個々の木を診る．漢方医学，総合内科は森全体を診る．両者の併用で最良の医療を提供できる．

必要があり，合併疾患を総合的に捉え，回復に導くことが主たる任務である．したがって漢方医に通ずる点が多く，両者は切っても切れない関係にあるといえる．総合内科医は，漢方医学を駆使することにより最良の医療を提供できると思われる．

ただし，総合内科と漢方医学には相違点も存在する．総合内科はほかの西洋医学の専門診療科と同様に，最新の検査を駆使して病名を確定させる．その診断名をもとに，ガイドラインあるいは各医師の経験に基づいて治療方針が決定される．治療は感染症治療を除くと対症療法の域を出ることは少ない．これに比して，漢方医学は診断名を確定することはせず，症状と証（状態，体質）をもとに，古来伝承された適切な漢方薬を選択，投与し，健全な状態に戻し，自然治癒力を高めようとする．すなわち根本治療が可能である．

したがって，東西医学の融合の観点から，まず総合内科的に診断名を確定し，適宜，専門診療科と協調して十分な西洋医学的治療を施すことが肝要である．そのうえで，患者の症状，苦痛が十分改善されない場合や再発を繰り返す際に，漢方医学的診療を併用することが推奨される．漢方薬は証が合致すると著効し，体質改善につながる場合が多く，QOL の向上，再発予防も期待できる．

総合内科疾患の現状

日常の診療における，この十数年の傾向として，疾患の根底に過度のストレスが存在している点が挙げられる．青壮年に限らず，小児から超高齢者まで，過剰なストレスにより様々な疾患にさいなまれている．ストレス過剰により以下に示す疾患群が激増している．

①**脳心腎疾患（動脈硬化性疾患）**：ストレスを紛らわそうとして過食・早食いに走り，内臓脂肪型肥満をきたす．交感神経が過緊張状態になり，高血圧症，糖尿病が難治化している．

②**自律神経失調症関連疾患**：交感神経，副交感神経のアンバランスにより機能性胃腸障害などが発症する．

③**瘀血《おけつ》（血液循環障害），低体温に基づく疾患**：血流は，動脈～毛細血管～静脈に張り巡らされた交感神経の適度な緊張状態によって調節されている．交感神経網は静脈系に，より高密度に分布していることから，ストレスにより静脈系がよりいっそう収縮し，血流障害（瘀血）が生じて

しまう．結果，肩こり，月経不順，更年期障害，冷え症，浮腫などを引き起こす．上記の血液循環障害に加えて，ストレスを紛らわすためのスイーツの過食が低体温化に拍車をかけている．過剰な糖分は解糖系を活性化させ，ミトコンドリア系によるエネルギー産生を抑制してしまうため，相対的に熱産生を低下させてしまう．低体温は，NK 細胞をはじめとする免疫担当細胞の活性を抑制してしまい，易感染性をもたらす．低体温と低酸素（血流障害）はまさに癌細胞が最も好む環境であり，発癌，癌の進行も促進してしまう．

また，患者年齢層の特徴として，超高齢化が急速に進行し，以下の疾患が激増している点が挙げられる．

④高齢者特有の疾患（認知症，嚥下性肺炎，心不全）：現代の高齢者は独居，老老介護，高齢者虐待など，過去に例を見ないほど大きなストレスにさらされており，やはりストレスの過多が予後を左右しているケースが目立つ．

総合内科における漢方薬の有効性

総合内科疾患の現状を踏まえて，その対応について考えてみる．

第一に取り上げなければならないのはストレス対策である．日常診療の限られた時間の中で患者指導を行うのはなかなか難しい．しかし，総合内科と漢方医学においてストレス対策は最重要課題である．問診，切診（脈診：弦脈の有無，腹診：胸脇《きょうきょう》苦《く》満《まん》や腹直筋攣の有無）を行いながら，ストレスの程度を把握し，同時に深呼吸，自律訓練法などの一般療法を指導する．薬物療法では，西洋薬には精神安定剤があるが，過鎮静，習慣性などの問題がある．その点，漢方薬には優れた抗ストレス作用を有する**四逆散**がある．四肢の冷感，胸脇苦満，腹直筋攣急，弦脈を参考に実証～虚実中間証に投与されているが，顕著な副作用はなく，ストレスに対して第一選択として使用可能である．交感神経の過緊張を和らげ，精神を安定化させる．現代ストレス性疾患の根本的治療薬の一つといえる[1)]．

総合内科で診療する機会の多い，前述した個々の疾患に対する漢方薬の有効性を検討してみる．

①脳心腎疾患（動脈硬化性疾患）

四逆散を投与することで気分が落ち着き，過食・早食いも軽減し，高血圧症や糖尿病が安定化するケースがある．より実証には**大柴胡湯**が，虚証には**柴胡桂枝乾姜湯**も有効である．これらの柴胡剤はストレス性疾患全般に活用されている．体質を中庸に導き，根本的治療を可能にしている．

②自律神経失調症関連疾患

漢方薬の最も得意とする領域である．漢方薬は，配合されている各種の生薬が協調して，全身に張り巡らされた自律神経の中継地点（自律神経節）に働きかけ，それらの作用を安定化させる．また，症状を誘発させやすい体質をより健全な体質に戻す作用も働く．ストレスにより下痢を繰り返す過敏性腸症候群には**桂枝加芍薬湯**が第一選択であり，より虚弱な寒証には**真武湯**や**人参湯**も有効である[2)]．多愁訴の女性には自律神経失調が影響している場合が多く，**加味逍遙散**が気血水のバランスを適切に整えて各種の症状を和らげてくれる．

③瘀血，低体温に基づく疾患

漢方薬の独壇場である．西洋薬には動脈を拡張させる作用が非常に優れているカルシウム拮抗薬がある．しかし，毛細血管，静脈の血流を改善させる作用はきわめて弱い．その点，**桂枝茯苓丸**には，動脈～毛細血管～静脈，すなわち全血管系の血管内皮に作用して一酸化窒素（NO）の産生を高め，血管平滑筋を弛緩させて血流を改善させる効果がある．

さらに最近，健康長寿の観点から，臓器組織の機能維持の最前線で働く毛細血管の重要性が指摘されている．生命活動の過程で生じる活性酸素や紫外線などにより毛細血管の内皮細胞と壁細胞の接着が緩み，その機能が低下していく．**桂枝茯苓丸**に含まれる桂皮にはこれら両細胞の接着を強固にするアンジオポエチン-1様物質が豊富にあり，毛細血管機能を維持する働きがある[3)]．以上の機序により，**桂枝茯苓丸**は肩こり，月経不順，更年期障害，冷え症，下肢静脈瘤，深部静脈血栓症などに投与されている．自験例では，更年期の女性に多い微小血管狭心症にも有用である．

漢方薬は体温を適切なレベルに維持することを得意としている．その作用機序としては，上述した全血流改善，毛細血管の機能の安定化に加えて，附子，乾姜などの生薬が熱産生系であるミトコンドリアの機能を活性化させる作用が考えられている．個々の症状，証に合わせて**桂枝茯苓丸**，**当帰芍薬散**，**当帰四逆加呉茱萸生姜湯**，**五積散**，**十全大補湯**，**真武湯**などが投与されている．これらの漢方薬は，症状の改善，QOL の向上にとどまらず，各種感染症の予防，さらには発癌，癌の進行の抑制に対してきわめて有用である．

④高齢者特有の疾患（認知症，嚥下性肺炎，心不全）

認知症は激増しているが，その専門医はきわめて不足している．認知症は様々な生活習慣病をもとに発症，進行する場合が多く，総合内科医の役割は重要性を増している．中核症状に対しては西洋薬（ガランタミンなど）を使用し，孤独感を和らげ，存在意義を高め，尊厳を回復させるように指導する．一方，漢方薬は中核症状の進行に対して，脳血管性認知症には**釣藤散**，**黄連解毒湯**が，アルツハイマー型認知症には**当帰芍薬散**，**抑肝散加陳皮半夏**，**加味帰脾湯**，**人参養栄湯**が有効である[4]．また，陽性の行動・心理症状（behavioral and psychological symptoms of dementia：BPSD），すなわち暴言，暴行，徘徊，過食などに対しては**抑肝散**がきわめて有効である．陰性の BPSD，すなわち意欲の低下，食欲不振には**補中益気湯**が多用されている[5]．

嚥下性肺炎の対策は急務である．嚥下性肺炎の根底には高齢者特有の食欲不振，低栄養，筋力低下，低体温があるため，西洋薬（抗菌薬，去痰薬，制酸薬，肺炎球菌ワクチン，インフルエンザワクチンなど）の効果には限界がある．**補中益気湯**は食欲，気力活動性を向上させ，栄養状態を回復させて咀嚼，嚥下筋力を増強させる．体温を上げ，免疫力も強化され，総じて嚥下性肺炎の予防効果を発揮する．嚥下リハビリとともに腹式呼吸を適宜行うことも重要である．腹式呼吸は横隔膜を上下に大きく運動させる．その結果，心肺，消化管を適度に刺激し，それらの機能の向上が期待される．また，横隔膜直下に存在する自律神経の重要な中継地点である太陽神経叢も刺激され，自律神経が安定化する．このように嚥下性肺炎の予防，そして健康寿命の延伸のためには，総合内科医の管理下で西洋薬，漢方薬，リハビリテーションを駆使することがきわめて重要である[6]．

高齢者の心不全も激増している．長年の高血圧症により心筋が線維化して生じる拡張機能不全型心不全が中心をなしている．治療にはループ利尿薬が多用されているが，低ナトリウム血症，血管内脱水，腎機能の悪化をきたしやすく，余剰な細胞内液，間質液の排出能力が十分にあるとは言い難い．心不全の病態の本質は，臓器組織のうっ血，溢水，すなわち組織の水分の偏在（水毒）と考えることができる．**五苓散**はまさに，この臓器組織の余剰な細胞浮腫，間質浮腫を，アクアポリン（水チャネル）の適切な制御により正常化させる．また，最近，心不全におけるうっ血（腸管壁浮腫）により腸内細菌叢が変化し，炎症性サイトカインが産生され，腸管透過性の亢進により血液中にそれらが誘導されて，心不全がさらに悪化するという心腸連関が報告されている[7]．**五苓散**は腸管壁抗浮腫作用と整腸作用が顕著にあることから，この心腸連関を是正する効果も期待される．以上から，ループ利尿薬と**五苓散**（状況によりバソプレシン V_2 受容体拮抗薬：トルバプタン）を併用することにより，心不全は制御され，長期予後改善効果が期待される[8-10]．

以上，総合内科医が最近よく扱う疾患に対する漢方医学の役割について述べた．一人の患者に上記の疾患が複数合併することもまれではない．心身をトータルに捉える姿勢をもとに，西洋医学的診療を確実に施行したうえで，虚実，寒熱を見極め，状態をより中庸に導くこと，そして気血水のバランスを正常化することを念頭に適切な漢方薬を併用することこそ，総合内科医の真骨頂ではないだろうか．

総合内科と漢方──今後の展望

現代の高度に細分化された西洋医学を「木を診て森を診ず」と揶揄する論評がある．しかし，これらの臓器別の高度先進医療が今日の長寿社会をもたらしたということもできる．各専門領域の進歩は目覚ましく，専門医は日々研鑽を余儀なくされている．専門医に「森を診る」余裕はないのである．今後，この傾向はさらに顕著となるであろう．西洋医学はこの「木を診る」特質を長所として伸ばし，「森を診る」診療は総合内科と漢方医学が担うようにすることが，最良の医療を提供しうる方法といえるのではないだろうか．

文献

1）福冨稔明．山方勇次編．漢方 123 処方　臨床解説　師・山本巌の訓え．京都：メディカルユーコン；2016．58-59.
2）稲木一元，松田邦夫．ファーストチョイスの漢方薬．東京：南山堂；2009．65-71.
3）林義人．漢方：私のこだわり処方（その 21）桃核承気湯：女性の諸症状に対する駆瘀血剤としての効果を作用機序からも追求．メディカル朝日 2014；43：64-66.

4) 水上勝義．認知症の治療とケアの最前線：アルツハイマー病と漢方薬．脳神経外科と漢方 2015；1：1-6.
5) 玉野雅裕ほか．認知症診療における QOL，生命予後改善を見据えた漢方治療の有効性．脳神経外科と漢方 2017；3：57-62.
6) 玉野雅裕ほか．補中益気湯，リハビリ併用による高齢者誤嚥性肺炎予防，QOL 改善効果の臨床的検討．漢方と最新治療 2017；26：53-58.
7) 加茂雄大，赤澤宏．心不全における心腸連関．ICU と CCU 2016；40：341-345.
8) 玉野雅裕ほか．トルバプタンノンレスポンダー心不全患者における五苓散併用効果の臨床的検討．Progress in Medicine 2017；37：777-782.
9) 玉野雅裕ほか．トルバプタンレスポンダー高齢心不全患者における五苓散併用効果の臨床的検討．Progress in Medicine 2018；38：751-756.
10) 玉野雅裕ほか．難治性高齢者心不全に対して五苓散追加投与が有効であった 2 症例．日東医誌 2018；69：275-280.

7 高齢者と漢方

加藤士郎（野木病院／筑波大学附属病院）

高齢者は一般的に，複数の臓器に加齢による臓器機能の低下や不全があったり，さらに複数の臓器に疾患を併せもつことが多い．したがって医療だけでなく介護が同時に必要となり，この症状を老年症候群（geriatric syndrome）と呼ぶ．老年症候群は，例えば認知症の進行による歩行障害，転倒による骨折，寝たきり，食欲不振，低栄養，褥瘡，感染症による発熱など時間的関連性をもって連鎖反応的に起こるという面もあり，それぞれの症候が病因論的にも，時系列的にも相互に関連している．このような高齢者の身体的予備能力の低下過程で，健康な状態から要介護に陥るまでの中間的な段階をフレイルと呼んでいる．フレイルは，身体的には，筋力の低下，俊敏性低下，転倒リスク増加，精神的には，認知機能障害やうつなどが問題となり，これがお互いに影響し合って負のスパイラルを引き起こす．フレイルの過程に悪影響をきたす因子としては，糖尿病，脳卒中，心不全，ポリファーマシー，低栄養などがある．フレイルは運動療法や栄養療法などの適切な介入により，再び健常な状態に戻すことができる．

漢方薬は，人参や黄耆などを含む参耆剤（**補中益気湯**，**十全大補湯**，**人参養栄湯**，**帰脾湯**，**加味帰脾湯**），地黄を含む腎気剤（**六味丸**，**八味地黄丸**，**牛車腎気丸**）などの補剤を中心に用いることでフレイルの改善を促進することができる．これら漢方薬がフレイルに有効性を発揮する機序は，全身の自律神経や中枢神経にシステマティックに作用し，人の中枢神経を賦活するのみならず，内分泌，免疫，臓器の微小循環を調整するためである．この結果，漢方薬の治療に反応すると，高齢者の体温が 0.5～0.8 ℃上昇し，5 年くらい前の ADL まで改善する[1,2]．これは通常の西洋薬による治療が臓器特異的に作用し，検査値の改善を目的とするところとは著しく異なるところである．このように漢方薬は高齢者の QOL 改善に有効である．

高齢者における漢方薬の有効性

例えば 80 歳の男性がいて，軽い高血圧があり，目には白内障，腰に腰痛症，下肢に脱力感，冷え，しびれがあり，最近動作が鈍くなり，夜間の頻尿も

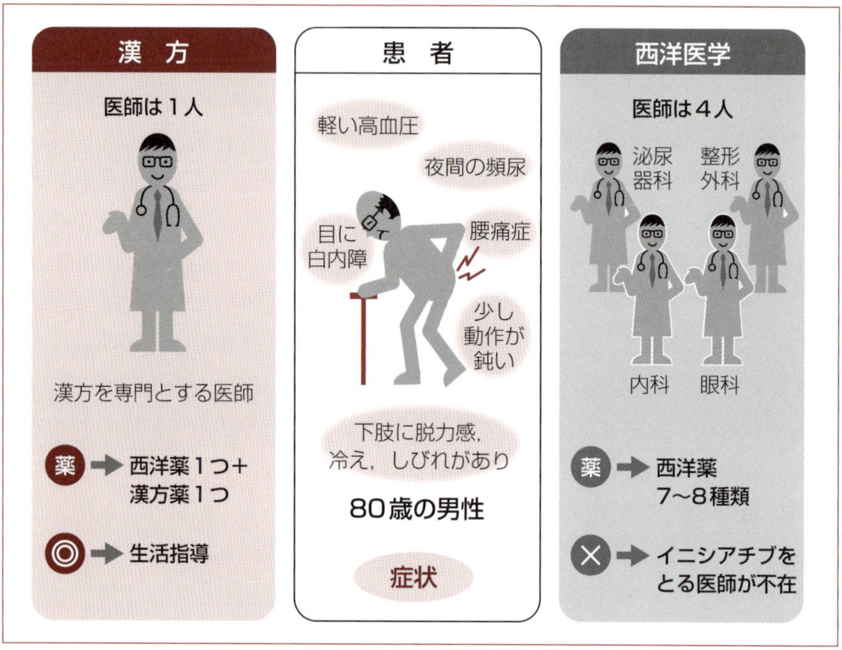

図1 高齢者における漢方薬の有効性
（加藤士郎．高齢者プライマリケア 漢方薬処方ガイド：チーム医療で必ず役立つ56処方．中山書店；2016[1]より）

加わってきたとする．この男性が整形外科を受診し，腰痛のX線検査やMRIを撮影し，腰椎の変化は加齢相応の変化のみであったとする．さらに泌尿器科を受診し，前立腺の検査をしたところ，前立腺肥大はあまり認められなかったとする．この男性が通常の西洋医学的な診察のみで加療した場合は，内科，眼科，整形外科，泌尿器科など少なくとも4科を回ることになる．しかも，結果的に7〜8種類もの薬を内服することとなる．また，問題となるのは，どの科の医師に診療の主導性をもたせて進めていくかで，それが大変重要な要素となる（図1）．

このようなケースで，西洋医学的な診療能力のみならず，漢方医学的な全人的診療能力をもった総合臨床医が診察すると，高血圧以外の諸症状が加齢による要素が主たる原因で起こっている時には，処方するのは降圧薬と**八味地黄丸**ぐらいであり，後は漢方医学でよく行う冷え症に対する生活指導をするだけである．この生活指導の内容は，冷たい飲み物，緑茶，コーヒーなどの飲み物を

表 1　高齢者の諸症状と適応漢方薬

診察結果	漢方処方
起こっている症状で，さらに早期の白内障であれば	八味地黄丸⑦
高齢者の易疲労性，気力低下，食欲不振のみならず，風邪引き体質，さらには夏バテ予防など	補中益気湯㊶
咳嗽のみならず，高齢者に多いドライマウス，さらには皮膚の乾燥症状に	麦門冬湯㉙
食欲不振や胃部の不快な症状のみならず，冷え症状やうつ傾向など	六君子湯㊸

表 2　西洋医学と漢方診療を併用した時の患者側から見たメリット

①いくつもの診療科にかかる必要性がなくなる可能性がある．
②いくつもの内服薬を飲む必要性がなくなる可能性がある．
③医療費が削減される可能性がある．
④西洋医学にはない日常生活の指導を受けることができるようになり，冷えやしびれなどの西洋医学では苦手な臨床症状にも対応してもらうことが可能になる．

避け，食事は和食，特に温野菜などをよく食べ，乾燥した生姜入りの紅茶，ほうじ茶，番茶などをよく飲み，体を冷やさないこと，食事や飲み物以外にも，腹巻き，カイロなどの道具を用いてさらに体を温めることなどである．そして少し症状が緩和したら，運動療法などを勧めるような治療となる．同様に，高齢者の易疲労性，気力低下，食欲不振のみならず，風邪引き体質や夏バテ予防には**補中益気湯**が有効である．ドライマウスやドライアイがあり，皮膚が乾燥傾向で咳嗽がある時には**麦門冬湯**が有効であり，食欲不振や胃部の不快な症状がある時には**六君子湯**が有効である（**表 1**）．

このような内容から，漢方医学を理解できれば，高齢者の臨床症状が加齢現象や特有な体質から起きているのか，現在罹患している疾患から起こっているのかを鑑別しうる診察能力が備わることとなる．これらの現状を考慮すると，高齢者の診察には西洋医学的な総合診療能力と漢方のような加齢現象や人体のバランスを大切にする診療方法が大切であることは十分理解しうるものと考えられる．西洋医学と漢方医学の知識を併せた診療を受ける患者側から見たメリットを**表 2** に示す．高齢者診療に漢方薬を導入することで，いくつもの診療科にかかる必要性がなくなったり，内服薬を減らしたり，医療費が削減されたり，西洋医学で対応しにくい冷えやしびれなどの臨床症状に対応しうる可能性がある.

高齢者への漢方薬投与方法

漢方薬の適応が多い分野は，呼吸器，消化器，女性疾患などであるが，高齢者では認知症，ロコモティブシンドロームなどが問題となるので，整形外科疾患，精神神経疾患が加わることが多い．高齢者に対する漢方薬の有効性は，症状の改善のみを考える場合と，代謝などの改善により体温を上昇させることで抗老化作用を期待する場合がある.

病院の外来あるいは入院，施設などの入所で多く経験される疾患は，風邪症候群である．風邪症候群では，**麻黄湯**，**葛根湯**，**小青竜湯**，**麻黄附子細辛湯**，**香蘇散**などが初期に用いられ，やや遷延すると**柴胡桂枝湯**や**補中益気湯**が有効なことが多く，咳が継続すると**麦門冬湯**が有効性を示すことが多い．風邪症候群の初期治療に漢方薬を用いることで，80％程度の有効性が得られる[3)]．慢性呼吸器疾患では，慢性閉塞性肺疾患に対する**補中益気湯**の有効性[4)]，嚥下性肺炎に対する**半夏厚朴湯**と**補中益気湯**の有効性が示された[5-7)].

消化器疾患では食欲不振や慢性胃炎などの疾患に**六君子湯**や**補中益気湯**が有効である．慢性下痢には，**真武湯**，**人参湯**，**大建中湯**などが有効なことが多い．逆に便秘には**大黄甘草湯**，**調胃承気湯**，**麻子仁丸**，**潤腸湯**などが有効性を示す[8)].

精神神経疾患では，認知症中核症状に**黄連解毒湯**，**当帰芍薬散**，**加味帰脾湯**，**釣藤散**，興奮性の認知周辺症状には，**抑肝散**[9)]，**抑肝散加陳皮半夏**，**大黄甘草湯**，**黄連解毒湯**，抑うつ性の認知周辺症状に，**六君子湯**，**補中益気湯**が有効である.

整形外科疾患には，腰・下肢痛には**六味丸**，**八味地黄丸**，**牛車腎気丸**などの腎気剤はもとより，坐骨神経痛に**疎経活血湯**，膝関節痛に**麻杏薏甘湯**，打撲に**治打撲一方**などが有効である.

泌尿器疾患では，腎気剤はもとより，**猪苓湯**や**五淋散**も血尿や尿路感染症に有効である.

さらに皮膚科領域では，老人性皮膚そう痒症に**当帰飲子**が，褥瘡に**十全大補湯**などが有効である.

このような総合的な診療を必要とする高齢者に対して漢方薬は多様な使用が可能である．ことに通常の西洋医学的な治療のみではカバーしえない各種疾患

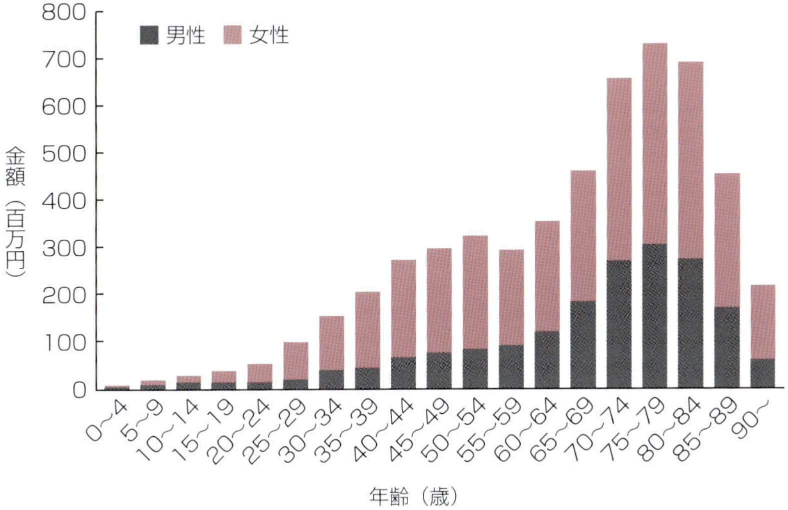

図 2　医療用漢方製剤 20 品目の年齢層別・性別売上
2014年 4 月～2015年 3 月までの外来売上金額
（厚生労働省のレセプト情報・特定健診等情報データベース［NDB］による．北島政樹監修．Kampo science visual review：漢方の科学化．ライフ・サイエンス；2017[10] より）

の臨床症状を改善しうることができる．

日本の高齢者における漢方薬の使用状況

日本における漢方薬の使用量は，男女ともに 65 歳を過ぎると増加し始め，70 歳代でピークとなり，80 歳を超えても多く使用され，全体の 60％以上が高齢者に使用されている（図 2）[10]．これは現在でも多くの医師が，漢方薬は高齢者の病態に有効と考えているためと推定される．高齢者に漢方薬を用いる理由は，複数の疾患や症状に対応が可能であるためと考えられる．代謝が改善することから自律機能の維持に有効であり，慢性疾患や生活習慣病への対応が可能となる．その結果，患者の QOL が改善する．

このような治療が個別に西洋医学による標準治療と併用して行うことが可能である．以上のような理由から 70 歳代をピークに漢方薬が使用されている．対象となる疾患は，呼吸器疾患，消化器疾患，精神神経疾患，整形外科疾患，泌尿器疾患など多岐にわたる．

おわりに

高齢者医療や介護の場において，漢方薬を治療に導入することで高齢者のQOLを改善し，かつ医療費や介護費も抑制する可能性がある．よって超高齢社会となっている日本では積極的に漢方薬による治療を導入すべきである．

文献

1）加藤士郎．高齢者プライマリケア　漢方薬処方ガイド：チーム医療で必ず役立つ56処方．東京：中山書店；2016.

2）加藤士郎．これからの高齢者地域医療と介護における課題—漢方の効果的な運用：高齢者における漢方使用時の留意点．Geriatric Medicine 2018；56：281-285.

3）加藤士郎ほか．漢方非専門医を対象とした高齢者のかぜ症候群に対する漢方治療マニュアルの有効性．漢方医学 2015；39：65-67.

4）Shinozuka N, et al. The traditional herbal medicine hochuekkito improves systemic inflammation in patients with chronic obstructive pulmonary disease. J Am Geriatr Soc 2007；55：313-314.

5）Iwasaki K, et al. A pilot study of banxia houpu tang, a traditional Chinese medicine, for reducing pneumonia risk in older adults with dementia. J Am Geriatr Soc 2007；55：2035-2040.

6）加藤士郎ほか．病態を考慮した漢方薬による誤嚥性肺炎の治療方法．漢方と最新治療 2010；19：333-339.

7）玉野雅裕ほか．リハビリ併用による高齢者誤嚥性肺炎予防，QOL改善効果の臨床的検討．漢方と最新治療 2017；26：53-58.

8）加藤士郎．高齢者の便秘．漢方と最新治療 2016；25：13-18.

9）Iwasaki K, et al. A randomized, observer-blind, controlled trial of the traditional Chinese medicine yi-gan san for improvement of behavioral and psychological symptoms and activities of daily living in dementia patients. J Clin Psychiatry 2005；66：248-252.

10）北島政樹監修．Kampo science visual review：漢方の科学化．東京：ライフ・サイエンス；2017.

8　感染症と漢方

岩田健太郎（神戸大学）

古典的なテキスト『傷寒論』の「傷寒」とはなんらかの急性感染症であった可能性が高い（当時は微生物という概念すらないので，証明はできないが）．事実，『傷寒論』には，「太陽病，あるいはすでに発熱し，あるいは未だ発熱せず，必ず悪寒し，体痛，嘔逆，脈陰陽ともに緊の者は，名づけて傷寒という」と書いてある[1)]．原文は中国語なので，書き下して新字体の漢字に直してあるが，それでも慣れていないと読みづらいだろう．

ただ，「脈陰陽」のような業界用語を除けば，なんとなく雰囲気はつかめるのではないか．太陽病は説明し始めると長くなるからここでは省略するが，発熱があったりなかったりする，悪寒がある，体が痛い，吐きそうだ，ビンビンと脈打っている（脈診は漢方医療では重要視される）――そういう状態を「傷寒」と呼びますよ，という意味だ．インフルエンザのような急性感染症がイメージされるだろう．

というわけで，『傷寒論』には様々な症状の患者が登場するが，その相当数は，感染症ではないかと思わせるものである．『傷寒論』は一種の感染症診療マニュアル，というと少し言い過ぎだが，ある程度は当たっているのではないかと思う．これは『傷寒論』と対になっている『金匱要略《きんきようりゃく》』が，「雑病」という，あまり感染症チックな印象のない疾患（例えば，慢性疾患や婦人科疾患）を扱っていることと対比すると，顕著な特徴である．

その『傷寒論』の序文には驚くべきことが書かれている．『傷寒論』の著者（とされている）張仲景は，「自分の身内は200人くらいいたが，その3分の2は死んでしまい，多くは傷寒で死んだ．救うことができなくて，死んだ人々のために（『傷寒論』を）つくった」（筆者意訳）と言うのである．「張仲景はそもそも実在しないのではないか」といったように様々な議論があるものの，そうした問題を脇においておくと，このストーリーが示唆することは，

①昔の中国では，多くの人が傷寒，たぶん感染症で死んでいた．

②張仲景の一族で，漢方薬の恩恵を受けていた可能性が高い人々の多くも傷寒で死んでいる．つまり，漢方薬は救命させていなかった？

というものである．

こうした漢方にネガティブなことを書いてしまうと，ほかの執筆者など専門家諸兄の皆様から叱られてしまいそうだが，筆者は，上の仮説は正しかったのではと思っている．肺炎や髄膜炎のような細菌感染症は，漢方ではおそらく治らなかった可能性が高いし，マラリアのような原虫感染症も治癒率は低かっただろう．結核もほぼ「死に至る病」であったはずだ．こうした感染症にも漢方薬は使われてきただろうが，その治療効果は，われわれが現在もっている抗菌薬，抗マラリア薬，抗結核薬とは比べ物にならないくらい低かったに違いない．

『傷寒論』の時代には，日本や中国に存在しなかった感染症もある．

例えば天然痘．天然痘の起源は不明だが，日本に“輸入”されたのは仏教伝来のころで，8 世紀に大流行し，その後も現代まで多くの患者を発生させてきた．死亡率は 30％程度といわれるが，はたして漢方にどれほど効果があったのか．江戸時代の天然痘対策は，住吉大明神を疱瘡神《とうそうじん》として祀ったり，鎮西八郎為朝の錦絵を疱瘡除けに使ったりすることだったそうだ[2)]．浅田宗伯は，天然痘や（当時ワクチンがなく，死亡者も多かった）麻疹などに**升麻葛根湯**を用いていたそうだが，はたしてどこまで効いたものか．

梅毒が日本に入ってきたのは 16 世紀で，およそ死に至る病であった．漢方医の治療もまったく効果がなかったそうだ[3)]．

コレラ（*Vibrio cholerae* 感染症）が日本に“輸入”されたのは鎖国下の 1822 年（文政 5 年）．長崎のデータによると，死亡率は 48％だったという[2)]．そのうちどれだけの人が漢方薬の恩恵を受けたかはわからないが，おそらく効果は限定的だっただろう．

21 世紀の現在では，ウイルス感染症の治療薬がかなり進歩している．すべてのウイルスはヒトの細胞内酵素や構造を大なり小なり借用しているため，特にウイルスだけをターゲットにし，かつ毒性のない薬を発見するのは難しい．しかし，1990 年代には HIV に対して抗レトロウイルス療法（antiretroviral therapy：ART）が確立されたし，単純ヘルペスウイルスやサイトメガロウイルスといったヘルペスウイルス科のウイルス，B 型・C 型慢性肝炎の原因になる肝炎ウイルスなどには，非常に効果的な抗ウイルス薬が開発されている．こうした領域にも漢方薬の出番はない．

よって，消去法で残された，現代医学における漢方薬の感染症治療は，西洋医学の治療薬が存在しない，あるいは存在しても効果がパッとしないウイルス感染症などに限定されるといえる．長くなったが，ここまでが前提だ．

では，各感染症に適した漢方薬について具体的に述べる．他項と重複するところもあるが，複合的に理解を重ねていけばよいので，無駄にはならないはずだ．

風邪症候群

英語でcommon coldという風邪症候群（風邪）は，くしゃみ，鼻水，鼻づまり，咽頭痛，発熱，咳などの上気道感染に伴う諸症状が特徴の疾患だ．ほとんどがウイルス感染を原因としており，抗菌薬療法は効果がないか，効果を上回る不利益（薬剤耐性菌，副作用など）が見込まれるため，推奨されない[4)]．したがって，西洋薬は対症療法薬が主体となるが，治療効果のエビデンスはあまりない．ここに漢方薬を処方する価値がある．

風邪に漢方薬を処方する場合，「全体」と「部分」に分けるとわかりやすいかもしれない．

まずは「全体」．風邪患者の諸症状すべてに対して処方する．風邪は一般に，インフルエンザ（後述）のような高熱，激しい悪寒などを伴わないことが多く，比較的症状はマイルドだ．

患者に発汗があることを確認したら，まずは**桂枝湯**の使用を考えてもいいかもしれない（アプローチにはいくつかあるので，そうと決めつける必要はない）．生活指導も大切で，温かい飲食物を摂取したり，室内環境を暖かくしたりするように指導する．発汗のない患者なら**葛根湯**を用いる．

比較的症状が軽い場合は**香蘇散**もよい．風邪の予防にも使えるという意見もあるが，筆者はそういう使い方をふだんしていない．

もう一つ，高齢者の風邪や長引く症状の時は，**竹茹温胆湯**を用いることもある．

とりあえず，「部分」の症状がきつくない風邪であれば，**桂枝湯**，**葛根湯**，**香蘇散**，**竹茹温胆湯**の4つを使えばそう大きな問題になることはない．**桂枝湯**や**葛根湯**は，3日程度の短い投与期間でよいだろう．**香蘇散**，**竹茹温胆湯**であれば，長引く風邪にもっと長く投与できるだろう．

次に「部分」である．

例えば，水鼻が激しい時は，**小青竜湯**が便利である．フルチカゾン（アラミスト®）やナファゾリン（プリビナ®）といった西洋薬と組み合わせて使ってもよい．ただし，ナファゾリンは長期使用で鼻閉が増悪することがあるので要注意だ．鼻汁ではなく鼻閉がメインの風邪ならば，**葛根湯加川芎辛夷**を用いる．

咽頭痛が激しい時は，**桔梗湯**や**桔梗石膏**，あるいは**小柴胡湯加桔梗石膏**のように桔梗が入った薬を使うとよい．アセトアミノフェン（カロナール®）などを併用してもよい．

乾性咳嗽が強い時には，**麦門冬湯**がファーストチョイス．**五虎湯**を使ってもよい．湿性咳嗽が強い時には，**二陳湯**や，**二陳湯**と**五虎湯**の併用．咳は長引くことが多く，2週間程度続くのは普通である．最初から患者にそう言っておくとよい．治らないので翌日再受診されたり，ほかの病院に行かれたりするのを防ぐことができる．

寒気が強い患者なら，**麻黄附子細辛湯**を用いる．温まりやすい．

風邪に使える処方はほかにもたくさんあるが，まずはこれらの処方からアプローチしてみてはいかがだろう．

インフルエンザ

インフルエンザ（influenza）に対しては，オセルタミビル（タミフル®）などのノイラミニダーゼ阻害薬がある．しかし，ノイラミニダーゼ阻害薬は，パラインフルエンザなどのインフルエンザ以外のウイルスが起こす同様の症状にはまったく効果がないこと，治療効果がそもそもそれほど劇的ではないこと，発症48時間以降は効果を期待できないこと，それぞれ副作用があることなど，それなりに欠点がある．

筆者は，「西洋薬にしますか，漢方薬にしますか」と患者に聞いて，選択させることがあるし，インフルエンザ迅速診断キットの使用を省略したい時や，発症後数日経っている時などに漢方薬を用いている．

いわゆるインフルエンザの症状に一番フィットしているのが**麻黄湯**である．汗が出ず，悪寒や体部痛が強い，“ザ・インフルエンザ”という症状に用いる．汗が出る場合は**桂枝湯**や**麻杏甘石湯**を用いてもよい．

麻黄湯には（当然）麻黄が入っているので，心疾患がある患者などには使いにくいかもしれない．そういう場合は**桂枝湯**などを用いてもよい．

急性腸炎

急性腸炎（acute enteritis）はウイルス性のこともあるし，細菌性のこともあるが，仮に細菌性であっても大半は自然治癒するため，抗菌薬は必要ない．

下手に抗菌薬を使うと，抗菌薬関連下痢症（*Clostridium difficile* 感染を含む）を起こしてかえってややこしくなることも多い[5]．

ただし，急性腸炎には一般に，止痢剤は避けたほうがよいとされる（必ずしも全例に，ではないが）．よって，何を使えばよいか，困ることも多い．そこで漢方薬の登場ということになる．

下痢症でよく用いられるのが**半夏瀉心湯**．嘔吐を伴う場合は**五苓散**を使うことも多い（特に小児）．ほかにもいくつか選択肢はあるが，まずこの2つでほとんどの急性下痢症には対応可能だろう．

免疫力アップ？

しばしば「感染症にかからないために免疫力アップ」などといわれる．しかし，世に免疫能を下げる方法は多々あるが，免疫能を高める方法はほとんどない．わずかにワクチンのみが，個々の感染症に対する防御能を高めてくれる．ちまたで「免疫力アップ」と書かれている本や自費診療クリニックを見つけたら，まずインチキだと思ったほうがよい．

筆者は学生時代，**人参養栄湯**のNK細胞活性作用の研究などを手伝っていた[6]．**人参養栄湯**でNK細胞の活性は確かに上がる．しかし，細胞レベルの活性と免疫能，さらには感染症予防能は同じではない．複雑な免疫ネットワークの中で，1つの細胞だけ活性が上がっても，それは全体の免疫能力の向上を保証しない．また，免疫活性が高すぎると，逆に強すぎる炎症反応となって人体には有害である．なんでもそうだが，バランスが大事なのだ．

そういうわけで，「漢方薬で免疫力アップを」と言う患者には「免疫力がアップする薬はありませんよ」と説明している．基礎疾患や癌治療後の疲労感，体力低下，貧血などには**補中益気湯**，**人参養栄湯**，**十全大補湯**などを処方しているが，それはまた別の話だ．

本書は，プライマリケア医などをターゲットにした実践マニュアルという位置づけの本なので，漢方診療の理論や診察などについては割愛した．ビギナーで導入部分から学びたい方は『つまずきから学ぶ漢方薬―構造主義と番号順の漢方学習』（中外医学社）[7]を，かなりガッツリ勉強したい方は『漢方薬の考え方，使い方』（中外医学社）[8]を参照されたい．

文献

1）大塚敬節．臨床応用　傷寒論解説．大阪：創元社；1966.
2）酒井シヅ．病が語る日本史．講談社学術文庫．東京：講談社；2008.
3）苅谷春郎．江戸の性病―梅毒流行事情．東京：三一書房；1993.
4）Kenealy T, Arroll B. Antibiotics for the common cold and acute purulent rhinitis. Cochrane Database Syst Rev 2013；6：CD000247.
5）厚生労働省．抗微生物薬適正使用の手引き　第一版（ダイジェスト版）．2017. https://www.mhlw.go.jp/stf/houdou/0000179192.html.
6）Kamei T, et al. Response of healthy individuals to ninjin-yoei-to extract--enhancement of natural killer cell activity. Am J Chin Med 1998；26：91-95.
7）岩田健太郎．西本隆監修．つまずきから学ぶ漢方薬―構造主義と番号順の漢方学習．東京：中外医学社；2018.
8）加島雅之．漢方薬の考え方，使い方．東京：中外医学社；2014.

9　救急医学と漢方

中永士師明（秋田大学）

「漢方薬は効果が出るまである程度時間がかかるため，救急医療とは対極にあるものである」という認識が一般的である．また，急性期に漢方治療を行うにあたっては，「漢方医学独特の考え方を身につけなければ使えない」と考え，躊躇してしまうこともあろう．しかし，原典である『傷寒論』『金匱要略《きんきようりゃく》』には急性疾患の対処について多々記載されており，先人の知恵を換骨奪胎すれば，現代においても救急医学領域で漢方治療を応用することは可能である．

西洋医学と漢方医学

西洋医学では発熱，嘔吐，下痢，疼痛などの症状を障害因子と捉えて，それらの症状を抑制するような対処法が行われる（図 1）．一方，漢方医学では，それらの症状はなんらかの原因の結果，生体の防衛反応として表出しているので，促すような対処法が行われる[1)]．例えば，中毒が原因の嘔吐に対して制吐薬を投与すれば，嘔吐は治まるが，代謝毒物は血中に移行する危険性がある．一方，嘔吐が毒物を体外に出すための防衛反応と考えると，対処法も変わってくる．ただし，心筋梗塞や出血性ショックなどの大血管系疾患は西洋医学的手

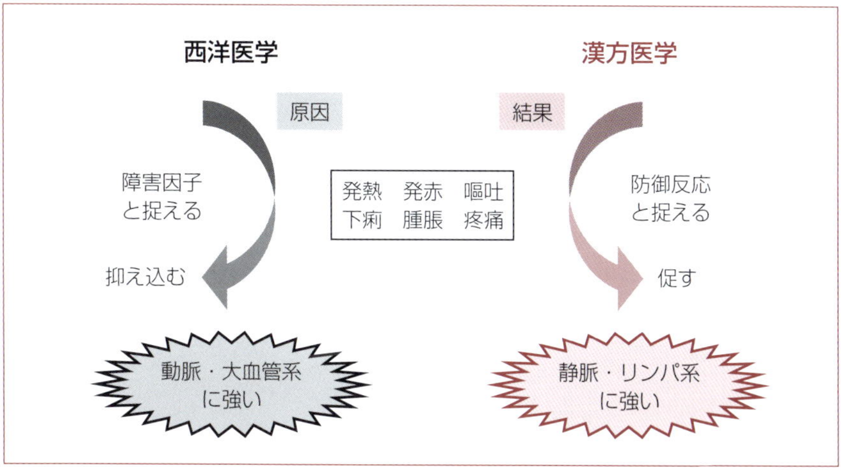

図 1　西洋医学と漢方医学の方向性

法を優先すべきである．一方，微小循環障害やリンパ系疾患（瘀血《おけつ》）は漢方医学の得意分野である．西洋医学と漢方医学は相反するものではなく，補完するものであり，互いの長所を最大限に利用し，患者に一番ふさわしい治療を提供することが肝要である．

急性期の漢方の効果的投与法

急性期や重症患者に対して漢方治療を行うにあたって効果的な投与方法を下記に列挙する．

①生薬含有数により使い分ける

1つの生薬には複数の作用があり，複数の生薬から構成される漢方薬は1剤でも複数の症状に対応できる．その反面，含有生薬が多いと，1製剤中の生薬の分量が少なくなり，効果が緩徐になる．したがって，急性期には速効性を期待して，含有生薬数が少ない漢方薬を用いる（**表1**）．上限の基準としては，**葛根湯**，**小柴胡湯**，**抑肝散**，**治打撲一方**などの含有数7種類あたりであろう．

②微温湯に溶かす

必ず湯に溶かして服用させる．特に冷え性では，温めて服用させることで効果が高まる．「入れ歯に挟まる」「喉に引っかかる」というような訴えも，溶解して服用させることで解決する．

③短期集中的に服用させる

漢方は主に低分子，配糖体，多糖体の3成分で構成されている．低分子はそのまま吸収されるため，血中濃度のピークは1時間以内である．配糖体はそのままでは吸収されにくく，資化菌が糖を分解して，6～12時間以降に効果を発揮する．免疫に関与しているβ-D-グルカンなどの多糖体は分子量が1 MDa以上あり，そのままでは吸収されない[2)]．したがって，超急性期には低分子とわずかの配糖体の効能を期待することになるため，通常量では十分な効果が得られない．そこで，初回に「3包療法」を行う．必ずしも3包を投与する必要はないが，多めの投与が症状改善には必要である．

表1　含有生薬数から見た速効性が期待できる漢方薬

漢方薬	生薬数	含有生薬	適応症	臨床応用
芍薬甘草湯	2	甘草，芍薬	有痛性筋痙攣	尿管結石症，吃逆，熱中症（熱痙攣），破傷風
桔梗湯	2	甘草，桔梗	扁桃炎，扁桃周囲炎	急性咽頭炎
小半夏加茯苓湯	3	半夏，茯苓，生姜	嘔吐症	悪阻，胃腸炎
茵蔯蒿湯	3	茵蔯蒿，山梔子，大黄	肝機能障害	口内炎，蕁麻疹
甘麦大棗湯	3	大棗，甘草，小麦	痙攣	パニック発作
大建中湯	4	乾姜，人参，山椒，膠飴	腹痛症	麻痺性イレウス
麻黄湯	4	麻黄，杏仁，桂皮，甘草	急性上気道炎	インフルエンザ
麻杏甘石湯	4	麻黄，杏仁，甘草，石膏	気管支喘息	蜂窩織炎，睾丸炎
苓桂朮甘湯	4	茯苓，桂皮，朮，甘草	めまい（dizziness）	パニック発作
呉茱萸湯	4	呉茱萸，大棗，人参，生姜	頭痛	片頭痛，吃逆
黄連解毒湯	4	黄芩，黄連，山梔子，黄柏	皮膚そう痒症	鼻出血，二日酔い，せん妄
大承気湯	4	厚朴，枳実，大黄，芒硝	便秘症	高熱，破傷風
五苓散	5	沢瀉，朮，猪苓，茯苓，桂皮	回転性めまい（vertigo），頭痛	急性胃腸炎，二日酔い，脱水症
白虎加人参湯	5	石膏，知母，甘草，人参，糠米	口渇	熱中症

④胃管・十二指腸チューブから投与可能

急性期には経口摂取が困難な症例がある．その場合には経鼻胃管から投与することもできる．

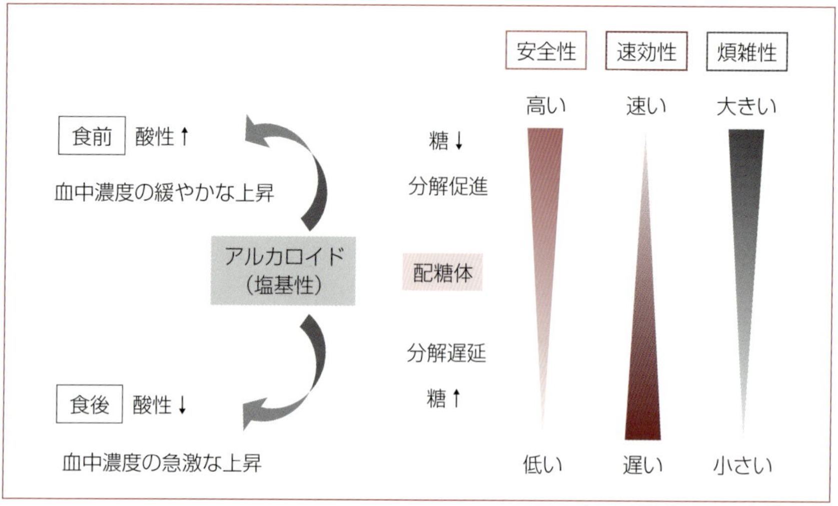

図2 漢方薬の食前投与と食後投与の長所と短所

⑤注腸から投与可能

配糖体は直腸粘膜を通過する．そこで，嘔気，嘔吐，腹痛などの消化器症状が強く，胃管からの投与が困難な場合はネラトンカテーテルを肛門に挿入し，投与する．

⑥食前・食後にこだわらない

漢方薬を食前や食間に投与する理由としては，①独特の苦みや臭いがあるため，食べ物と一緒に摂取すると悪心を引き起こす，②空腹時のほうが吸収がよいので，作用が穏やかな漢方薬には適している，③空腹時は胃の中が酸性になっており，アルカロイドの吸収が抑えられる，④漢方薬は食と起源が同じなので，食後に服用すると相互作用を起こす，⑤空腹時に服用した方が腸内細菌の代謝を受けやすく，吸収されやすい，などが考えられる[3]．しかし，食後投与による有害事象の報告はなく，食前と食後の差で血中濃度に大きな差が出るとは考えがたい[4,5]．西洋薬を食後に服用している場合に漢方薬の食前投与は手間がかかり，服用を忘れることも少なくない（図2）．筆者らは食前・食後の長所と短所を考えて，飲み忘れに気づいたら，食後に服用するように説明している．いずれにせよ，急性期の場合，食事の有無にかかわらず，直ちに服用すべきであろう．

急性期の漢方の活用方法

急性期では，薬理効果を考慮した西洋医学的活用（標治）と漢方理論を応用した漢方医学的活用（本治）の2つのアプローチがある．

主な西洋医学的活用としては，**芍薬甘草湯**，**大建中湯**，**五苓散**，**茵蔯蒿湯**，**抑肝散**などを薬理作用をもとに用いる．**芍薬甘草湯**には中枢性鎮痛作用や末梢性筋弛緩作用があり，破傷風など，様々な筋痙攣に臨床応用できる[6]．**大建中湯**には腸管運動亢進作用や血流増加作用が明らかになっており，腸管蠕動を促進させるべく臨床応用できる．尿管結石症で排石を促したい際には**芍薬甘草湯**や**猪苓湯**を併用する．**五苓散**にはアクアポリンの発現を抑制することで浮腫を軽減させることが明らかにされている．そのため，頭痛，回転性めまい，急性胃腸炎，乗り物酔い，二日酔い，胸水，腹水などに対して水のバランスを整えるべく臨床応用される．**茵蔯蒿湯**には減黄・利胆作用や線維化抑制作用があり，肝機能障害に臨床応用できる．**抑肝散**はセロトニン神経系やグルタミン酸神経系に作用することが明らかになっており，せん妄に臨床応用できる．ただし，ラメルテオンやスボレキサントと併用したほうが効果はさらに高まる．

主な漢方医学的活用の1つ目として，気血水理論を応用する．

気の異常には，気が欠乏する気虚，気の巡りが滞る気滞，滞った気が上昇する気逆などがある．気滞の特徴的な症状に喉のつかえ感（咽中炙臠《いんちゅうしゃれん》）がある．**半夏厚朴湯**を不安神経症，咳嗽，悪阻などに対して用いる．空気嚥下症，腹部膨満，巨大結腸にも応用できる．パニック発作は気逆の一つと捉える（奔豚《ほんとん》病《びょう》）．甘草には急迫を治す作用があるため，**苓桂朮甘湯**，**甘麦大棗湯**などを投与する[7]．

血の異常には，血が欠乏する血虚と血が滞る瘀血がある．瘀血とは微小循環障害と考えられ，外傷による血腫や皮下血腫も瘀血と捉える．**桂枝茯苓丸**，**治打撲一方**，**通導散**などを単独で用いるか，併用することで様々な外傷に応用できる[8,9]．外傷性頸部症候群（頸椎捻挫）では**治打撲一方**に**五苓散**や**疎経活血湯**を併用することで，頭痛，しびれの軽減を図ることができる．

水の異常は水毒と呼ばれており，体液の偏在と考えられている．救急医学領域では**五苓散**や**越婢加朮湯**が頻用される．**越婢加朮湯**には石膏が含有されており，熱感の強い炎症性腫脹に用いられる[10]．蜂窩織炎，痛風，偽痛風，動物咬傷，帯状疱疹，熱傷にも臨床応用できるが，マムシ咬傷など高度の炎症性腫脹の際には**五苓散**や**柴苓湯**と併用することで治療効果はさらに高まる．

漢方医学的活用の2つ目として，感冒やインフルエンザなど，時間経過が重要になる疾患では六病位を考慮する．六病位は症状の進行に合わせて病邪（病因）が体表から体内へ移行するという概念で，太陽病，少陽病，陽明病，太陰病，少陰病，厥陰病《けっちんびょう》の順に進行していく．それぞれの時期に合わせた漢方処方が考案されている．例えば，症状が上半身に限局し，発汗していない感冒は太陽病期であり，**葛根湯**を用いる．病邪がやや内方に侵入して，口苦，食欲不振が出てきたら，少陽病期の**小柴胡湯**や**柴胡桂枝湯**を，便秘や腹部膨満など消化器症状が出てくると陽明病期の**大承気湯**を選択するというように，感冒であっても病期に合わせて処方薬を変更すると治療効果が高まる．

おわりに

救急医学領域においても漢方治療は応用可能である．西洋医学と漢方医学を流動的に柔軟に捉えた医療を展開することによって，速く確実に治せる方法を選択することが肝要である．

文献

1）中永士師明．太田祥一監修．EBMによる救急・集中治療領域の漢方の使い方．改訂第2版．東京：ライフ・サイエンス；2016.

2）Nakae H, et al. Determination of β-D-glucan and endotoxin levels in Kampo extracts. Acute Med Surg 2015；2：77-81.

3）戸田克広．漢方薬の食前投与に科学的な根拠があるか．日医師会誌 2009；138：1397-1399.

4）Nishioka Y, et al. Influence of time of administration of a shosaiko-to extract granule on blood concentration of its active constituents. Chem Pharm Bull 1992；40：1335-1337.

5）Nakae H, et al. Localized tetanus treated with Kampo medicines. Tradit Kampo Med 2018；5：116-119.

6）Nakae H, et al. Comparison of false-positive reactions for amphetamine analogs after maoto treatment using two urinary drug-screening kits. Tradit Kampo Med 2014；1：2-6.

7）中永士師明．パニック発作と漢方．精神 2015；27：175-179.

8）Nakae H, et al. Comparison of the effects on rib fracture between the traditional Japanese medicine jidabokuippo and nonsteroidal anti-inflammatory drugs：A randomized controlled trial. Evid Based Complement Alternat Med 2012；2012：837958.

9）中永士師明ほか．外傷に対する治打撲一方の有用性について．漢方と最新治療 2016；25：245-251.

10）中永士師明．蜂刺症に対して漢方治療が有効であった4例．Personalized Medicine Universe（Japanese Edition）2013；1：53-58.

III　漢方臨床各論

10 呼吸器疾患の漢方治療

加藤士郎（野木病院／筑波大学附属病院）

呼吸器疾患で漢方薬が有効な３疾患

呼吸器疾患と漢方薬は従来親和性が高く，2005 年 3 月には日本呼吸器病学会から，漢方薬をあまり知らない西洋医学を専攻している内科医でも，漢方薬を臨床応用できるような治療指針の必要性を提示し，その結果，「漢方薬治療における医薬品の適正な使用法ガイドライン」を作成し，呼吸器疾患における漢方薬の使用方法について解説した．さらに 2012 年には「咳嗽に関するガイドライン第 2 版」で**麦門冬湯**，**小青竜湯**，**麻黄附子細辛湯**の臨床的有効性についての記述をしている．これらのガイドラインの中で，風邪症候群以外に漢方の使用頻度が比較的高く，かつ臨床的有効性が高い呼吸器疾患は，気管支喘息，慢性閉塞性肺疾患，嚥下性肺炎であると考えられる．本項は，これらの 3 つの呼吸器疾患に対する，漢方薬の臨床的応用について解説する．

気管支喘息

気管支喘息（bronchial asthma：BA）の基本病態は気道の慢性炎症であり，吸入ステロイドによる抗炎症療法が最も重要である．これに症状に応じて気管支拡張作用がある長時間作用性 β_2 刺激薬を配合，さらにロイコトリエン受容体拮抗薬やテオフィリン徐放剤を内服し長期管理を行い，発作時には短時間作用性 β_2 刺激薬を吸入する．漢方薬は BA の長期管理を目的として，BA の病態に伴う咳嗽，痰，呼吸困難，不安感を改善する目的で西洋薬と併用することが多い．

■お薦め漢方薬３つ

1 麦門冬湯（29）：痰が少ない乾燥性咳嗽
2 麻杏甘石湯（55）：呼吸困難を感じる強い咳嗽
3 柴朴湯（96）：痰や咳嗽は少ないが呼吸困難感や不安感が強い

症例（麦門冬湯）

患者：38歳，女性，会社員

主訴：乾燥性の咳嗽，皮膚の乾燥感

既往歴：子どものころにアトピー性皮膚炎

現病歴：1年ほど前から軽症から中等度BAのためにサルメテロールキシナホ酸塩・フルチカゾンプロピオン酸エステル配合（アドエア®）200μg/日を吸入，テオフィリン徐放剤（ユニフィル®LA）400 mgとモンテルカストナトリウム（シングレア®）10 mgを就寝前に内服し長期管理を行い，症状が安定していた．1週間前に感冒に罹患し，発熱，咳，痰をきたした．3～4日経過を観察していたところ，発熱や痰は改善してきたものの，喉の乾燥感を伴う咳嗽が残ってしまい，この咳嗽が強くなるに従い，喘息発作の頻度や強さが次第に増強した．

現症：身長162 cm，体重53 kg，貧血（－），浮腫（－），黄疸（－），全身の皮膚が乾燥していた．血圧128/72 mmHg，脈78/分，整，胸部の聴診で呼気に乾性ラ音を聴取した．

治療：これまでの治療に加えて，**麦門冬湯**（TJ-29）9.0 g/日を併用したところ，併用4日目から乾燥性咳嗽は改善し，7日目にはほぼ消失，喘息発作も改善した．**麦門冬湯**は併用14日にて廃薬した．以後の経過は比較的良好であった．

クリニカルポイント

気道炎症によって惹起される咳嗽は，炎症によって発生したサブスタンスPやニューロキニンAが気道粘膜にあるC線維を刺激し，これが延髄の咳中枢に作用して発生する．通常の気道粘膜にはニュートラルエンドペプチダーゼ（neutral endopeptidase：NEP）があり，これらの刺激物質の作用を低下させる．しかし，気道の炎症が継続するとNEPが消失，結果として咳嗽が発生する．

麦門冬湯はこのNEPの消失を抑制することで気道粘膜のC線維に対するサブスタンスPやニューロキニンAなどの分解を促進することで咳感受性を低下させる[1)]（**図1**）．臨床的にもBA患者に**麦門冬湯**を前投与すると，カプサイシン感受性試験における咳閾値を改善するとの報告もある[2)]（**図2**）．

最近ではアクアポリン5に対する作用によって咳閾値を改善する機序も考え

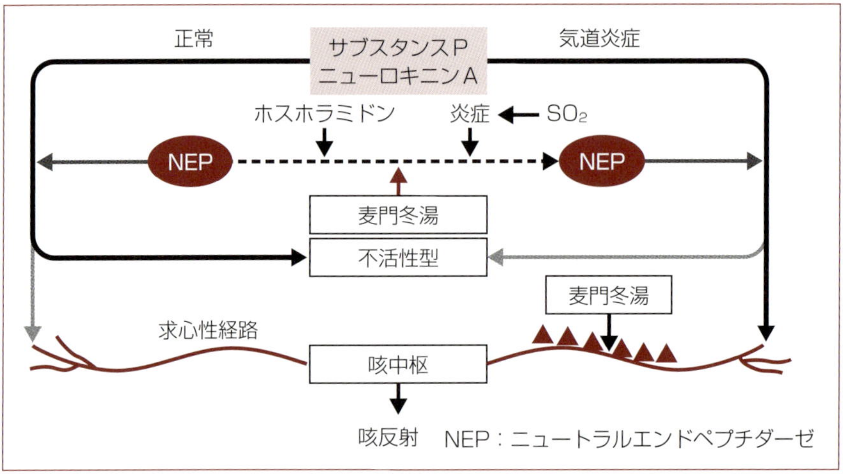

図 1　麦門冬湯の鎮咳作用メカニズム　（宮田健．日東洋医誌 2000[1] より）

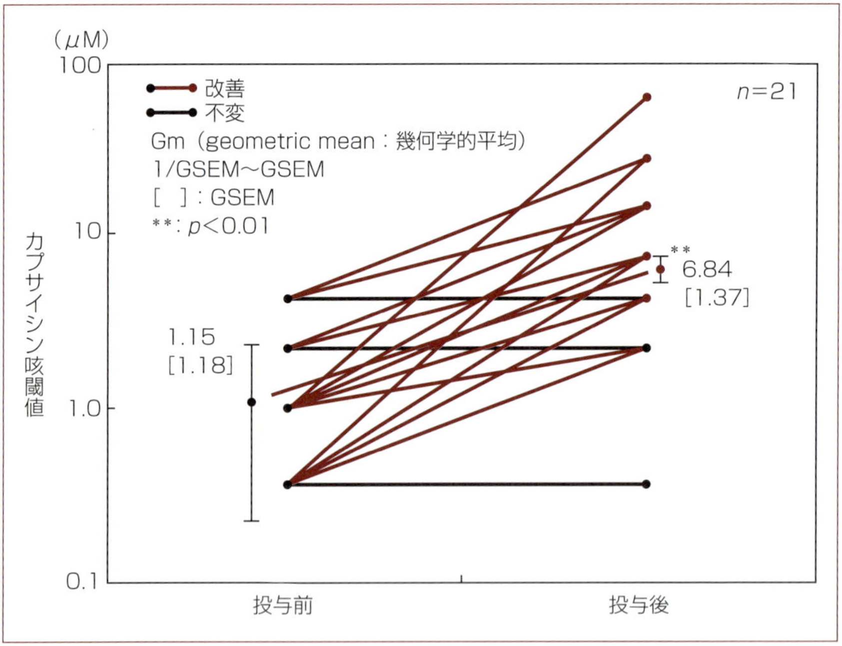

図 2　気管支喘息患者のカプサイシン感受性試験における咳閾値の変化
（渡辺直人ほか．日呼吸会誌 2004[2] より）

られている．BA 患者の咳嗽で，乾燥性ではなく，呼吸困難を伴うような強い咳嗽をきたしている時には，**麻杏甘石湯**を投与すると有効なことが多い．構成生薬に麻黄が入っているので気管支拡張効果もあるが，キサンチン製剤やエフェドリン製剤と併用すると相乗効果があるので注意するべきである．

BA は気道閉塞による呼吸困難感や不安感などの心理的要因によって QOL が低下することも時々経験される．このような時には**柴朴湯**を投与すると臨床的に有効なことが多い．**柴朴湯**は，BA 症例の気道の炎症，不安，抑うつ症状を有意に改善した[3)]．さらに Egashira らは，ステロイド依存性の BA 症例に**柴朴湯**を併用することで，症状改善効果やステロイド減量効果があることを報告している[4)]．

最近では，女性を中心に冷え症などが原因となって難治化する BA に対して漢方治療が有効であるとの報告もある[5)]．このように冷え症などの全身的因子が影響して発生する BA に対して漢方治療が有効なこともある．

文献

1）宮田健．麦門冬湯の慢性炎症性気道疾患治療薬としての病態薬効解析．日東洋医誌 2000；51：375-397.
2）渡辺直人ほか．咳感受性の亢進している気管支喘息患者と非喘息患者に対する麦門冬湯の効果の比較検討．日呼吸会誌 2004；42：49-55.
3）西澤芳男ほか．予期不安に基づく気管支喘息による症状悪化に対する柴朴湯の多施設無作為二重盲検試験．日本東洋心身医学研究 2004；19：37-41.
4）Egashira Y, et al. A multicenter clinical trial of TJ-96 in patients with steroid dependent asthma. A comparison of groups allocated by the envelope method. Ann NY Acad Sci 1993；685：580-583.
5）加藤士郎ほか．月経不順によって難治化した気管支喘息に漢方治療が有効であった 5 症例．産婦人科漢方研究のあゆみ 2015；32：142-145.

慢性閉塞性肺疾患

慢性閉塞性肺疾患（chronic obstructive pulmonary disease：COPD）は，喫煙を中心とする有害物質を長期的に吸入曝露したことによって生じる気管支を中心とした肺の炎症性疾患で，気管支喘息とは異なり，呼吸機能検査で完全には可逆性ではない気流閉塞を示す．臨床的には労作時の呼吸困難，慢性の咳嗽や痰を特徴とする．治療は，まず第 1 に禁煙，次いでインフルエンザワクチンや肺炎球菌ワクチンの接種，薬物療法，呼吸リハビリテーションを中心とした身体運動能力改善のためのリハビリテーション，重症例については在宅酸素療法を行う．西洋医学的な薬物療法としては，吸入薬が中心で，長時間作用性抗コリン薬またはβ_2刺激薬の吸入，あるいはこの配合剤を吸入し，気管支喘息とCOPDの合併を考える時には，ステロイドの吸入を併用している．漢方薬は第1に風邪症候群を合併した時の治療に用いることが多いが，さらにCOPDの気道炎症のため発生する慢性の咳嗽，痰，中等度から進行期に生じる全身倦怠感，食欲不振，易感染性にも有効性を発揮する．慢性呼吸器疾患でも，西洋医学的治療と漢方医学的治療の併用が比較的確立している．

■お薦め漢方薬３つ

1　麦門冬湯（29）：痰が少ない乾燥性咳嗽

2　清肺湯（90）：湿性咳が多い咳嗽

3　補中益気湯（41）：全身倦怠感，易疲労性，食欲不振，微熱のある時

症例（補中益気湯）

患者：74歳，男性，自営業

主訴：全身倦怠感，易疲労性，食欲不振，体重減少，微熱

既往歴：高血圧と高脂血症で食事療法と内服療法中

喫煙指数：1,250（25本/日，50年間）

現病歴：現在COPDのために通院中．階段の昇降や速足で歩くと息切れや呼吸困難が多少起こるが，駅から8分の病院までは徒歩で通院可能である．呼吸機能検査で%1秒量68（%），1秒率58（%）であり，胸部の画像検査では典型的な小葉中心性肺気腫があり，現在インダカテロール（オンブレス®）150 μg/日とチオトロピウム（スピリーバ®）18 μg/日を吸入，テオフィリン徐放剤（ユニフィル®LA）400 mg/日を就寝前に内服していた．呼吸不全の状態は安定しており，禁煙やリハビリテーションも順調に行われていた．14日前に感冒に罹患，咳嗽や痰などの呼吸器症状は改善したものの，7日前から全身倦怠感，易疲労性，食欲不振が起こり，体重も3 kg減少してしまった．

現症：身長168 cm，体重52 kg，貧血（－），浮腫（－），黄疸（－），血圧134/78 mmHg，脈78/分，整，胸部と腹部の理学所見には異常はなかった．

治療：上記の臨床症状に加えて，手足のだるさ，食事の味がしないなどの症状があったために**補中益気湯**（TJ-41）7.5 g/日を併用した．併用3日目には微

熱，全身倦怠感は改善し，7日目には食欲不振が改善し，食べ物も美味しくなり，14日目には体重も2kg回復し，易疲労性もなくなった．21日目には体重もさらに回復して55kgまで戻った．併用は28日で中止したが以後は元気であった．

クリニカルポイント

COPDの重症度は以前には1秒量が低下するに従い，I期からIV期まで重症度が進行する分類が用いられていたが，ここ数年は歩行時の呼吸困難の程度，全身状態，年間の急性増悪の回数など，種々の要因を総合的に判断したうえで重症度を評価するようになった．COPDは高齢化と喫煙を中心とした有害物質の長期吸入という2つの因子からなる疾患であるため，超高齢社会であり男性喫煙率の高い日本では現在500万人以上の症例がいると予測されている．さらには初期には気道を中心とした呼吸器の炎症性疾患であるが，進行すると炎症が全身の臓器障害をきたす全身性疾患となる．

西洋医学的治療は本疾患の冒頭で述べたごとくであるが，漢方治療においては，気道炎症に対しては**麦門冬湯**と**清肺湯**が有効である．**麦門冬湯**は痰が少ない乾燥性咳嗽や皮膚の乾燥感を合併する時に有効である．COPDの咳嗽に対する**麦門冬湯**の有効性はMukaidaらが報告しており[1]，日本呼吸器学会の「咳嗽に関するガイドライン第2版」にも掲載されている．**清肺湯**は，湿性痰を多く伴う咳嗽に有効であり，COPDに伴う呼吸器症状や胸部画像所見を改善するとの報告もある[2]．

COPDに対する**補中益気湯**の効果は，COPDによる全身性炎症，免疫低下，全身倦怠感，食欲低下による体重減少などの状態を改善し，栄養障害や易感染症の改善，増悪の抑制により，QOLの改善，重症化移行の遅延化，呼吸機能の維持をもたらす可能性があるとの報告がある[3,4]．**補中益気湯**が適応となる症例で皮膚乾燥の症状や貧血症状があれば**十全大補湯**が適応となり，さらに呼吸器症状があれば**人参養栄湯**が適応となる[5]．

表1にCOPDの呼吸不全と栄養障害の有無による西洋医学的療法と漢方治療の適応性について記載した．COPDの気道炎症による咳嗽や痰に対しては，西洋医学的な去痰薬や鎮咳薬，あるいは**麦門冬湯**や**清肺湯**などの漢方薬で治療可能であるが，気管支閉塞による呼吸不全症状には西洋医学的な吸入薬が有効である．さらにCOPDの全身症状である食欲不振，全身倦怠感，易感染

表 1 COPD の西洋医学的治療と漢方治療の併用療法

分類	呼吸不全	栄養障害	その他の症状	西洋薬	漢方薬	GOLD*との対応
A	×	×	咳，痰	去痰薬 鎮咳薬	麦門冬湯 清肺湯	I
B	○	×		抗コリン薬 β_2 刺激薬	麦門冬湯 清肺湯	多くは II I が一部
C	×	○	胃部不快感		六君子湯 補中益気湯 十全大補湯 人参養栄湯	多くは II III が一部
D	○	○	胃部不快感 全身倦怠感 食欲不振	抗コリン薬 β_2 刺激薬	六君子湯 補中益気湯 十全大補湯 人参養栄湯	III，IV （水毒，気・血虚）
			腎虚が認められる場合		六味丸 八味地黄丸	
			裏熱を伴う咳，痰		麦門冬湯 滋陰降火湯	
			湿性痰	エリスロマイシン	清肺湯	

*GOLD（global initiative for chronic obstructive lung disease）重症度分類（対象：1 秒率 70〈%〉未満の患者）
GOLD I　%1 秒量 80（%）以上
GOLD II　50（%）≦%1 秒量＜80（%）
GOLD III　30（%）≦%1 秒量＜50（%）
GOLD IV　%1 秒量 30（%）未満

性に関しては漢方薬が有効である．したがって COPD の治療には西洋医学的治療と漢方医学的治療の併用が有効なことが多い．

文献

1）Mukaida K, et al. A pilot study of the multiherb Kampo medicine bakumondoto for cough in patients with chronic obstructive pulmonary disease. Phytomedicine 2011；18：625-629.
2）加藤士郎ほか．慢性閉塞性肺疾患における禁煙と清肺湯併用の臨床的意義．漢方と最新治療 2005；14：260-265.
3）Shinozuka N, et al. The traditional herbal medicine hochuekkito improves systemic inflammation in patients with chronic obstructive pulmonary disease. J Am Geriatr Soc 2007；55：313-314.
4）Tatsumi K, et al. Hochuekkito improves systemic inflammation and nutritional status in elderly patients with chronic obstructive pulmonary disease. J Am Geriatr 2009；57：169-170.

5）加藤士郎ほか：慢性閉塞性肺疾患における３大参耆剤の臨床的有効性．漢方医学 2016；40：172-176.

嚥下性肺炎

肺炎は日本人の死因で現在第３位であり，65 歳以上の高齢者に多く，嚥下性肺炎（aspiration pneumonia）は嚥下能力を含む身体能力が低下し始める 75 歳以上に増加する．予防としては呼吸器感染症のワクチンやリハビリテーション，嚥下能力を改善する薬物としては，イミダプリル（タナトリル®）をはじめとする ACE 阻害薬や抗ウイルスやパーキンソン病の薬であるアマンタジン（シンメトレル®）などがある．漢方薬もこれら西洋薬と同様にサブスタンス P に作用するものとそれ以外のものがある．

■お薦め漢方薬３つ

1　半夏厚朴湯（16）: 嚥下能力のみ低下している時

2　補中益気湯（41）: 嚥下能力のみならず全身の体力が低下している時

3　六君子湯（43）: 胃の動きが低下して嘔吐しやすい時

症例（半夏厚朴湯）

患者：76 歳，男性，会社役員

主訴：発熱，咳嗽，痰，嚥下障害

既往歴：73 歳時に軽い脳梗塞，現在でも高血圧，高脂血症，糖尿病があり，食事療法と内服治療中である．

現病歴：ここ３か月前から食事する時に喉に詰まったり，あるいはむせたりすることがあった．１か月前からは夜間に咳嗽，痰，発熱をきたすことがあり，昨日から 39.2 ℃の発熱，咳嗽，痰が止まらなくなり来院する．

現症：意識状態は清明，四肢に麻痺はなく，会話も可能である．身長 171 cm，体重 64 kg，貧血（－），黄疸（－），浮腫（－），血圧 144/86 mmHg，脈 84/分，整，聴診にて右肺で肺雑音を聴取する．胸部 X 線写真上右下肺野，胸部 CT スキャン画像上，右肺 S 6，9，10 に consolidation を認めたため嚥下性肺炎と診断され入院となった．

治療：入院後禁食となり，輸液療法とともに，イミペネム・シラスタチンナト

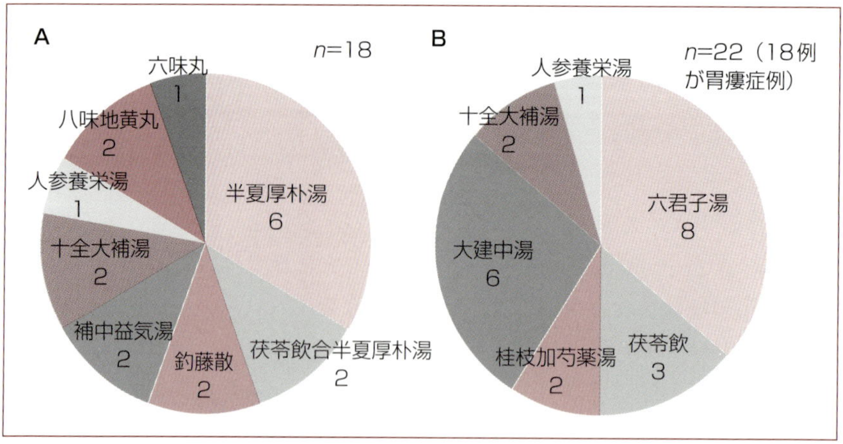

図 1　嚥下性肺炎に有効な漢方薬

A．嚥下反射の低下が原因となって起こる嚥下性肺炎に有効な漢方方剤の頻度

B．消化管の運動不全が原因で嘔吐が起きて発生する嚥下性肺炎に有効な漢方方剤の頻度

（加藤士郎ほか．漢方と最新治療 2010[1] より作成）

リウム配合（チエナム®）0.5 g × 2/日，クリンダマイシン（ダラシン®S）600 mg × 2/日を併用投与した．入院 5 日で肺炎像は消失，嚥下訓練を中心としたリハビリテーションを開始．入院 8 日目からとろみ付きの食事を開始したが，10 日目から再度発熱，咳嗽，痰を認めたため**半夏厚朴湯**（TJ-16）7.5 g/日を投与した．とろみ付き食事量を 3 分の 1 に減量し，言語聴覚師の介助による食事を開始したところ，2 週間後には嚥下機能は改善し食事も全量摂取が可能となった．その後，イミダプリル（タナトリル®）5 mg/日，シロスタゾール（プレタール®）100 mg/日，**半夏厚朴湯** 7.5 g/日を内服して経過は良好であり，現在介護老人保護施設の通所で週 3 回リハビリテーションを行っている．

クリニカルポイント

嚥下性肺炎に有効な漢方薬は，病態生理を十分に考慮すると選択可能となる．すなわち生活の介助は必要なものの，なんとか日常生活が可能である場合と，胃瘻などの日常生活がほとんど全介助である症例によって選択する漢方薬が分かれる（図 1）[1]．前者の場合は，嚥下能力のみ低下している時には**半夏厚朴湯**など[2] が，嚥下能力のみならず全身の体力が低下している時には**補中益気湯**などの参耆剤という漢方薬がそれぞれ適応となる[3]．後者の場合は，嚥下障害が起こり胃瘻を造設した直後の症例には**補中益気湯**が[4]，時間が経過して胃の機能が低下し嘔吐しやすい時には**六君子湯**が適応となることが多い[5]．このように嚥下障害の病態を理解しながら漢方薬を投与すると臨床的に有効なことが多い．さらに漢方薬による内服治療とともに食形態を工夫したり，嚥下機能を中心としたリハビリテーションを併せて行うことで機能回復をより促進しうる．

文献

1）加藤士郎ほか．病態を考慮した漢方薬による誤嚥性肺炎の治療方法．漢方と最新治療 2010；19：333-339.
2）Iwasaki K, et al. A pilot study of banxia houpu tang, a traditional Chinese medicine, for reducing pneumonia risk in older adults with dementia. J Am Geriatr Soc 2007；55：2035-2040.
3）玉野雅裕ほか．補中益気湯，リハビリ併用による高齢者誤嚥性肺炎予防，QOL 改善効果の臨床的検討．漢方と最新治療 2017；26：53-58.
4）加藤士郎ほか．胃瘻症例に対する漢方補剤による経口摂取への促進効果．漢方医学 2017；41：50-52.
5）藤井澄ほか．経管栄養中の高齢者の誤嚥性肺炎に対する六君子湯の予防投与の有効性．漢方医学 2010；34：68-69.

11 循環器疾患の漢方治療

北村 順（神戸海星病院）

循環器疾患で漢方薬が有効な3疾患

循環器疾患に対する漢方治療はいまだ一般的とは言い難い．しかし，個々の症例を見ると，標準治療に漢方薬を追加することによって＋αの効果が得られる状況をしばしば経験する．本項では，特に有用性が高いと思われる心不全，低血圧，冠攣縮性狭心症について解説するが，まず循環器疾患の患者に漢方薬を処方する際の注意点を述べておきたい．

基本的なことだが，甘草を含有する処方はできるだけ避けたほうがよい．処方する場合には，甘草量の多少にかかわらず偽アルドステロン症のチェックを怠らないようにしたい．低カリウム血症による不整脈の悪化，体液貯留や血圧上昇に伴う心不全の悪化は避けねばならない副作用である．加えて，麻黄を含有する薬の長期服用も，主成分であるエフェドリンによる血圧上昇，不整脈悪化を招く可能性があるため，注意を要する．

副作用への最低限の注意を怠らなければ，漢方薬は患者の満足度を上げ，強い味方となってくれるはずである．

心不全

心不全（heart failure）は，「なんらかの心臓機能障害，すなわち，心臓に器質的および／あるいは機能的異常が生じて心ポンプ機能の代償機転が破綻した結果，呼吸困難・倦怠感や浮腫が出現し，それに伴い運動耐容能が低下する臨床症候群」と定義される[1]．心不全の薬物治療として，ACE（アンジオテンシン変換酵素）阻害薬，アンジオテンシンII受容体拮抗薬，β遮断薬，ミネラルコルチコイド受容体拮抗薬，利尿薬，ジギタリス，血管拡張薬などが用いられるが，ループ利尿薬やサイアザイド系利尿薬は低カリウム血症や低マグネシウム血症をきたしやすく，ジギタリス中毒や重症心室不整脈を誘発する場合もある．また，腎機能低下例においては，利尿薬によってさらなる腎機能悪化が生じることも多い．心不全治療における漢方薬の最大のメリットは，電解質異常や腎機能悪化をきたすことなく，安全に用いることができる点である．そして，利尿薬をはじめとする西洋医学的標準治療の邪魔をすることなく，＋α の効果をもたらす．

■お薦め漢方薬３つ
1　牛車腎気丸（107）：高齢者の心不全で，下腿浮腫傾向の強い場合
2　木防已湯（36）：腹部診察にて心窩部の抵抗・圧痛が強い症例
3　五苓散（17）：利尿薬に追加して効果増強を狙う

症例（牛車腎気丸）

患者：90 歳，男性

主訴：下腿浮腫，起座呼吸

既往歴：発作性心房細動，甲状腺機能低下症，慢性腎臓病

現病歴：僧帽弁閉鎖不全症に伴う慢性心不全のため，他医にてアゾセミド（ダイアート®）30 mg，スピロノラクトン（アルダクトン®A）25 mg，エナラプリル（レニベース®）5 mg，カルベジロール（アーチスト®）2.5 mg を朝食後に服用中であったが，下腿浮腫悪化を認め，起座呼吸の状態となった．アゾセミド 30 mg が昼食後にも追加されたが，症状は改善せず，当科への紹介となった．

現症：血圧 144/58 mmHg，脈 75/分，整，体重 57.6 kg，両側下腿に著明な浮腫あり．

治療：**牛車腎気丸**（TJ-107）7.5 g/日を併用したところ，21 日目には体重が 53.4 kg に減少し（－4.2 kg），起座呼吸も改善した．アゾセミドを 60 mg/日から 30 mg/日に減量し，**牛車腎気丸**継続としたが，その後も浮腫悪化なく経過した．

クリニカルポイント

日本における心疾患による総死亡数は悪性新生物に次いで 2 番目に多く，なかでも心不全による死亡が最多である．日本の心不全患者総数は，2020 年には 120 万人に達すると予想されており，特に高齢の心不全患者が増加すると考えられている[1]．高齢者の心不全には，若者と比べて左室駆出率の保たれた心不全（heart failure with preserved ejection fraction：HFpEF）の割合が多いが，HFpEF に対する薬物療法として死亡率や臨床イベント発生率の低下効

果が明確に示されたものはなく，「うっ血に伴う自覚症状軽減目的での利尿薬投与」のみが，クラスIで推奨されている[1]．しかし，前述のとおりループ利尿薬やサイアザイド系利尿薬は電解質異常をきたしやすく，腎機能悪化も招きやすい．また，バソプレシン V_2 受容体拮抗薬トルバプタンは低カリウム血症や腎機能悪化を生じにくいものの，導入時に急激な高ナトリウム血症となる可能性があることから入院下での処方開始が必要であることや，薬の値段が高いというデメリットがある．そういった背景を前提として考えた場合，漢方薬の使用は利尿薬の総量を減らすことにつながり，結果として，より安価で副作用の少ない心不全治療を可能にする．

牛車腎気丸は，老化に伴う様々な衰えを補う（補腎）作用をもつ**八味地黄丸**に，牛膝と車前子を加えて利水作用を強化した処方である．わかりやすくいえば，むくみがちな高齢者の夜間頻尿や腰痛，冷え，神経痛などに用いる薬ということになるが，高齢者の心不全にも効果がある．夜間頻尿のある高齢者18例を対象として**牛車腎気丸** 7.5 g/日を3か月投与した研究において，投与前血清BNP（brain natriuretic peptide：脳性ナトリウム利尿ペプチド）値が平均82±61 pg/mLと高値を示した群では，投与後にBNPの有意な改善（67±69 pg/mL）を認めた[2]．今後，増加が予想されている高齢HFpEF症例に対する薬物治療の選択肢の一つとして，**牛車腎気丸**は重要な処方になると思われる．地黄が含まれているため，胃もたれや下痢といった消化器症状が副作用として出現する場合があるので，その点に注意したい．

木防已湯は，医療用漢方エキス製剤の中で唯一「心臓性喘息」という効能をもつ薬である．基礎医学的に薬理作用を検討した研究によって，心筋保護作用，抗不整脈作用，血管緊張調整作用をもつことが示されている[3]．また，臨床的にも，**木防已湯**の追加投与によってBNPやNYHA（New York Heart Association）分類の改善がみられたという報告が散見される．**木防已湯**を用いるべき症例の特徴的腹部所見として心下《しんか》痞堅《ひけん》がある．心下痞堅は，心窩部の広い範囲に触診上抵抗・圧痛を認めるもので，肝うっ血に関連した所見と考えられるが，この所見があればより効果が期待される．

五苓散は代表的利水剤であり，アクアポリン（aquaporin：AQP）を介した水利尿作用をもつ[4]．標準的心不全治療薬に追加することで利尿効果が増強され，胸水や浮腫の軽減が得られる．最近では，トルバプタン（サムスカ®）のノンレスポンダー症例に対して**五苓散**を追加し，尿量が増加した症例が報告されている[5]．興味深いことに，脱水状態で**五苓散**を服用しても尿量を増やすことはなく，体内における水分の偏在を調整するような作用を示す．**五苓散**による尿量増加や浮腫軽減には電解質異常を伴わないため，安心して投与できる．また，**五苓散**を**牛車腎気丸**や**木防已湯**と併用することによって，それぞれの利水効果を高めることができるので，単独投与で効果が不十分な場合は併用を考慮してよい．

文献

1）日本循環器学会／日本心不全学会．急性・慢性心不全診療ガイドライン（2017 年改訂版）．http://www.asas.or.jp/jhfs/pdf/topics20180323.pdf.

2）並木隆雄．シンポジウム高齢者医療に対する漢方薬の役割：高齢者における潜在性心機能低下に対する牛車腎気丸の効果．第 29 回千葉東洋医学シンポジウム（東洋医学を通して老いを診る―西洋医学的検証を踏まえて）2002：6-10.

3）西田清一郎ほか．漢方薬の循環器系への作用：基礎薬理と臨床応用．日薬理誌 2008；132：280-284.

4）礒濱洋一郎．麻黄湯の利水作用とアクアポリン．ファルマシア 2011；47：1117-1120.

5）玉野雅裕ほか．難治性高齢者心不全に対して五苓散追加投与が有効であった 2 症例．日東医誌 2018；69：275-280.

低血圧

低血圧（hypotension）が疾患として問題になるのは，各臓器へ送られる血液量の減少によって，立ちくらみ，めまい，動悸，倦怠感などの自覚症状や，臓器の機能障害が生じた場合である．重症例では，朝起きることができない，起立時に失神に至るなどの問題が生じるため，治療が必要となる．起立性低血圧の治療として，まずは，急激な起立の回避，誘引の回避（脱水，過食，飲酒など），誘引となる薬剤の中止・減量（降圧薬，α遮断薬，硝酸薬，利尿薬など），適切な水分・塩分摂取といった非薬物療法が推奨される（クラスⅠ）[1]．治療薬としては，循環血漿量増加の目的でフルドロコルチゾン（フロリネフ®）やエリスロポエチン製剤，α刺激薬としてミドドリン（メトリジン®），エチレフリン（エホチール®）などが用いられるが，フルドロコルチゾンには電解質異常，浮腫，満月様顔貌など，エリスロポエチン製剤には皮膚そう痒，肝機能異常など，α刺激薬には動悸や頭痛といった副作用がみられる場合がある．漢方薬で低血圧を治療する場合，めまい，ふらつき，倦怠感などの症状を目標として処方選択するが，副作用が少なく，安全であることから，未成年者の服用にも適している．漢方薬を併用することによって，西洋薬を減量することができる場合もあり，漢方薬を検討するメリットは大きい．

■お薦め漢方薬３つ

1　苓桂朮甘湯（39）：起立性低血圧，立位に伴って生じるふらつき
2　補中益気湯（41）：疲労感，気力低下を伴う低血圧
3　五苓散（17）：糖尿病性自律神経障害に伴う起立性低血圧

症例（苓桂朮甘湯）

患者：32歳，女性

主訴：起立時のふらつき，手足のしびれ

既往歴：中学時代，ブラスバンドの練習中に倒れることがあった（パーカッション担当）．

現病歴：もともと健診などで低血圧を指摘されていた．2年ほど前から，立ち仕事中に冷汗が出てきて手足がしびれ，立てなくなることがある．起床後まもない時に起こることが多い．以前は月に1回くらいの頻度だったが，この1か月ですでに3回立てなくなり，仕事に影響が出るようになったため受診．

現症：血圧：111/84 mmHg ⇒起立3分後　89/62 mmHg，脈拍85/分，整，舌：胖大《はんだい》・歯痕あり．

治療：血液検査で貧血なし．**苓桂朮甘湯**（TJ-39）5.0 g/日を処方したところ，4週間後には体調改善を認め，8週後には倒れることがなくなった．その後，処方継続によって症状なく経過した．

クリニカルポイント

苓桂朮甘湯は，体内で滞った水分（痰飲）と気が上逆したために生じるめまい，立ちくらみ，のぼせ，動悸などに用いる薬である．平易な表現でいえば，むくみやすい，または尿量が少ない傾向のある人で，低血圧による立ちくらみ，ふらつきを訴える場合に用いるとよい．痰飲の存在を確認するための腹部診察所見として，胃内停水（軽くスナップをきかせて心窩部のあたりを叩くと，ポチャポチャ振水音が聞こえる所見）を認めると，より高い効果が期待される．エキス顆粒7.5 gに2.0 gの甘草を含むため，偽アルドステロン症のチェックとして血清カリウム値，血圧，浮腫などの確認が必要である．**苓桂朮甘**

湯は小児の起立性調節障害に対しても効果があるが，2.5 g/朝食前または5.0 g/朝夕食前で処方するとよい[2)]．また，提示した症例は貧血を認めなかったが，貧血（漢方的には血虚：症状として貧血性浮腫・顔色不良・心悸亢進など）を認める場合には，補血剤である**四物湯**を併用するとより効果が高まる．本来，**苓桂朮甘湯**と**四物湯**の合方は**連珠飲**《れんじゅいん》と呼ばれているが，医療用エキス製剤が存在しないため，**苓桂朮甘湯**と**四物湯**のエキス製剤併用で代用する．**四物湯**には地黄が含まれるため，胃もたれや食欲不振といった胃腸症状の出現に注意を要する．

補中益気湯は，気虚（気の不足）に対する代表的処方である．気虚になると疲れやすくなり，気力も低下してくるが，気の上昇力も低下するようになる．気の上昇力が低下してくると，内臓下垂や血圧低下による立ちくらみを生じる場合がある[3)]．そのような立ちくらみには，補中益気湯を投与するとよい[4)]．低血圧患者に易疲労感，倦怠感や気力低下など，気虚の存在が疑われる症状があれば，**苓桂朮甘湯**ではなく，**補中益気湯**の投与を考慮する．また，**苓桂朮甘湯**単独の服用で効果が不十分な場合に，**補中益気湯**を併用すると効果が現れることがある．それぞれを7.5 g/日で処方すると甘草の総量が3.5 g/日となり，偽アルドステロン症のリスクが高まるため，併用する場合にはそれぞれを5.0 gに減量し，朝夕食前の服用とすることが望ましい（甘草の総量は少ないほど安全だが，具体的には1日2.0 g以下にすることを目標としたい）．

五苓散は，前項の「心不全」でも紹介した代表的利水剤であるが，糖尿病患者の起立性低血圧への効果が報告されている[5)]．起立性低血圧を有する糖尿病患者10例に対して**五苓散**エキスとプラセボを投与し，服用1か月後と2か月後に起立試験を行うという研究であったが，**五苓散**投与群では起立後の血圧が収縮期，拡張期ともに有意に上昇し，プラセボ群では有意差を認めなかった．ちなみに，立位時の血中アドレナリン，ノルアドレナリン濃度，血漿レニン活性，血中アルドステロン濃度は，投与前後・群間において有意な変化を示さず，**五苓散**が起立性低血圧に効果を示した機序は明らかとなっていないが，利水作用によって血管内外の水分バランス調整が行われたと推測される．

文献

1）日本循環器学会．失神の診断・治療ガイドライン（2012年改訂版）．http://www.j-circ.or.jp/guideline/pdf/JCS2012_inoue_h.pdf.

2）北村順．田邊一明監修．続 循環器医が知っておくべき漢方薬：患者満足度を上げる次の一手．東京：文光堂；2017. 87.
3) 北村順. 田邊一明監修. 循環器医が知っておくべき漢方薬. 東京：文光堂；2013. 26-27.
4) 神崎順徳ほか.「たちくらみ，ふらつき」に対する補中益気湯の治療効果. 漢方医学 2001；25：25-27.
5) 中村宏志ほか. 糖尿病患者における起立性低血圧に対する五苓散の効果. Diabetes Frontier 2000；11：561-563.

冠攣縮性狭心症

冠攣縮は，「心臓の表面を走行する比較的太い冠動脈が一過性に異常に収縮した状態」と定義される[1]. 冠攣縮によって一過性の冠血流低下が生じ，心筋虚血が引き起こされたものが冠攣縮性狭心症（vasospastic angina）である（狭心症発作時のST上昇を特徴とする異型狭心症も冠攣縮性狭心症の一病型と考えられる）. 冠攣縮性狭心症の生命予後は一般によいとされているが，冠動脈の器質的狭窄に冠攣縮を合併した場合や，冠攣縮が不安定化した場合には，急性心筋梗塞や突然死を引き起こすことが知られている. また，欧米人に比べて日本人の冠攣縮性狭心症発症率は高く，日本人の夜間の突然死についても冠攣縮の関与が示唆されている[1]. 冠攣縮の危険因子として喫煙が知られているが，精神ストレスの関与も示唆されており，薬物治療抵抗性の難治例についてはストレスの緩和が重要と考えられている. 治療としては，禁煙やストレス回避などの生活習慣是正やカルシウム拮抗薬，硝酸薬，ニコランジルなどの投与が行われるが，これらの治療を十分に行っても発作抑制が困難な難治例が存在する. カルシウム拮抗薬の増量は過度な血圧低下を招くことがあり，硝酸薬は副作用として生じる頭痛のため継続が困難な症例もある. そのような場合に，漢方薬の併用を試みるとよい.

■お薦め漢方薬３つ

1 四逆散（35）と桂枝茯苓丸（25）の併用：難治性冠攣縮性狭心症にまずはこの処方から
2 半夏厚朴湯（16）：ストレスのある人，胸のつかえ感を訴える場合
3 木防已湯（36）：腹部診察にて心窩部の抵抗・圧痛が強い症例

症例（四逆散と桂枝茯苓丸）

患者：67 歳，男性

主訴：労作時の胸痛

既往歴：自然気胸，胆囊摘出術後，脂質異常症

現病歴：X－1 年 10 月から散歩中に冷汗を伴う胸痛を自覚するようになった．12 月 18 日，近医にて冠攣縮性狭心症を疑われ，ニフェジピン（アダラート®L）20 mg/朝夕食後を処方された．12 月 24 日の再診にてニコランジル（シグマート®）15 mg/毎食後が追加となったが，2 週に 1 回の頻度で胸痛が出現するため，X 年 4 月 25 日当院受診．

現症：血圧 116/70 mmHg，脈拍 76/分，整，酸素飽和度 98 %.

治療：冠動脈造影検査にて有意狭窄は認めなかったものの冠攣縮を認めており，冠攣縮性狭心症と診断確定．ニフェジピン，ニコランジルにジルチアゼム（ヘルベッサー®R）100 mg×2/日（分 2・朝夕食後）を追加した後，胸痛は起こらなくなっていたが，著明な下腿浮腫が出現したため 6 月 13 日受診．ジルチアゼムによる浮腫と考え，100 mg/夕食後に減量したところ浮腫は改善した．しかし，冷房で冷えたり，イライラした時に胸痛発作が起こるようになったため，**四逆散**（TJ-35）5.0 g/朝夕食前＋**桂枝茯苓丸**（TJ-25）5.0 g/朝夕食前を追加．以後，狭心症は起こらなくなった．

クリニカルポイント

四逆散と**桂枝茯苓丸**は，気の滞りと血の循環不全の改善薬とされる**血府逐瘀湯**《けっぷちくおとう》をエキス製剤で代用する場合に併用されることの多い処方である．難治性冠攣縮性狭心症の治療は難しいが，**四逆散**と**桂枝茯苓丸**の併用が有効であったという報告がある[2)]．提示した症例でも**四逆散**と**桂枝茯苓丸**を併用したが，有効であった．それぞれの処方を見てみると，**四逆散**は肝気鬱結《かんきうっけつ》（感情が外に発散されず内にうっ積した結果，イライラや神経症状，胃腸症状を生じた状態）に対する基本処方であり，**桂枝茯苓丸**は瘀血《おけつ》（血の循環不全）を改善させる駆瘀血剤《くおけつざい》の代表薬である．虚血性心疾患はまさに瘀血の状態であり，**桂枝茯苓丸**は単独でも冠攣縮性狭心症への応用が期待されるが，実際に瘀血体質の患者に**桂枝茯苓丸**を処方し，冠攣縮発作が抑制されたという報告もある[3)]．冠攣縮性狭心症の難治例には精神ストレスの関与を疑い，ストレスの緩和を考える必要があるとされているが，ストレス回避の「方法」についてはあまり議論されてい

ない[1]．ジアゼパムなどの抗不安薬は，眠気やふらつきの副作用があるため，車の運転が必要な患者や高齢者などには処方しにくい．**四逆散**と**桂枝茯苓丸**の併用は，単に**血府逐瘀湯**の代用というだけでなく，「**四逆散**によるストレス緩和＋**桂枝茯苓丸**による血の循環改善」を目的とした処方と考えることができ，眠気やふらつきを伴わないことからも試したい処方である．

半夏厚朴湯は，気の滞り（気滞または気鬱）を解消する代表的理気剤である．ストレスによって喉〜胸に気の滞りが生じ，同部位に詰まったような感覚が生じた時に用いることが多い．その状況は，ストレスによって起きた冠攣縮性狭心症の症状としても応用できるため，標準治療に追加して用いる．冠攣縮性狭心症治療薬の中止にはリバウンドが伴うため，内服加療は基本的に終生続けていくものとなる．したがって，長期服用における薬剤の安全性は重要なポイントとなるが，**半夏厚朴湯**の構成生薬は半夏，茯苓，厚朴，蘇葉，生姜であり，生薬的にも副作用の危険が少ないことから，長期服用が必要な場合にも安全に服用できる．

木防已湯は，前項の「心不全」でも取り上げたとおり，歴史的には心不全治療薬として使われてきた薬であるが，冠攣縮を抑制する効果も示されている[4]．臨床的にも，**木防已湯**エキス顆粒の追加処方によって胸部症状が消失した治療抵抗性冠攣縮性狭心症の症例が報告されており[5]，難治性冠攣縮性狭心症治療における選択肢の一つとして考えてよい．

文献

1) 日本循環器学会．冠攣縮性狭心症の診断と治療に関するガイドライン（2013年改訂版）．http://www.j-circ.or.jp/guideline/pdf/JCS2013_ogawah_h.pdf.

2) 山崎武俊ほか．西洋薬による症状コントロール困難な冠攣縮性狭心症に対して四逆散と桂枝茯苓丸の併用が有効であった2症例．日東医誌 2014；65：287-292.

3) 内藤真礼生ほか．桂枝茯苓丸（駆瘀血薬）が著効した異型狭心症の1例．治療学 2006；40：444-447.

4) 山田勉ほか．当帰芍薬散と木防已湯のブタ冠動脈攣縮発生に及ぼす影響．日東医誌 1994；47：617-624.

5) 福島偉．木防已湯により亜硝酸薬舌下投与を減量しえた冠攣縮性狭心症の1例．漢方医学 2001；25：215.

12 神経疾患の漢方治療

上野眞二（鶯谷病院／自治医科大学），村松慎一（自治医科大学）

神経疾患で漢方薬が有効な 3 疾患

頭痛は日常診療で遭遇する頻度の高い症候である．くも膜下出血，脳腫瘍，髄膜炎などの器質的疾患による二次性頭痛は西洋医学的治療が優先される．これらを除外した機能性疾患である片頭痛，緊張型頭痛などの一次性頭痛は漢方薬の良い治療対象である．パーキンソン病，認知症は，高齢者人口の増加に伴い今日ありふれた疾患であり，今後もさらなる増加が予想されるが，いまだに根本的な治療はない．慢性の頭痛，進行期パーキンソン病，認知症は著しくQOL を低下させるが，漢方薬はこれを改善する一助になりうる．漢方の臨床的有用性が期待される 3 つの神経疾患として頭痛，パーキンソン病，認知症の漢方治療について解説する．

頭痛

日本における 15 歳以上の頭痛の有病率は約 40％で，緊張型頭痛（tension-type headache）の有病率が 22％，次いで片頭痛（migraine）が 8％とされる．頭痛が日常生活に支障をもたらす割合は，片頭痛では 74％，緊張型頭痛では 41％ときわめて高い．

典型的な片頭痛は，頭の片側に発作性に起こり，激しい頭痛が 4～72 時間持続し，嘔吐を伴うこともある．約 3 割に頭痛発作の 20～30 分前に羞明，閃輝暗点などの前兆がある．片頭痛の基本病態は三叉神経血管説が有力である．なんらかの刺激が三叉神経終末を刺激すると，頭蓋内血管の周囲の三叉神経より血管作動性神経ペプチドが遊離される．これにより脳血管の拡張，血漿タンパクの血管外漏出，周囲肥満細胞の脱顆粒が生じ，三叉神経に神経原性炎症が起こる．三叉神経に順行性伝導が生じ，大脳皮質に至り，頭痛として知覚されるとする説である．

緊張型頭痛は，ほぼ毎日左右差なく頭全体が痛む．特に後頭部の拍動を伴わない鈍痛を生じ，後頸部や肩こりを伴うことが多い．肉体的，精神的ストレスにより，筋緊張亢進がより惹起される．片頭痛と筋緊張性頭痛の併存する例もまれではない．

西洋薬では各種頭痛に消炎鎮痛薬が頻用される．片頭痛の急性期治療にはセロトニン受容体作動薬であるトリプタン系薬が用いられる．トリプタン系薬は頭蓋内血管平滑筋と血管周囲に分布するセロトニン受容体に結合して神経ペプチドの放出を抑制し，血管を収縮することにより頭痛を頓挫させる．

緊張型頭痛には，消炎鎮痛薬，筋弛緩薬や抗不安薬が用いられる．

■お薦め漢方薬３つ

1　呉茱萸湯（31）：体の冷えや嘔吐を伴う頭痛
2　五苓散（17）：体のむくみ，めまいを伴う頭痛，悪天候で増悪する頭痛
3　当帰芍薬散（23）：頭に何か被った感のする頭痛，月経時に増悪する

症例（呉茱萸湯）

患者：32 歳，女性

主訴：頭痛

既往歴：特記事項なし

現病歴：20 歳ごろから頭痛が起こるようになり，最近は 2 週間に 1 度と頭痛の頻度が増してきた．特に誘因はなく，急に頭の左側がズキズキと痛むことが多い．後頸部から肩の張りや嘔気を伴うこともある．ロキソプロフェンナトリウム（ロキソニン®）60 mg の頓用が有効であったが，効かなくなってきている．冷え症で，冷房は好まない．

現症：身長 160 cm，体重 52 kg，血圧 110/68 mmHg，脈 74/分，整．痩せており，顔色は悪く足首は冷たい．腹証：腹力は虚で，胸脇苦満《きょうきょうくまん》，心下痞鞕《しんかひこう》，腹直筋の攣急，臍傍部の圧痛はいずれも認めない．小便は 7～8 回 /日．大便は 1～2 回 /日．

治療：**呉茱萸湯**（TJ-31）7.5 g/日を投与した．4 週間後の再診では軽い頭痛はあったが，ロキソニン® を内服するほどではなかった．現在も 2 か月に 1 度程度で軽い頭痛はあるが，**呉茱萸湯** 5.0 g/分 2 で内服を継続し，頭痛時に 2.5 g を頓服追加することで，経過は良好である．

クリニカルポイント

片頭痛の急性期治療は，トリプタン系薬により急速に進歩を遂げた．しか

し，トリプタン系薬は血管収縮作用を有するため，虚血性心疾患，脳血管障害患者には使用禁忌であり，小児に対する安全性も確立されていない．また，予防効果はなく，薬価は高額で医療経済的負担が重いなどの問題点も多い．片頭痛の予防薬であるバルプロ酸ナトリウム，アミトリプチリンには催奇形性，倦怠感，眠気の副作用がある．緊張型頭痛に頻用される鎮痛消炎薬には胃腸障害，造血障害など，抗不安薬と筋弛緩薬には眠気，ふらつきなどの副作用がある．鎮痛消炎薬やトリプタン系薬は薬物乱用性頭痛の原因ともなりうる．

一方，漢方薬は頭痛の急性期治療，予防にも有効で，重大な副作用は少なく薬物乱用頭痛の離脱にも使用できる．薬価も低廉で医療経済的な負担も軽いため，頭痛診療の選択の幅を広げる．『慢性頭痛の診療ガイドライン 2013』には漢方薬では**呉茱萸湯**，**桂枝人参湯**，**釣藤散**，**葛根湯**，**五苓散**の記載があり，「グレードＢ：行うよう勧められる」と高い評価を得ている[1]．

漢方薬は東洋医学的診断に基づき選択される．これが漢方薬の実際の使用を困難としているが，ここでは簡便に処方鑑別を記したい．

呉茱萸湯（呉茱萸，大棗，生姜，人参）は，薬理作用として，抗血小板凝集作用，アドレナリン・セロトニン作動性受容体を介した血管収縮作用をもつ．反復性の激しい頭痛に，嘔気，嘔吐，後頸部や肩のこりを伴うものに用いる．漢方治療では，同一病名であっても，東洋医学的診断に従って処方する漢方薬が異なる（同病異治）ため，二重盲検ランダム化比較試験は一般に困難である．**呉茱萸湯**では，個人の特性（漢方では証という）を考慮した研究があり，その論文では，**呉茱萸湯**は慢性頭痛（片頭痛・緊張型頭痛）の発症頻度を有意に低下し，消炎鎮痛薬の服用回数をやや減少し，冷え，月経痛，肩こりの随伴症状を 50％以上の症例で改善したと報告されている[2]．**呉茱萸湯**は片頭痛に頻用されるが，緊張型頭痛にも有効である．

五苓散（沢瀉，猪苓，朮，茯苓，桂皮）は細胞膜の水チャネルであるアクアポリンの阻害作用があり，水分代謝異常を調節する[3]．浮腫，尿量減少，口渇，嘔吐，水様性下痢に用いられてきた．水分代謝異常に関係するめまいを伴う頭痛，悪天候（低気圧など）に関連して増悪する頭痛に有効である．**呉茱萸湯**と**五苓散**は，頭痛，嘔吐で共通するが，東洋医学的診断で重視する冷えの有無で使い分けられ，冷えがあれば**呉茱萸湯**，冷えがなければ**五苓散**を第一選択薬にするとよい．

このほか，中高年の高血圧，肩こりを伴う頭痛には，アドレナリン受容体遮

表1 頭痛に頻用する漢方薬の鑑別

虚実	処方	鑑別のポイント
実証	葛根湯	肩・項のこり，感冒に関連
	大柴胡湯	胸脇苦満，肥満，便秘，肩こり
	桃核承気湯	瘀血《おけつ》，小腹急結，動悸，のぼせ，精神症状
中間証	呉茱萸湯	激しい頭痛，冷え，心下痞鞕，胃腸虚弱
	五苓散	水毒，口渇，めまい，胃部振水音，浮腫
	川芎茶調散	気鬱，感冒に関連，月経に関連
	釣藤散	早朝の頭重感，高血圧，肩こり，中高年
	桂枝茯苓丸	瘀血，気逆，のぼせ，めまい，月経に関連
虚証	当帰芍薬散	瘀血，水滞，頭に何か被ったような違和感（頭冒感），冷え，めまい，月経に関連
	桂枝人参湯	心下痞鞕，のぼせ，肩こり，下痢
	加味逍遙散	胸脇苦満，めまい，動悸，不眠，肩こり，多愁訴，月経に関連
	半夏白朮天麻湯	水毒，冷え，めまい，胃腸虚弱，低血圧
	当帰四逆加呉茱萸生姜湯	四肢の冷え，しもやけ，胃腸虚弱

断，Ca^{2+}チャネル拮抗による血圧降下作用と，NO賦活機能，赤血球変形能亢進，脳血流量増加作用を有する**釣藤散**（石膏，釣藤鈎，陳皮，半夏，麦門冬，茯苓，人参，菊花，防風，甘草，生姜）を使用する[4]．また，緊張性頭痛には，筋弛緩作用をもつ**葛根湯**（葛根，大棗，麻黄，甘草，桂皮，芍薬，生姜）を[5]，月経に関連して体のむくみを伴う頭痛には**当帰芍薬散**（芍薬，茯苓，朮，沢瀉，当帰，川芎）を，難治性頭痛には**川芎茶調散**（川芎，香附子，薄荷，荊芥，防風，白芷，羌活，甘草，茶葉）を試みるとよい．表1に頭痛に頻用する漢方薬の鑑別を一覧した．

文献

1）慢性頭痛の診療ガイドライン作成委員会編．日本神経学会・日本頭痛学会監修．慢性頭痛の診療ガイドライン 2013．東京：医学書院；2013．42-44.

2）Odaguchi H, et al. The efficacy of gosyuyutou, a typical Kampo（Japanese herbal medicine）formula, in preventing episodes of headache. Curr Med Res Opin 2006；22：1587-1597.

3）礒浜洋一郎．炎症・水毒：和漢薬によるアクアポリン水チャネルの機能調節．漢方と最新治療

2008；17：27-35.
4）木村容子ほか．緊張型頭痛と釣藤散．漢方と最新治療 2009；18：115-120.
5）山本光利．肩頸部のこりに起因する慢性緊張性頭痛に対する葛根湯の臨床効果．臨牀と研究 1995；72：2085-2088.

パーキンソン病

パーキンソン病（Parkinson's disease：PD）は中高年の発症が多く，日本における有病率は10万人に100～150人にも及ぶ．人口の高齢化に従い，今後いっそうの増加が予想される．

PDの基本病態は中脳黒質緻密部のドパミン神経細胞の変性減少により，これが投射する線条体（被殻と尾状核）においてドパミンが不足することにある．PDの症状は運動症状と非運動症状に分かれる．4大運動症状には静止時振戦，筋固縮（筋強剛），無動・寡動，姿勢反射障害がある．非運動症状は自律神経症状（頑固な便秘が多い），精神症状（抑うつ，認知症）などがある．PDの西洋薬治療はL-ドパによるドパミン補充療法が主体である．

漢方薬では，神経興奮鎮静作用，筋弛緩作用をもつ柴胡，厚朴，芍薬，大黄を含む処方が用いられる．

■お薦め漢方薬３つ

1　川芎茶調散（124）：運動症状全般
2　抑肝散（54）・抑肝散加陳皮半夏（83）：振戦，運動器合併症，興奮性精神症状
3　麻子仁丸（126）：便秘

症例（川芎茶調散）

患者：52歳，女性
主訴：手の震え
既往歴：特記事項なし
現病歴：初診4年前に左下肢の静止時振戦が出現し，その1年後から左上肢にも振戦が認められるようになった．動作緩慢があり，四肢がこわばる感じがする．L-ドパ製剤を1日4回服用しているが，効果がなかなか現れない場合や，1時間程度で効果が切れてしまう場合がある．

現症：身長158 cm，体重58 kg，血圧120/85 mmHg，脈60/分，整．脈証：虚実中間．舌証：薄赤，やや痩，苔なし．腹証：やや虚，胸脇苦満なく，瘀血の圧痛点もない．

治療：**川芎茶調散**（TJ-124）7.5 g/分3を開始した．2週間後，L-ドパ製剤の効果が安定して3～4時間持続するようになった．その後，3年間以上継続して服薬している．

クリニカルポイント

ドパミン補充療法は病初期には運動症状の改善をもたらすが，5～10年の長期服用により効果が不十分となり，運動合併症を生じる．on off（症状の急激な変動），wearing off（薬の効果持続期間の短縮），no on（薬の効果が現れない），delayed on（薬の効果が現れるまで時間を要する），ジスキネジア，ジストニアを生じる．また，L-ドパの用量増加に伴い，幻覚・妄想などの精神症状が出現する．ドパミン補充療法はPDに対する根治療法ではなく，線条体のドパミン神経軸索終末の脱落は進行し，L-ドパからドパミンへの合成能力が低下する．PDの西洋薬治療に漢方薬を併用することによりQOLの改善が期待できる．

運動症状の改善を期待できる漢方薬としては**川芎茶調散**が挙げられる．**川芎茶調散**は線条体のドパミン濃度増加作用や[1)]，川芎のドパミン代謝酵素であるカテコール-O-メチル基転移酵素阻害作用が知られている．**川芎茶調散**の併用により，PD 22例中14例でunified Parkinson's disease rating scale（UPDRS）の運動症状スコアを改善した報告がある[2)]．ドパミンの長期服用による効果減弱，精神症状，ジスキネジアの出現時に使用を考慮する．

抑肝散（柴胡，朮，茯苓，川芎，当帰，釣藤鈎，甘草）は神経の興奮を鎮静する漢方薬で，振戦，wearing offやL-ドパ誘発性の精神症状に対して有効例が報告されている[3)]．西洋薬の抗精神病薬，特に定型向精神薬は運動症状を増悪する可能性がある．漢方薬には眠気，平衡覚障害による転倒，口渇などの副作用の心配がない利点がある．胃腸虚弱の場合は消化機能を改善する陳皮，半夏を含む**抑肝散加陳皮半夏**を用いるとよい．

PDでは，L-ドパの血中濃度が低下する早朝に，有痛性筋肉痙攣が起こりやすい．これに対しては**芍薬甘草湯**（甘草，芍薬）が有効である．西洋薬には，この病態を鎮痙させるものはない．

PDでよくみられる消化不良，食欲不振，腹部膨満感などの消化器症状は胃排泄能低下が関与している．胃排泄能が低下すると，L-ドパが吸収される上部小腸への到達が遅延して薬物動態が不安定となるため，no on，delayed onが生じる．**六君子湯**（半夏，茯苓，人参，朮，陳皮，大棗，甘草，生姜）は胃排泄能を賦活し，グレリン分泌を促進して，これら消化器症状，運動合併症を改善する．**六君子湯**は脳内セロトニン代謝に関与し，PDのうつ症状の改善にも効果がある．

PDでは自律神経症状として便秘が高頻度でみられる．**麻子仁丸**（麻子仁，大黄，枳実，杏仁，厚朴，芍薬）は虚弱な体質のものに用いる下剤である．麻子仁の主成分パルミチン酸が緩和な粘滑性下剤の性質をもたらしている．また，多くの漢方薬は甘草を含むが，**麻子仁丸**は甘草を含まないため，長期使用やほかの甘草を含む漢方薬とも併用しやすい利点がある．さらに，大黄には向精神作用があり，PDにおける精神症状の緩和も期待できる．**麻子仁丸**はPDの便秘に対し78.3%と高い有効率を示す[4]．

大腸への刺激が強い時や長期使用により大腸メラノーシスが懸念される場合は**桂枝加芍薬湯**（桂皮，芍薬，生姜，大棗，甘草），**大建中湯**（乾姜，人参，山椒，膠飴）など大黄を含まない漢方薬を考慮する．**大建中湯**とモサプリドクエン酸塩併用による便秘の改善，運動症状変動改善の報告がある．

『パーキンソン病診療ガイドライン2018』における漢方薬の記載は，幻覚・妄想に対する**抑肝散**，便秘に対する**大建中湯**がある[5]（**コラム**も参照）．

文献

1）Muramatsu S, et al. Senkyu-chacho-san increased dopamine in the rat striatum. J Trad Med 1998；15：434-435.
2）静間奈美ほか．パーキンソン病の運動障害に対する川芎茶調散の効果．日東医誌 2001；51：1087-1091.
3）川鍋伊晃ほか．パーキンソン病の治療経過中に生じたwearing-off現象に対し抑肝散料が奏効した2症例．日東医誌 2013；64：108-114.
4）中江啓晴ほか．パーキンソン病の便秘に対する麻子仁丸の有効性．日東医誌 2016；67：131-136.
5）「パーキンソン病診療ガイドライン」作成委員会編．日本神経学会監修．パーキンソン病診療ガイドライン2018．東京：医学書院；2018.

コラム

先人はパーキンソン病を，どのような漢方薬で治療していたか？

昭和の漢方の大家，大塚敬節はパーキンソン病を**抑肝散加芍薬厚朴**や**小承気湯加芍薬甘草**を用いて治療し，成果を上げていた．

抑肝散加芍薬厚朴はエキス製剤にはないが，エキス製剤にある**抑肝散**と**芍薬甘草湯**や**半夏厚朴湯**を併用すると近い処方内容となる．**半夏厚朴湯**は咳嗽反射を誘発し誤嚥予防に，**芍薬甘草湯**は有痛性筋肉痙攣に有効である．**小承気湯加芍薬甘草**は，エキス製剤の**大承気湯**（厚朴，枳実，大黄，芒硝）と**芍薬甘草湯**を併用すれば，ほぼ同じ構成生薬になる．**芍薬甘草湯**を使用する場合，甘草の副作用に注意を要する．**麻子仁丸**は芍薬，厚朴の両者を含み，PD の便秘には最適であろう．

認知症

2012 年の時点で 65 歳以上の高齢者は約 3,079 万人であるが，そのうち約 462 万人が認知症（dementia）である．2050 年には 1,000 万人を超えると予想され，大きな社会問題となっている．

認知症の原因疾患は，アルツハイマー病（Alzheimer's disease：AD）60 %，脳血管障害 20%，びまん性レビー小体病（diffuse Lewy body disease：DLBD）20%とされる．AD は中核症状（記憶障害，見当識障害）と行動・心理症状（behavioral and psychological symptoms of dementia：BPSD；興奮，焦燥，不穏，徘徊，幻覚）よりなる．AD の病態は，アミロイド β 前駆体タンパク質（amyloid-beta precursor protein：APP）から γ セクレターゼにより切り出されたアミロイド β（Aβ）の蓄積とタウタンパク質のリン酸化による神経細胞死が有力であるが，詳細は未解明である．

AD に対する西洋薬は，記憶の形成にかかわる神経伝達物質アセチルコリンを増やすコリンエステラーゼ阻害薬や，グルタミン酸過剰刺激による神経細胞障害を阻止する NMDA（N-methyl-D-aspartate）受容体拮抗薬が用いられているが，認知症の進行を遅らせても改善するものではない．

漢方薬にもADの中核症状を劇的に改善するものはないが，一定の改善を期待できるいくつかの処方の報告がある[1]．BPSDに対しては，『認知症疾患診療ガイドライン2017』に，幻覚・妄想に有効な薬物療法として非定型抗精神病薬と並んで「**抑肝散**も検討してよい」と記載されている[2]．

■お薦め漢方薬３つ
1 抑肝散（54）・抑肝散加陳皮半夏（83）：BPSDの興奮性精神症状
2 加味帰脾湯（137）：認知障害
3 釣藤散（47）：血管性認知症

症例（抑肝散加陳皮半夏）

患者：64歳，男性

主訴：認知症に伴う易怒性

既往歴：特記事項なし

現病歴：3年前に退職し，そのおよそ6か月後に健忘，見当識障害が出現した．長谷川式簡易知能評価スケールは19点．ドネペジル（アリセプト®）が処方開始となり，5 mg/日を継続している．認知症は徐々に進行し，新聞を読まなくなり，テレビを鑑賞してもすぐに眠ってしまう．日常生活動作は自発性がなく，着衣，食事にも声がけ，介助を要するようになった．ふだんは無表情だが，会話が噛み合わないと苛立つことが多い．入浴に対して強い執着があり，真夜中に起き出して入浴することが週に2～3回あるようになった．そのため，風呂場に鍵をかけたが，扉をゆすり，家人が止めると声を荒らげ，手拳をかざして怒るようになった．

現症：身長166 cm，体重71 kg，血圧142/83 mmHg，脈74/分，整．体格はよく，表情は硬い．腹証：腹力は4+/5，胸脇苦満は左に+，腹直筋の攣急+，臍上悸と瘀血の圧痛点は認めない．舌証：大きさは普通，やや暗赤色，白微苔，湿潤，舌下静脈の怒張−．

治療：質問内容を理解できず，長谷川式簡易知能評価スケールは0点．ドネペジルは継続として，**抑肝散加陳皮半夏**（EK-83）7.5 g/日を開始した．4週後の再診で，まだ真夜中に入浴しようとすることはあるが，注意するとおとなしく従う．顔つきが穏やかになった．

クリニカルポイント

加味帰脾湯（黄耆，朮，酸棗仁，人参，茯苓，竜眼肉，柴胡，当帰，大棗，遠志，山梔子，生姜，木香，甘草）は，虚証の不眠症，精神不安，神経症，貧血に用いられてきた．**加味帰脾湯**には基礎研究で，アセチルコリン作動性神経系とセロトニン（5-HT）作動性神経系を賦活化し，Aβの凝集蓄積を抑制する報告がある．AD に**帰脾湯**を投与すると mini-mental state examination（MMSE）を平均 1.65 改善し，特に見当識障害と注意の改善が見られた[3]．**加味帰脾湯**は**帰脾湯**に柴胡，山梔子を加えたもので，精神安定作用や抗炎症作用が強化されている．また，人参，黄耆を含む参耆剤でもある．

釣藤散は中高年の高血圧に伴う慢性頭痛，めまい，肩こり，神経症に用いられてきた．**釣藤散**は基礎実験で，釣藤鈎の NO を介する血管拡張，脂質代謝改善，赤血球変形能増加作用により，脳循環の改善，学習記憶障害の予防効果が報告されている．血管性認知症，AD，AD と脳血管障害の合併に対して，**釣藤散**は認知機能（MMSE で平均 2.0）と日常生活動作（Barthel index で平均 6.0）を改善する報告がある．

抑肝散は小児の癇癪・夜泣き，神経症，不眠症に用いられてきた．**抑肝散**の構成生薬の釣藤鈎には前述の作用のほかに，セロトニン作動性神経系の賦活化，Aβ凝集蓄積を抑制し，学習記憶障害と異常行動を改善することが知られている．また，**抑肝散**はグルタミン酸（Glu）輸送体の賦活化による Glu 取り込み改善，神経細胞間隙の Glu 濃度の低下，NMDA 型 Glu 受容体拮抗作用によって，Glu 興奮神経毒性から神経細胞を保護する．**抑肝散**と通常療法を比較した無作為対照試験のメタアナリシスでは，**抑肝散**は日常生活動作を低下させることなく，BPSD の特に妄想，幻覚，興奮，攻撃性を改善する[4]．**抑肝散**には抗精神病薬にある眠気，転倒，不随意運動，口渇などの副作用がないため，ほかの甘草含有薬との併用などに注意して長期使用が可能である．胃腸虚弱の場合は，消化機能を改善する陳皮，半夏を含む**抑肝散加陳皮半夏**を用いるとよい．

人参養栄湯（当帰，白朮，地黄，茯苓，人参，桂皮，芍薬，陳皮，遠志，黄耆，甘草，五味子）は体力・気力の低下，全身衰弱・倦怠感に呼吸器症状を伴う場合に用いられるが，近年，高齢者フレイルの予防・治療にも有用とされている．陳皮は Aβの凝集蓄積を抑制し，加齢に伴う中枢神経の脱髄を再髄鞘化する．遠志はコリンアセチルトランスフェラーゼ活性と神経成長因子の分泌を促進する．**人参養栄湯**はADの認知機能，抑うつを長期にわたり改善する報告がある[5]．

その他，**当帰芍薬散**には知的機能，感情機能，睡眠障害の改善，**八味地黄丸**（地黄，山茱萸，山薬，沢瀉，茯苓，牡丹皮，桂皮，附子）には認知機能改善，**黄連解毒湯**（黄芩，黄連，黄柏，山梔子）には執着性，易怒性の改善の報告がある．

文献

1）上野眞二ほか．Alzheimer病と漢方薬．神経内科 2012；76：147-154.
2）「認知症疾患診療ガイドライン」作成委員会編．日本神経学会監修．認知症疾患診療ガイドライン2017．東京：医学書院；2017．77-79.
3）Higashi K, et al. Effect of kihito extract granules on cognitive function in patients with Alzheimer's-type dementia. Geriatr Gerontol Int 2007；7：245-251.
4）Masuda Y, et al. Yokukansan in the treatment of behavioral and psychological symptoms of dementia：A systematic analysis of randomized controlled trials. Hum Psychopharmacol 2013；28：80-86.
5）Kudoh C, et al. Effect of ninjin'yoeito, a Kampo（traditional Japanese）medicine, on cognitive impairment and depression in patients with Alzheimer's disease：2 years of observation. Psychogeriatrics 2016；16：85-92.

13 消化器疾患の漢方治療

溝上裕士（筑波大学），岩本淳一（東京医科大学茨城医療センター）

消化器疾患で漢方薬が有効な 3 疾患

消化器疾患では，消化性潰瘍再発予防のためのヘリコバクターピロリ除菌，逆流性食道炎でのプロトンポンプ阻害薬（PPI）および炎症性腸疾患での生物学的製剤などの西洋医学的な治療がこの数十年以内に開発され，著明な進歩を遂げてきた．一方，器質的な異常を認めない機能性消化管障害では，西洋医学的な治療では十分な効果が得られず，東洋医学的なアプローチが有用な例が多い．東洋医学では「心身一如」の考え方がある．つまり心と体は一体であり，近年のストレス社会においては，器質的異常がないにもかかわらず体の不調を訴える患者が増えている．本項では，心理的な要因が関与しやすい咽喉頭異常感症，機能性ディスペプシア，および慢性便秘症・イレウスの漢方治療について解説する．

咽喉頭異常感症

咽喉頭異常感症（globus pharyngis）とは，「咽喉頭部や食道の狭窄感，異物感，不快感などを訴えるが検査値の異常や器質的病変がみられないもの」[1]を指す．咽喉頭異常感症は症候名であり，種々の原因疾患が包括されている可能性があるので，精査にて明確な所見を見いだせないものを真の咽喉頭異常感症とし，原因となる器質的変化が明確になったものは，症候性の咽喉頭異常感症とされる．50 代の女性に多く，「咽喉頭に何かつかえる感じ」などの不定愁訴を訴え，医療機関を受診する患者の頻度は，年々増加傾向にある．その発症の素因の一つとして，精神的，心理的因子が挙げられ，炎症および器質的異常を認めず，患者の訴えは不定愁訴が多く，頑固なため治療に苦慮することが多い．治療は主にマイナートランキライザー，あるいは心理療法など種々の治療が試みられている．一方，漢方製剤が咽喉頭異常感症に使用される頻度も高く，良好な成績を得ている[2]．

■お薦め漢方薬３つ

1　半夏厚朴湯（16）：体力中等度，しわがれ声で，喉のつかえ感あり，不安感あり

2　柴朴湯（96）：体力中等度，動悸，めまい，喉のつかえ感あり，不安感あり

3　茯苓飲合半夏厚朴湯（116）：体力中等度以下，喉のつかえ感あり，不安感あり

症例（半夏厚朴湯）

患者：58 歳，女性，教師

主訴：喉のつかえ感

既往歴：なし

現病歴：3 か月前から誘因なく，喉のつかえ感を感じるようになり，近医の総合病院耳鼻科を受診するも異常ないと診断された．エチゾラム（デパス®）1.5 mg/日の投与を受けるも，眠気が強く喉のつかえ感は改善しなかった．さらに心配となり，某大学病院耳鼻科を受診し，逆流性食道炎（gastroesophageal reflux disease：GERD）の疑いとのことで消化器内科へ紹介となった．上部消化管内視鏡検査では咽頭，食道・胃接合部に異常はなく，胃粘膜萎縮も認めなかった．

現症：身長 152 cm，体重 48 kg，貧血（−），浮腫（−），黄疸（−），血圧 126/70 mmHg，脈 60/分，整．胸部，腹部に異常は認めない．

治療：半夏厚朴湯（TJ-16）7.5 g/日を 2 週間処方後に外来を再受診したところ，喉のつかえ感は半分程度に減少していた．

クリニカルポイント

咽喉頭異常感症の診断にはまず咽頭，食道，呼吸器系の悪性腫瘍や GERD の除外が前提となる（図 1）[3]．そのため，耳鼻科的な診察，上部消化管内視鏡検査および CT などによる検査が必要である．咽喉頭異常感症の成因は，全身的要因，局所的要因，心理的要因などが考えられる．しかし，近年の複雑な社会環境，さらには高齢化社会への不安などのストレスなどによる心理的要因が大きいと考えられる．西洋薬での治療に決め手はなく，内科，耳鼻科，精神

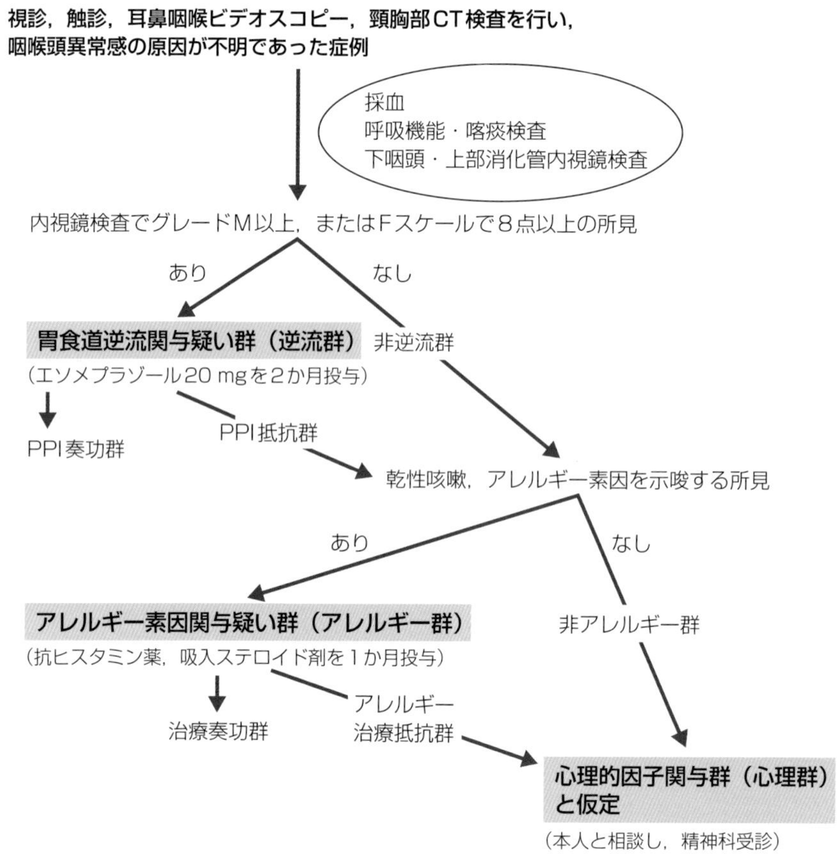

図１　咽喉頭異常感症例の診療フローチャート

（宇野光祐ほか．日耳鼻 2016[3] より）

科などから精神安定剤や抗うつ薬が投与される例が多い．しかし，これらの薬は眠気，口渇などの副作用を生じやすく，忍容性に問題がある．治療としては，胃食道逆流が疑われる場合はPPIが第一選択となる．

漢方薬では**半夏厚朴湯**が効果を発揮する例が多い．**半夏厚朴湯**は体力中等度で，気分がふさいで，咽喉・食道部に異物感があり，時に動悸，めまい，嘔気などに効果があり，随伴する咳，痰，咽頭違和感が改善することがランダム化比較試験で示されている[4]．**柴朴湯**は**小柴胡湯**と**半夏厚朴湯**の合方である．体力中等度で，上記の症状に加えて，風邪をひきやすいなどの兆候がある場合に効果がある．**茯苓飲合半夏厚朴湯**は体力中等度以下で，気分がふさいで咽喉・食道部に異物感があり，時に動悸，めまい，嘔気，胸やけ，上腹部膨満感，尿量減少などを呈する場合に用いられる[5]．咽喉頭異常感症の発生機序はいまだに明確ではないが，**半夏厚朴湯**を中心とした治療で軽快する例が多く，患者のQOL保持に有用である．

文献

1）咽喉頭異常感症．https://ja.wikipedia.org/wiki/%E5%92%BD%E5%96%89%E9%A0%AD%E7%95%B0%E5%B8%B8%E6%84%9F%E7%97%87.
2）藤崎恭大ほか．咽喉頭異常感症への半夏厚朴湯の使用経験．耳鼻臨床 1992；85：1521-1527.
3）宇野光祐ほか．喉頭専門外来を受診した咽喉頭異常感症例の検討：胃食道逆流が関連した症例を中心に．日耳鼻 2016；119：1388-1396.
4）加藤士郎ほか．胃食道逆流症に伴う呼吸器症状に対する半夏厚朴湯の有効性．漢方と最新治療 2005；14：333-338.
5）新井一郎．元雄良治監修．漢方薬のストロング・エビデンス．東京：じほう；2018.

機能性ディスペプシア

機能性ディスペプシア（functional dyspepsia：FD）の治療では，食後のもたれ感などの食後愁訴症候群（postpradial distress syndrome：PDS）に対しては，モサプリド（ガスモチン®），イトプリド（ガナトン®）などのprokinetics（消化管運動機能改善薬）および近年はアセチルコリンエステラーゼ阻害薬のアコチアミド（アコファイド®）が使用されている．心窩部の痛み，胸やけなどを訴える心窩部痛症候群（epigastric pain syndrome：EPS）では胃酸の影響が疑われるため，ヒスタミンH_2受容体拮抗薬（H2RB）のファモチジン（ガスター®）やPPIのラベプラゾールナトリウム（パリエット®）が用いられる．これらの治療薬で効果が不十分な場合，下記の漢方薬での効果が期待できる．

■お薦め漢方薬３つ

1　六君子湯（43）：体力がやや低下，食欲不振，胃部膨満感
2　半夏瀉心湯（14）：体力中等度以上，悪心，胃もたれ，下痢
3　安中散（5）：体力が低下，胃痛，胸やけ，吐き気

症例（六君子湯）

患者：70 歳，男性，農業

主訴：胃部つかえ感

既往歴：50 歳時に胆石手術

現病歴：数年来，空腹感がなく食後につかえ感あり．嘔気を伴い，睡眠中も同様の症状が出現し，覚醒することが続いていた．近医で上部消化管内視鏡検査を施行し，萎縮性胃炎を認めたが，腹部超音波検査では異常はなかった．ガスター® やガスモチン® の投薬を受けるも，改善せず当院に紹介された．

現症：身長 165 cm，体重 55 kg，貧血（－），黄疸（－），浮腫（－），血圧 136/80 mmHg，脈拍 72/分，整．胸部聴診は異常なし，腹部では臍周囲に軽度の圧痛を認めた．

治療：六君子湯（TJ-43）7.5 g/日を開始したところ，7 日目ごろから胃部不快感が半減し，睡眠状態も改善した．軽度の痛みが残存するためオキセサザイン（ストロカイン®）を頓用で併用し，経過良好である．

クリニカルポイント

消化器症状があるのに器質的病変を同定できないという病態は，古くから知られていた．1970 年代後半には *Helicobacter pylori*（ピロリ菌）の発見と相まって，1980 年代に消化管運動の研究が盛んになり，上腹部愁訴は消化管運動異常に由来すると考えられるようになった．そのため，慢性胃炎とは別の概念として non-ulcer dyspepsia（NUD）の呼称が提唱され，米国消化器病学会でも NUD の診断基準を提唱するに至った．1988 年，ローマで開催された世界消化器病学会において NUD と過敏性腸症候群とが，いずれも器質的病変に基づかない消化器症状を呈する病態であることから，同一の広いエンティティとして捉え，機能性消化管障害（functional gastrointestinal disorders：FGIDs）という概念でモノグラフとして公表されるに至った．この時，上腹部愁訴は NUD よりも functional dyspepsia（FD：機能性胃腸症，機能性ディスペプシア）と呼ぶことが選択された．

その後，この領域の研究が盛んとなり，症状発現に中枢神経系の関与が少なくないことから，消化管と中枢との関連を「脳腸相関」と称されるようになった[1]．機能性消化管障害の分類である Rome III 診断基準では，①つらいと感じる食後のもたれ感，②早期膨満感，③心窩部痛，④心窩部灼熱感の 4 つに定

B1. Functional Dyspepsia Diagnostic criteria

1. One or more of the following:
   a. Bothersome postprandial fullness
   b. Bothersome early satiation
   c. Bothersome epigastric pain
   d. Bothersome epigastric burning

AND

2. No evidence of structural disease (including at upper endoscopy) that is likely to explain the symptoms

図 1　Rome IV による機能性ディスペプシア

（Stanghellini V, et al. Gastroenterology 2016[2] より抜粋）

義されていた．2016 年に改訂された Rome IV 診断基準では，②～④にも“つらいと感じる”，つまり“bothersome”が付加された（図 1）[2]．つまり，それぞれの症状が“QOL を低下させるほどのつらい，厄介な症状”であることが必要条件となっている．

六君子湯は，痩せ型で体力がやや低下し，全身倦怠感を伴う胃もたれ，胃痛，食欲不振に有効で，近年多くのランダム化比較試験で FD に対する有効性が示されている[3]．さらに陳皮フラボノイドの作用により，食欲増進ホルモンであるグレリン分泌を促進する作用が報告されている[4]．**半夏瀉心湯**は体力が中等度以上でげっぷ，胃もたれ，悪心があり，下痢気味の場合に用いられる．**安中散**は痩せ型で比較的体力が低下し，胃痛，胸やけ，吐き気，食欲不振などに用いられ，酸分泌亢進に起因すると考えられる胃の痛みなどに有効とされている．

文献

1） 本郷道夫．機能性消化管障害．日内会誌 2013；102：1-3.
2） Stanghellini V, et al. Gastroduodenal disorders. Gastroenterology 2016；150：1380-1392.
3） 原澤茂ほか．運動不全型上腹部愁訴（dysmotility-like dyspepsia）に対する TJ-43 六君子湯の多施設共同市販後臨床試験：二重盲検群間比較法による検討．医学のあゆみ 1998；187：207-229.
4） Suzuki H, et al. Japanese herbal medicine in functional gastrointestinal disorders. Neurogastroenterol Motil 2009；21：688-696.

慢性便秘症・イレウス

慢性便秘症（chronic constipation）は，日常診療ではすべての診療科で遭遇するポピュラーな疾患である．規則正しい生活，適度の運動および繊維成分の摂取などの生活指導が基本となる．日本では酸化マグネシウムが第一選択として用いられることが多いが，腎障害事例での高マグネシウム血症に注意を要する．大腸刺激性下剤のアントラキノン系誘導体も繁用されているが，本剤の長期投与による習慣性や耐性，腸管色素沈着であるメラノーシスを生じるため，本剤の投与は短期とし，原則頓用とすべきである．

イレウス（ileus）の治療は原因疾患により異なるが，開腹術後でイレウスを反復する例やクローン病などで腸管狭窄をきたしている例では，**大建中湯**が有用である．

■お薦め漢方薬３つ

1 大黄甘草湯（84）：体力中等度，環境の変化による一過性の便秘
2 潤腸湯（51）：体力やや低下，兎糞状の便
3 大建中湯（100）：体力が低下，腹部膨満，腹鳴を伴う場合

症例（大建中湯）

患者：28 歳，女性，会社員
主訴：便秘，腹痛
既往歴：26 歳時に小腸部分切除
現病歴：18 歳の時，大腸・小腸型クローン病を発症し，メサラジン（ペンタサ®），プレドニゾロン（プレドニン®）にて加療していたが，活動性が強く，発症 1 年後からインフリキシマブ（レミケード®）が導入されていた．しかし，2 年前（26 歳時）に小腸狭窄によるイレウスを発症し，小腸部分切除術を受けた．術後 6 か月後から便秘，腹痛が頻回に出現し，亜イレウスとして外来，入院で加療されていた．
現症：身長 154 cm，体重 39 kg，貧血（－），黄疸（－），浮腫（－），血圧 118/60 mmHg，脈拍 60/分，整．胸部聴診は異常なし，腹部では右上腹部の圧痛，腸管蠕動音の低下を認めた．

表 1　慢性便秘症をきたす基礎疾患

分類	疾患
内分泌・代謝疾患	糖尿病（自律神経障害を伴うもの），甲状腺機能低下症，慢性腎不全（尿毒症）
神経疾患	脳血管疾患，多発性硬化症，パーキンソン病，ヒルシュスプルング病，脊髄損傷（あるいは脊髄病変），二分脊椎，精神発達遅滞
膠原病	全身性硬化症（強皮症），皮膚筋炎
変性疾患	アミロイドーシス
精神疾患	うつ病，心気症
大腸の器質的異常	裂肛，痔核，炎症性腸疾患，直腸脱，直腸瘤，骨盤臓器脱，大腸腫瘍による閉塞

（日本消化器病学会関連研究会　慢性便秘の診断・治療研究会編．慢性便秘症診療ガイドライン 2017．南江堂；2017[1] より）

治療：**大建中湯**（TJ-100）15 g/日の投与を開始し，食事内容に注意し，低残渣食を基本に経過観察中であるが，排便状態は 1～2 回 /日の軟便となり，その後 1 年間イレウスは発症していない．

クリニカルポイント

便秘の診療においては，まず便秘をきたす可能性がある器質的，機能的な基礎疾患の除外が重要である（表 1）[1]．従来の概念では，便秘は，3 日以上排便がない状態，または毎日排便があっても残便感がある状態とされていた．2017 年に発表された，日本消化器病学会関連研究会　慢性便秘の診断・治療研究会の編集による『慢性便秘症診療ガイドライン 2017』で便秘は「本来体外に排出すべき糞便を十分量かつ快適に排出できない状態」と定義されている[1]．Rome Ⅳでは，機能性便排出障害の診断基準として，便をうまく出せないという症状だけで診断せず，排便造影検査やバルーン排出検査などで客観的に診断することを求めているが，一般の日常診療で全例にこのような検査を行うことは困難である．高齢者で発症した便秘では，大腸癌などの器質的疾患の除外診断を行うことが重要である．

大黄甘草湯は大黄と甘草から構成されているが，便秘に対する漢方薬の基本処方とされている．体力中等度で旅行など環境の変化による一過性の便秘などが最も良い適応と思われる[2]．**潤腸湯**は，**大黄甘草湯**より体力がやや低下しており，腹壁が柔らかく，皮膚が乾燥し，兎糞状の便を認める例に用いる[3)]．**大建中湯**は体力が低下し，腹部膨満，腹鳴を伴う便秘で用いられるが，過敏性腸症候群や術後イレウス（腸閉塞や通過障害）でも有用である．特に，術後イレウスについては多くのランダム化比較試験で有用性が確認されており，メタアナリシスでも効果が示されている[4)]．さらに，クローン病の術後の再手術率が低下することも報告されている[5)]．

文献

1） 日本消化器病学会関連研究会　慢性便秘の診断・治療研究会編．慢性便秘症診療ガイドライン2017．東京：南江堂；2017.
2） 大澤稔．大黄甘草湯．北村聖監修．研修医のための漢方薬ハンドブック．協和メドインター．p.42-43
3） 加藤士郎．プライマリ・ケアのために高齢者疾患と初めに覚えたい，この処方．東京：臨床情報センター；2014.
4） Ishizuka M, et al. Perioperative administration of traditional Japanese herbal medicine daikenchuto relieves postoperative ileus in patients undergoing surgery for gastrointestinal cancer: a systematic review and meta-analysis. Anticancer Res 2017；37：5967-5974.
5） Kanazawa A, et al. Daikenchuto, a traditional Japanese herbal medicine, for the maintenance of surgically induced remission in patients with Crohn's disease：a retrospective analysis of 258 patients. Surg Today 2014；44：1506-1512.

14 腎臓疾患の漢方治療

平山 暁（筑波技術大学）

腎臓疾患で漢方薬が有効な 3 疾患・病態

『黄帝内経《こうていだいけい》』「素問」に「腎は先天の精を宿す」「腎は骨を主り，髄を生じ，脳に通ず」とあるように，中医学や漢方において腎は，水分調節に加え，内分泌機能や加齢過程を司る場として捉えられてきた．この歴史的過程は必然的に，慢性腎臓病（chronic kidney disease：CKD）のような長期経過をたどる疾患過程での漢方薬の幅広い応用につながっている．現在のところ，腎臓疾患の診療ガイドラインなどで強く推奨されている漢方薬はないが，時に 30 年以上に及ぶ CKD 患者の経過は多彩であり，経過中の諸症状に対して漢方治療が有効な場面は多い．本項では漢方薬の有効な腎臓疾患・病態として，糸球体腎炎・ネフローゼ症候群，保存期慢性腎臓病，維持透析患者合併症を取り上げ，各病態に対する漢方薬治療応用について概説する．

糸球体腎炎・ネフローゼ症候群

ネフローゼ症候群（nephrotic syndrome：NS）は，腎糸球体係蹄障害によるタンパク透過性亢進に基づく大量の尿タンパクと，これに伴う低タンパク血症を特徴とする症候群であり，原発性糸球体腎炎によるものを一次性，ほかの原因疾患をもつものを二次性とする．一次性ネフローゼ症候群の原疾患は，微小変化型ネフローゼ症候群，巣状分節性糸球体硬化症，膜性腎症，増殖性腎炎（メサンギウム増殖型，管内性増殖型，膜性増殖型，半月体形成型）である．微小変化型は小児に多く，ステロイドに良好に反応し，腎予後は比較的良いが，再発が 30～70％にみられる．巣状糸球体硬化症は腎予後が悪い．

慢性糸球体腎炎（chronic glomerulonephritis：CGN）は，タンパク尿や血尿が持続する症候群であり，多くの疾患が含まれる．わが国では IgA 腎症が最も多く，約 40％を占めている．IgA 腎症は長期に経過し，20 年で約 40％が末期腎不全に陥るが，透析療法開始後の長期生存率は比較的高い．

これらの疾患に対し漢方薬は，尿タンパク減少効果を通じた腎保護効果，治療に用いられるステロイド剤の用量減少効果が認められている．

■お薦め漢方薬３つ

1　柴苓湯（114）：尿タンパクを伴う慢性糸球体腎炎，ネフローゼ症候群に

2　防已黄耆湯（20）：浮腫傾向の強い例に

3　桂枝茯苓丸（25）：原疾患やステロイド治療に伴う瘀血《おけつ》，循環不全に

症例（柴苓湯）

患者：33歳，女性

主訴：血尿，タンパク尿

既往歴：出産歴3回あるが，腎機能異常は指摘されていない．

家族歴：特記事項なし

現病歴：X年3月から尿路感染症を月1回程度繰り返し，他院泌尿器科に通院していた．抗生物質を内服し，症状は軽快したが，その後も血尿，タンパク尿が持続するため，糸球体腎炎の合併を疑われ，X年9月に紹介受診した．

現症：身長158 cm，体重61 kg，血圧130/86 mmHg．顔色は良好，軽度肥満傾向．血清総タンパク7.1 mg/dL，アルブミン4.0 mg/dL，尿素窒素12.6 mg/dL，クレアチニン0.70 mg/dL，尿酸5.7 mg/dL，IgA 193 mg/dL，随時尿タンパク79 mg/dL，尿タンパク/クレアチニン比1,270/gCre，尿沈渣赤血球30〜49/HPF．著明な陥凹性浮腫は認めないが，顔面・下肢はむくみがちとの訴えがある．

治療：慢性糸球体腎炎と考え，腎生検を施行．病理所見はメサンギウム増殖性糸球体腎炎であり，メサンギウム領域にIgAの沈着を認め，IgA腎症と診断された．活動性を認める所見であり，ステロイド治療の適応であったが，尿路感染症を繰り返していたため感染の再燃の懸念があった．ジピリダモール（ペルサンチン®）およびバルサルタン（ディオバン®）にて治療を開始したが，前者は頭痛のため，後者は低血圧傾向のため，認容性が低い状態であった．このためX年11月から**柴苓湯**（TJ-114）9 g/日の投与を開始した．この時点でクレアチニン0.84 mg/dL，尿タンパク/クレアチニン比1,362/gCreであったが，開始後3か月にあたるX+1年2月時点でクレアチニン0.70 mg/dL，尿タンパク/クレアチニン比781/gCre，尿沈渣赤血球10〜19/HPFと腎炎所見の改善を認めた．その後，尿路感染症の再燃がないことを確認し，ステロイド治

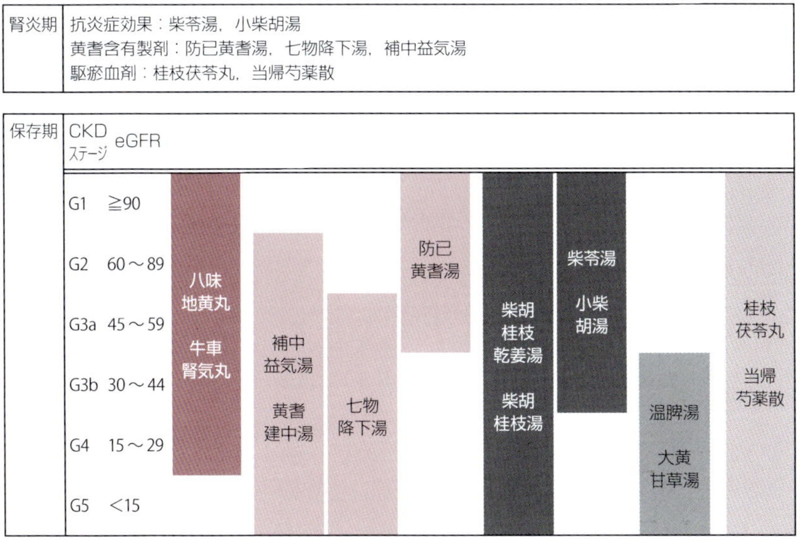

eGFR：estimate glomerular filtration rate（推定糸球体濾過量）

図 1　慢性腎臓病に用いる漢方薬

療（プレドニゾロン［プレドニン®］20 mg/日）を施行した．

クリニカルポイント

NS や CGN に対して使用される漢方薬のうち，**柴苓湯**，**小柴胡湯**などは薬理効果として抗炎症作用，免疫抑制作用を有している．駆《く》瘀《お》血剤《けつざい》を合方することが多いが，これは西洋医学的に見た，ジピリダモールなどの抗血小板剤の臨床効果に通じる部分がある．NS，CGN から CKD 保存期に用いる漢方薬を図 1 に示す．

小柴胡湯と**五苓散**の合方である**柴苓湯**は NS，CGN に対して比較的広く用いられている．NS，CGN に対する多施設オープン試験では，**柴苓湯**の 24 週投与により，微小変化型ネフローゼ・IgA 腎症を含む増殖性糸球体腎炎・膜性腎症における有意な尿タンパク減少効果と，膜性腎症における有意なクレアチニンクリアランスの改善が報告されている[1]．また小児の頻回再発型ネフローゼに対する再発抑制効果も報告されている．

生薬成分である黄耆は腎機能低下抑制効果や尿タンパク減少効果の報告があ

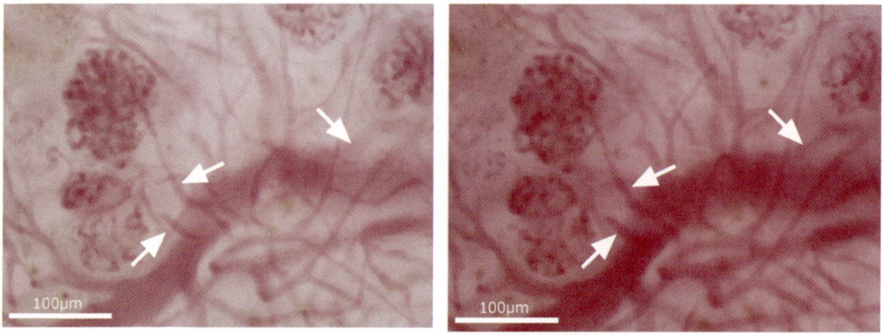

図 2 動物モデルにおける駆瘀血剤の腎糸球体血流改善効果
ラット糸球体における駆瘀血剤投与前（左），投与 60 分後（右）における血流像を示す．血流増加により全体に赤みが増すとともに，糸球体輸入細動脈（矢印）を中心に血管径が拡張している．
（撮影：株式会社タイムラプスビジョン）

り，黄耆を含有する漢方薬（**防已黄耆湯**，**七物降下湯**，**補中益気湯**など）はNS, CGN に対して用いられることが多い．このうち**防已黄耆湯**は，ピューロマイシン腎症などの動物モデルにおける尿タンパク減少効果が報告されている．比較的体力が低下した水太り体質の患者で，膝などの関節痛を伴い，尿タンパクや浮腫を呈する患者に用いられる．**七物降下湯**は大塚敬節が自身の高血圧に対して創方したことが知られており，尿タンパクを認める高血圧症を処方対象としている（現代の高血圧性腎障害［腎硬化症］に相当）．ARB（アンジオテンシン受容体拮抗薬）やカルシウム拮抗薬を併用した，高血圧を合併するCKD 症例に対して，血圧と血清クレアチニン値の低下をもたらすことが報告されている[2)]．

桂枝茯苓丸をはじめとする駆瘀血剤は，動静脈系のみならず毛細血管においても血流改善効果があり，CGN 病態にも有効であると考えられる（**図 2**）．湯本求真は柴胡剤と駆瘀血剤の合方を多用したとされるが[3)]，これはステロイド使用により生じる瘀血病態の改善が期待できる．実証寄りの例には**柴苓湯**と**桂枝茯苓丸**，虚証寄りの例には**柴胡桂枝乾姜湯**と**当帰芍薬散**などと使い分ける．

文献

1）東條静夫．慢性糸球体腎炎，ネフローゼ症候群における医療用漢方製剤：柴苓湯（JT-114）の臨床効果（第 1 報）—多施設オープン試験．腎と透析 1991；31：613-625.
2）小野孝彦．腎臓内科領域の漢方治療．日東医誌 2013；64：10-15.
3）新谷壽久．皇漢医学・湯本医院の診療録の処方箋．日東医誌 2015；66（1）：61-66.

保存期慢性腎臓病

CKDは，①腎障害を示唆する所見（検尿異常，画像異常，血液異常，病理所見など）の存在，② GFR 60 mL/分/1.73 m^2 未満のいずれか，または両方が3か月以上持続する状態と定義されている．CKDは末期腎不全へと進行する危険因子であると同時に，心血管疾患（cardiovascular disease：CVD）発症・進展の重大な危険因子である．さらに，CKD患者数は全世界的に著しい増加傾向にあり，その対策は急務となっている．

CKDは長期にわたり経過する疾患であり，食事・運動など日常生活習慣の改善と薬物療法が治療の両輪となる．食事療法は6 g/日未満の食塩摂取制限が中心であり，病態に応じてタンパク質やカリウムの摂取制限が加わる．薬物療法はレニン・アンジオテンシン系（RAS）阻害薬やカルシウム拮抗薬による降圧治療を中心に，腎性貧血や腎性骨異栄養症の治療薬が用いられる．

一方，上述のようにCKDの多くが10年以上の長期にわたることから，経過中に起こりうる種々の症状への対応も重要となる．この中にはいわゆる不定愁訴として取り扱われるような，西洋薬では対応しきれないものも多く含まれる．また，非ステロイド系抗炎症薬（NSAIDs）の一部のように，腎機能低下により使用が制限される薬物も多くある．漢方薬は，CKD自体の経過に対する緩和効果とともに，これらの症状に対する対応薬として有用である場面が多い．

■お薦め漢方薬３つ

1　**八味地黄丸**（7）：元来元気であったが，CKDとともに倦怠感，冷え，排尿異常などがみられる

2　**補中益気湯**（41）：身体虚弱，病後の疲労倦怠，食欲不振などを伴う

3　**柴胡桂枝乾姜湯**（11）：疲労倦怠，冷え，不眠などの精神神経症状を伴う

症例（八味地黄丸）

患者：74歳，男性

主訴：易疲労感（腎機能低下にて他院より紹介）

既往歴：脂質異常症，高血圧，ラクナ梗塞

現病歴：脂質異常症，高血圧，ラクナ梗塞にて近医に通院中である．X 年 12 月，同医にて腎機能低下を指摘され，紹介受診した．オルメサルタン メドキソミル・アゼルニジピン配合剤（レザルタス配合錠®LD），ピタバスタチン（リバロ®）を内服中である．最近になり，易疲労感，倦怠感が増強しているという．もともとセミプロレベルのゴルフ好きで，2 ラウンド回っても平気だったが，最近は 1 ラウンド回るまでに疲れてしまうと訴える．前立腺肥大症の合併もあり，尿の切れが悪いという．

現症：身長 171 cm，体重 64 kg，血圧 132/80 mmHg．顔色は良好で声に張りがある．血清クレアチニン値 1.51 mg/dL，eGFR 35.9 mL/分 /1.73 m^2，随時尿タンパク 31 mg/dL，尿タンパク/クレアチニン比 402/gCre．下腹部腹壁の緊張は低下している（小腹《しょうふく》不仁《ふじん》）．

治療：これまでの治療に加え，**八味地黄丸**（TJ-7）7.5 g/日の投与を開始し，ゴルフの際に飲水を励行するなどの指導を行った．投与開始後 1 か月で倦怠感はほぼ消失し，ゴルフも支障なく行えるようになった．また，尿の切れも改善した．腎機能も投与開始後徐々に eGFR の増加と尿タンパクの低下を認め，投与開始 1 年後には血清クレアチニン値 1.32 mg/dL，尿タンパク/クレアチニン比 204/gCre となった（図 1）．

クリニカルポイント

八味地黄丸は，加齢により生じる疲労，倦怠，手足の冷感，頻尿などの症状に適応する処方として有名である．気血水のすべてを補う薬味が含まれており，元気をつけるとともに血液循環の改善，利水効果の強化が図られている．東洋医学における腎と西洋医学における腎臓は臓器概念が異なるが，**八味地黄丸**の場合，腎虚を CKD と読み替えて使用しても効果を示す．特に症例のように，元来活発であった早期 CKD 患者で倦怠感，冷え，排尿異常などを伴う場合は著効を示す．伊藤らによる**八味地黄丸**の投与基準を表 1 に示す[1)]．この中で小腹不仁とは，下腹部腹壁の緊張低下（上腹部と比べて軟らかい）を示す漢方的所見であるが，比較的わかりやすい腹診所見であるので，投与前に所見を確認することを薦める．腰痛が強い場合は**牛車腎気丸**でもよい．**八味地黄丸**，**牛車腎気丸**は地黄を含有するため，胃腸の弱い患者は適応上除外項目となっている．

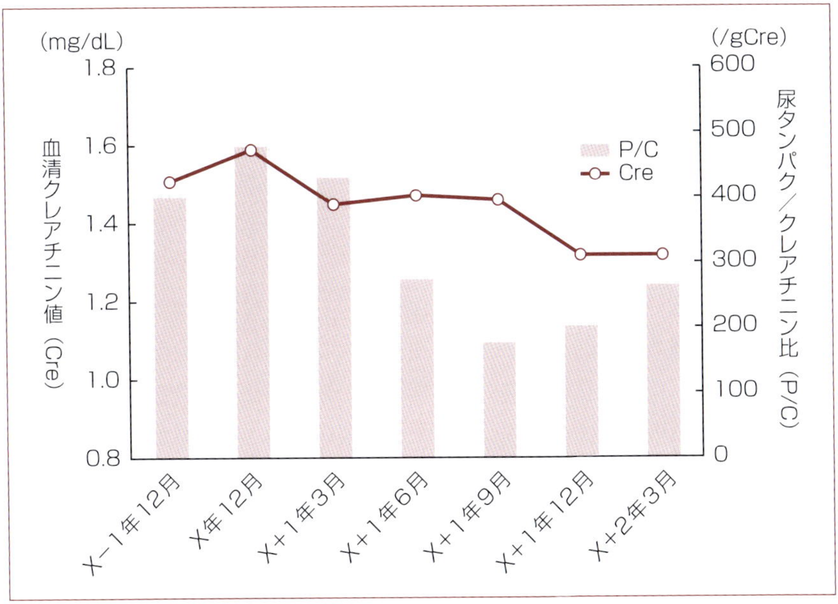

図 1　八味地黄丸有効症例の経過

表 1　八味地黄丸の投与基準

A 項目	排尿異常（多尿，頻尿，尿利減少，夜間頻尿） 下半身有意の冷えまたは足底の煩熱 腰下肢の疲労脱力，しびれ，疼痛 小腹不仁または小腹拘急
B 項目	口渇あるいは口乾 下肢の浮腫 精力減退 視力障害（白内障，眼精疲労，目のかすみなど） 慢性呼吸器症状 聴覚障害（難聴，耳鳴など）
除外項目	胃腸障害をきたしやすいもの
判定基準	A 項目 2 つ以上 　または A 項目が 1 つで B 項目 2 つ以上

（伊藤隆ほか．日東医誌 1996[1] より）

補中益気湯は気虚，血虚の方剤であるが，身体虚弱，病後の疲労倦怠，食欲不振などに腎機能障害の程度にかかわらず使用可能である．またCre＞3.0 mg/dL（CKDステージG3b以降に相当）では，ほかの柴胡剤が適応される場合も**補中益気湯**が有効なことが多いとされる[2]．**補中益気湯**は黄耆を含有しており，前述の**防已黄耆湯**や，**黄耆建中湯**，**十全大補湯**なども類方として有効である．**八味地黄丸**と異なり地黄を含まないため，消化機能の著しく衰えた状態でも使える．

炎症所見の強い糸球体腎炎の場合，保存期でも柴胡剤の使用が継続される場合もある．上述の**柴苓湯**や**小柴胡湯**が使用されるが，長期経過中に虚証に転じることも多く，**柴胡桂枝乾姜湯**や**柴胡桂枝湯**が適応となる場合も多い．**柴胡桂枝乾姜湯**は比較的体力が低下し，痩せ型で，貧血傾向，疲労倦怠，動悸，息切れがある場合に適応となり，特に気虚で不眠などの精神神経症状がある場合には効果が高い．

四逆加人参湯に大黄を加えた**温脾湯**（エキス製剤なし）や**大黄甘草湯**などの大黄含有製剤にもCre，BUN（血中尿素窒素）低下などの腎機能改善効果や尿毒症性物質の低下効果が報告されている[3]．下痢や腹痛がない程度に大黄の量を調節する必要がある．

CKD患者に注意すべき生薬成分として，麻黄，附子がある．麻黄はエフェドリンの語源となったシナマオウ（*Ephedra sinica*）の若枝から採取されるが，交感神経興奮作用があり，虚血性心疾患を伴う場合には注意が必要である．麻黄は**葛根湯**，**小青竜湯**，**防風通聖散**など幅広く使われていることに留意する．附子はカラトリカブト（*Aconitum carmichaelii*）由来で動悸やのぼせが副作用としてあり，やはり心疾患合併CKD患者には注意が必要である．エキス製剤は減毒化されているが，煎剤を使用する際にはリスクがある．また，冷えなどに対して附子を増量する（加附子）場合もCKDでは慎重さが求められる．

文献

1）伊藤隆ほか．八味地黄丸の慢性喘息に対する効果（第2報）．日東医誌 1996；47：443-449.
2）日本東洋医学会学術教育委員会編．専門医のための漢方医学テキスト：漢方専門医研修カリキュラム準拠．東京：南江堂；2010.
3）三潴忠道ほか．慢性腎不全の進行に対する温脾湯を中心とした漢方治療の臨床評価．日腎会誌 1999；41：769-777.

維持透析患者合併症

わが国の透析患者数は約33万人を超え，世界で最も低い血液透析患者の年間粗死亡率を達成するなど，高水準の透析医療が提供されている．半数以上が5年以上の透析歴を有し，20年以上の長期維持透析患者数も2万5,000人を超えている[1)]．これは，高度に純化された透析液により，ハイパフォーマンス膜を用いて週3回1回4時間以上の血液透析が標準化され，かつ公的補助制度が存在するなど，様々な要因の複合による大きな成果であるが，一方で超長期透析患者の増大は合併症の増加につながり，患者から予期せぬ訴えがなされることも増えている．さらに，透析患者はしばしば原疾患以外にも複数の合併症を有する．透析患者のQOLを低下させる尿毒症性精神神経症状のうち，不眠やそう痒感はうつと並び単独で生命予後を規定する因子であると報告されている．保存期腎不全と同様，漢方薬は長期にわたる維持透析療法の難治性合併症に対する緩和効果として有用である．特に，不定愁訴に近い訴えには漢方薬が奏功することも多い．

■お薦め漢方薬３つ

1　真武湯（30）：倦怠感，冷えがあり，下痢がち
2　芍薬甘草湯（68）：透析中の下肢のつれ
3　黄連解毒湯（15）：透析患者の皮膚そう痒症

症例（真武湯）

患者：68歳，女性

主訴：下痢，倦怠感，冷え

既往歴：37歳で関節リウマチ．56歳の時から維持血液透析（原疾患不詳）．透析歴12年．

現病歴：以前から軟便，下痢を起こしやすい傾向にあった．X年11月初から1日3〜4回の水様性の下痢が持続するようになった．酪酸菌整腸剤を処方されるが効果なく，水様性下痢は1日5〜6回に増悪した．随伴症状として手足の冷え（以前から存在し，冬季になると著明）および倦怠感がある．併用薬：プレドニゾロン，ニフェジピン徐放錠，オルメサルタン メドキソミル，シナカ

ルセト，炭酸カルシウム．

現症：身長 152 cm，体重（ドライウエイト）41 kg．血液透析自体は安定しており，体重コントロールも良好である．腸管蠕動はやや亢進．腹部に圧痛はない．腹部全体および四肢に冷感がある．両手指は関節リウマチのため変形している．

治療：虚血性腸炎の除外を行い，**真武湯**（TJ-30）7.5 g/分 3 の投与を開始した．投与 5 日目には，徐々に水様便が有形便に変化し，回数も減少した．投与開始 15 日目にはほぼ下痢は消失した．その後も冷えが残存するため真武湯は継続した．投与開始約 2 か月（X＋1 年 1 月下旬）の時点では，厳冬期であるにもかかわらず冷えの軽減を認め，倦怠感の訴えも減少した．その後真武湯を夏季は減量もしくは休薬し，冬季に再開する形で継続している．

クリニカルポイント

透析患者の合併症に用いる漢方薬を表 1 に示す．

真武湯は陰証で虚証のめまいや下痢に用いられる方剤であり，筆者は上記のような透析症例に好んで投与している．下痢，軟便のみならず，全身倦怠感や冷感の改善効果も期待できる．冷えが強い場合には**茯苓四逆湯**（エキス製剤では**真武湯**と**人参湯**の合方で代用する）とする．**真武湯**や**五苓散**など茯苓含有製剤はその利水効果から，CKD ステージ G4〜5（透析導入前）の患者では注意を要するが，維持透析患者ではあまり問題になることはないと思われる．

芍薬甘草湯は血液透析中の筋痙攣（下肢のつれ）に広く用いられており，効果も高い．比較的速効性があるため，個々の患者における発症時に合わせ，血液透析開始時あるいは開始 2 時間後などに内服する．副作用として甘草による偽アルドステロン症が知られており，体液貯留傾向の強い心不全合併例には注意が必要であるが，血液透析時のみの投与では問題になることは少ない．

皮膚そう痒症は維持透析患者の 50〜90％にみられ，原因も様々である．このような患者には透析治療上は，カルシウム，リンの補正，透析不足の是正が，また西洋薬として抗アレルギー薬やナルフラフィンの内服や保湿剤の外用などが行われる．しかし，これらの対策でも難治性のことが多い．**黄連解毒湯**は三焦の実熱がある実証に適応があり，一見証が合わないが，皮膚の乾燥が強い透析患者では熱を去る効果が有用である．**黄連解毒湯**はカプセル剤もあり，用量を調節して使用しやすい．皮膚枯燥が強い場合は**当帰飲子**，あるいは**黄連**

表１　透析患者の合併症に用いる漢方薬

病態・症状		漢方薬	一般的治療
倦怠感		真武湯 補中益気湯	
有痛性筋痙攣		芍薬甘草湯	透析条件の調整
皮膚そう痒症	全般に	黄連解毒湯 温清飲	カルシウム，リンの適正化 オンライン HDF への切り替え ヘパリン類似物質外用剤 抗アレルギー薬 ナルフラフィン
	乾燥が強い	当帰飲子	
	心理的要因	抑肝散	
レストレスレッグス症候群	疼痛	桂枝加朮附湯	オンライン HDF への切り替え 鉄補充 ドパミン拮抗薬 L-ドパ製剤 ベンゾジアゼピン系 ガバペンチン オピオイド
	熱感	防已黄耆湯 白虎加人参湯	
	冷感	当帰芍薬散 当帰四逆加呉茱萸生姜湯 八味地黄丸	
	むずむず感	抑肝散 抑肝散加陳皮半夏	
不眠	全般に	柴胡桂枝乾姜湯	ベンゾジアゼピン系 ゾルピデム 抗うつ薬
	不安・ストレス	抑肝散 抑肝散加陳皮半夏	
	入眠障害	酸棗仁湯	
活動性低下		補中益気湯 加味帰脾湯	

解毒湯に**四物湯**を合方した**温清飲**を用いる．心的要因が強い場合は**抑肝散加陳皮半夏**も適応となる．

二次性のレストレスレッグス症候群（restless legs syndrome：RLS）は透析患者の難治性合併症の一つであり，一次性 RLS に比べ重症であることが多い．RLS の症状は，「痛い」「電気が走るよう」などの疼痛，「熱い」「火照る」などの熱感，「冷え」「冷えによる痛み」などの冷感，「むずむずする」「虫が這うよう」などの特有の不快感（むずむず感）など多岐にわたる．筆者は，疼痛性の症状に対しては**桂枝加朮附湯**，熱感に対しては**防已黄耆湯**，冷感に対しては**当帰芍薬散**や**当帰四逆加呉茱萸生姜湯**などを用いている．

透析患者に漢方薬を使用する場合，気になるのはカリウム含有量である．現在健常者に対しては，1日あたり男性3,000 mg，女性2,600 mg以上のカリウム摂取がWHOにより推奨されている．一方，CKD患者に対しての目標値は，ステージG3bで2,000 mg以下，G4～5で1,500 mg以下，G5D（透析患者）で2,000 mg以下となっている（日本腎臓学会・日本透析医学会）．漢方製剤の中で**炙甘草湯，十全大補湯，消風散，辛夷清肺湯，通導散，人参養栄湯**は1日用量として100 mg以上のカリウムを含有しており，最大250 mgを超えるものもある[2)]．したがって，これらの製剤を用いる場合，直接的なカリウム値上昇の危険は少ないものの，厳しい食事制限下にある患者では食事選択の幅をさらに狭めることにつながるため，長期的な投与に際しては注意が必要である．

腹膜透析（PD）患者は，PD液貯留中はもちろん，排液時でも腹壁への負荷が残存するため，腹診所見を得ることは往々にして困難である．

文献

1）政金生人ほか．わが国の慢性透析療法の現況（2016年12月31日現在）．日透析医学会誌 2018；51：1-51.

2）和田健太朗．透析医のための漢方薬テキスト：西洋医学で対応しきれない透析合併症に漢方で挑む！．東京：アトムス；2018.

15 リウマチと膠原病の漢方治療

中野真依（大阪大学／兵庫医科大学），萩原圭祐（大阪大学）

リウマチ・膠原病疾患で漢方薬が有効な 3 疾患

関節リウマチや膠原病の診療は従来，対症療法的な治療が中心であり，漢方も，痛みや冷えなどの患者の QOL 改善に大きく貢献する領域であった．しかし，21 世紀になり，抗サイトカイン療法や分子標的薬などが登場し，その治療戦略にパラダイムシフトが起こった．関節リウマチでは，生物学的製剤による早期介入により寛解が望める状況になっており，漢方の果たす役割も大きく変化している．

筆者は病因・病態の構造モデルを提唱し，先進医学により病因の除去や制御を，漢方により病態の改善を行い，疾患を寛解に導くという治療戦略を採用している（図 1）．例えば，リウマチ・膠原病患者では，ステロイド治療に関連なく消化器症状を有し，漢方でいう脾虚が背景として存在していることを報告している．その中でも，漢方治療が有効である 3 疾患として，関節リウマチ，全身性エリテマトーデス，全身性強皮症を取り上げていく．

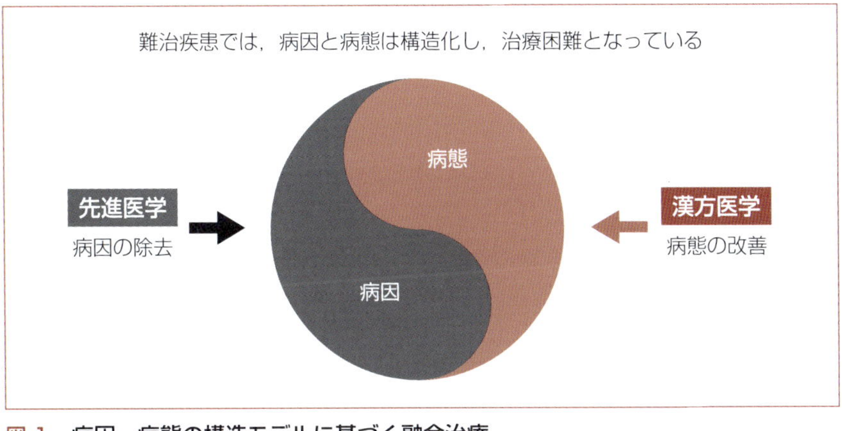

図 1　病因，病態の構造モデルに基づく融合治療

関節リウマチ

関節リウマチ（rheumatoid arthritis：RA）は，原因不明の関節滑膜の増殖から多発関節炎を呈する慢性炎症性疾患である．従来は，いわゆる風・寒・湿による関節の疼痛や腫脹を改善する目的で，附子，石膏などの生薬を中心に，**桂枝加朮附湯**や**越婢加朮附湯**などが使用されてきた．しかし，RA の治療戦略は，「EULAR 2016 ガイドライン」で示されているように[1]，メトトレキサート（methotrexate：MTX）を中心に治療を開始し，関節びらんや抗 CCP（シトルリン化ペプチド）抗体高値などの予後不良因子を有すれば，生物学的製剤を積極的に使用し，できるだけ早期に寛解を誘導し，関節破壊を防止するというように大きく変化した．そこで，筆者は，RA 患者の消化器症状に注目し，いわゆる脾虚を改善する目的の漢方を中心に用い，臨床での手応えを得ている．

■お薦め漢方薬３つ

1 人参湯（32）：胃の痛みや胃もたれなどの消化器症状がみられる
2 補中益気湯（41）：全身倦怠感，体重減少などが続く
3 牛車腎気丸（107）：十分な既存治療でも，局所の関節症状が残存している

症例（補中益気湯）

患者：64 歳，女性

主訴：発熱，全身倦怠感

既往歴：42 歳に肝障害

現病歴：X 年 9 月に 39℃台の発熱，全身倦怠感が出現し，X 年 11 月に呼吸困難感を認め入院．採血検査では CRP（C 反応性タンパク）5.03 mg/dL，RF（リウマチ因子）1,921 IU/mL，MMP-3（マトリックスメタロプロテイナーゼ-3）117 ng/mL，抗 CCP 抗体 236 U/mL，腫脹関節数 10，圧痛関節数 7，患者 VAS（visual analogue scale）42 mm，初診時 DAS 28（disease activity score 28）-CRP 5.43 で関節リウマチの診断となった．プレドニゾロン（PSL［プレドニン®］）5 mg と MTX（リウマトレックス®）6 mg に加えて，COPD （chronic obstructive pulmonary disease：慢性閉塞性肺疾患）合併のためチオトロピウム（スピリーバ®）開始となった．

現症：身長 154 cm，体重 31 kg，血圧 132/84 mmHg，SaO_2 97%（room air），脈 84/分，整．下腿両側膝から下に浮腫を認め，小出血様皮疹点在，大腿は浮腫を認めなかった．上肢は両側手関節から末梢のみに浮腫を認めた．胸部・腹部の理学所見に異常認めず．脈診：沈，細，無力．舌白色．

治療：痩せがあり，食欲低下，活気がなく，気虚と考え，**補中益気湯**（TJ-41）5.0 g/分 2 を併用したところ，体重 34 kg まで増加し，退院となった．退院後外来にてトシリズマブ（アクテムラ®）併用にてステロイドフリーとなり，体重 43 kg まで増加し，寛解維持できている状態となった（図 1）．

クリニカルポイント

RA は関節症状が中心であるが，リウマチ肺などの合併が知られているように，実は，全身性の疾患である．初診時から患者の病態を把握するまでは，関節所見の評価に加えて，胸部・腹部の所見を十分に観察していく必要がある．筆者らが行った上腹部症状を中心とした GOS（global overall severity）スコアや消化器症状の全般スコアである GSRS（gastrointestinal symptom rating scale）スコアによる検討では，RA 患者では，PPI（プロトンポンプ阻害薬）併用でも胃の痛み（18.7%）や胃もたれ（25.0%）が残存し，PPI 併用の有無にかかわらず便秘のスコアが上昇していた[2)]．漢方的に RA 患者の病態を考えていくと，関節の腫脹・疼痛などは表熱であり，消化管の症状は裏寒を意味する．いわゆる表熱裏寒，寒熱錯雑から全身が虚した状態と考えられる．

人参湯は，人参，乾姜，甘草，蒼朮の 4 つの生薬からなるシンプルな処方であるが，人参で補い，乾姜で裏寒を改善し，甘草で内因性のステロイド作用を増強し，蒼朮でアクアポリンチャネルを抑制し，浮腫を改善する．冷えて痛むなどの裏寒が強ければ附子を追加する．**人参湯**は，別名**理中湯**と呼ばれるが，これは中焦を理する（整える）という意味であり，非常に的を射た命名である．筆者らは，学会報告レベルであるが，**人参湯**併用の RA 患者でのステロイド減量効果，MTX 減量効果を確認している[3)]．

RA における漢方病態が理解できれば，あとは個々の患者の状態に合わせて変方していけばよい．食欲低下が強ければ**四君子湯**，心窩部振水音に胃もたれが強ければ**六君子湯**に変更すればよい．体重減少や呼吸器疾患を合併するよう

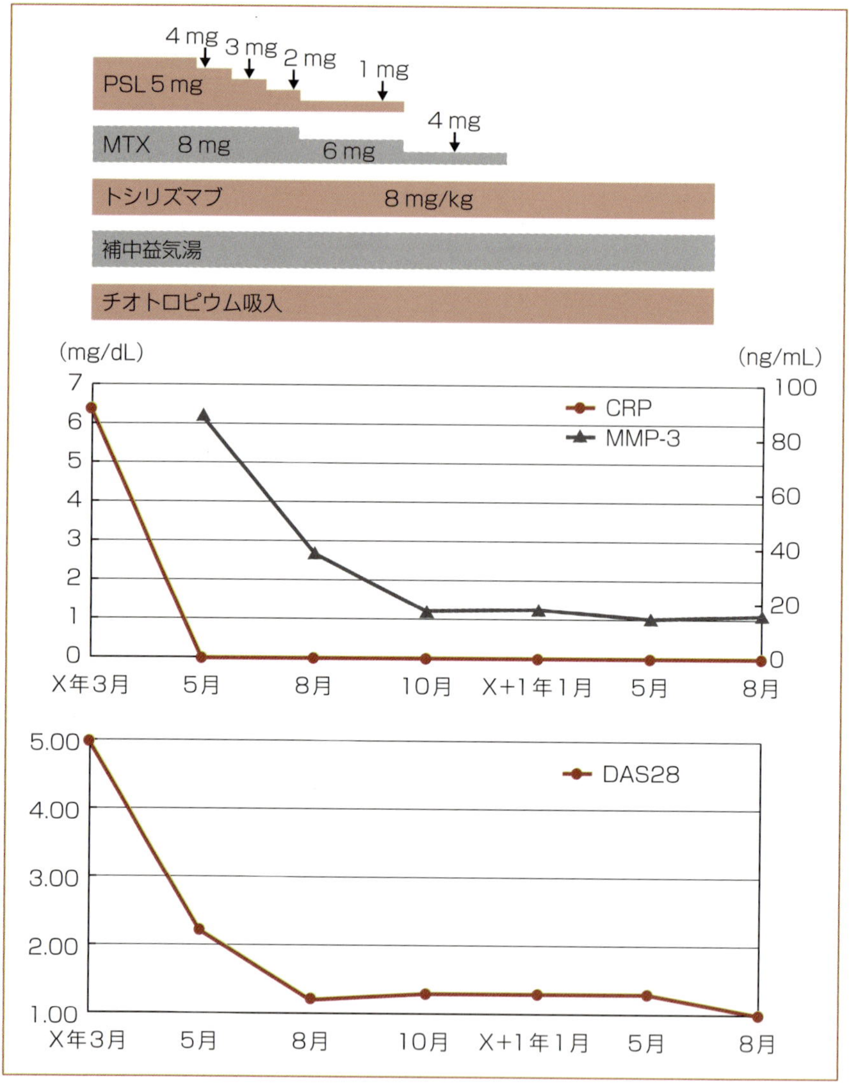

図1 64歳，女性 関節リウマチ治療経過

であれば，**補中益気湯**が有効と考えられる．**補中益気湯**は，帯状疱疹に罹患した場合も治癒過程を早める印象があり，筆者らはよく用いている．

高齢者のRA患者では，十分な既存治療でも，腰痛やしびれなどの腎虚の症状がみられ，従来は，**疎経活血湯**や**大防風湯**などが使用されてきた．筆者らは，**牛車腎気丸**が，TNF-α（tumor necrosis factor-α）の産生抑制作用を介し，抗サルコペニア効果や疼痛改善効果を示すことを報告している[4,5]．**牛車腎気丸**は，血中に遊離したTNF-αを阻害することはできないが，関節局所でのTNF-α産生抑制には有効である可能性が想定され，RAの病態改善に合目的と考えられる．筆者は，生物学的製剤などでも残存する一部の関節の腫脹・疼痛などに用いて効果を認めている．例としては，アクテムラ®を使用して寛解に至るも，右肘関節の変形による疼痛が残存していた中年の女性に**牛車腎気丸**を使用し，右肘関節の疼痛が改善した一例を経験している．ただし，**牛車腎気丸**では時々，胃もたれなどの消化器症状が出現することがあるので，脾虚がある患者では，まず脾虚の漢方治療を優先すべきである．また，患者の多くは女性であり，月経周期に伴い関節症状の悪化や頭痛などの症状が出現するようであれば，血虚や水毒がRAの活動性に関与している可能性が考えられる．その際は，**当帰芍薬散**や**五苓散**を積極的に併用していく．

文献

1) Smolen JS, et al. EULAR recommendations for the management of rheumatoid arthritis with synthetic and biological disease-modifying antirheumatic drugs：2016 update. Ann Rheum Dis 2017；76：960-977.
2) 有光潤介ほか．リウマチ膠原病患者における自己記入式問診票を用いた消化管症状，QOLの実態．臨床リウマチ 2013；25：164-173.
3) 有光潤介ほか．関節リウマチ患者に対する漢方治療の有用性の検討．京都：第57回日本リウマチ学会総会・学術集会（会議録）；2013.
4) Kishida Y, et al. Go-sha-jinki-gan（GJG）, a traditional Japanese herbal medicine, protects against sarcopenia in senescence-accelerated mice. Phytomedicine 2015；22：16-22.
5) Nakanishi M, et al. Go-sha-jinki-gan（GJG）ameliorates allodynia in chronic constriction injury model mice via suppression of TNF-α expression in the spinal cord. Mol Pain 2016；12：1-16.

全身性エリテマトーデス

全身性エリテマトーデス（systemic lupus erythematosus：SLE）は，代表的な自己免疫疾患であり，抗二本鎖DNA抗体をはじめとする自己抗体による免疫複合体の組織沈着により，全身の様々な臓器に多彩な症状を示す．SLEの診断には，1997年米国リウマチ学会の診断基準が用いられ，11項目中4項目以上がSLEと診断され[1]，疾患活動性評価（SLE disease activity index：SLEDAI）4点以上で難病認定される[2]．ただし，2012年に新たな分類基準も提唱されている[3)]．治療原則は，重症評価をもとに，副腎皮質ステロイド剤が中心になる．心膜炎・胸膜炎，中枢性ループスなどの場合は，PSL 1 mg/kg から開始され，ループス腎炎などは組織分類に従い，シクロスポリン（ネオーラル®）などの免疫抑制剤が併用される．20～40代の女性の罹患率が高く，その発症に女性ホルモンが関与するといわれる．長期予後は，劇的に改善しているが，ステロイド剤の長期内服が必要であることや，寛解しても，再燃しやすいことが臨床上の問題である．漢方は，**当帰芍薬散**や**温経湯**などにより血虚，瘀血《おけつ》を，**四君子湯**などにより脾虚を改善し，寛解維持やステロイドの減量への手助けとなることが多い．

■お薦め漢方薬３つ

1　温経湯（106）：冷えや月経不順，活気がないなどの症状に有効である
2　四君子湯（75）：不安が強く，食欲不振などの消化器症状がみられる
3　桂枝湯（45）：寒気などの感冒の初期症状に有効である

症例（温経湯）

患者：26歳，女性

主訴：関節痛，顔面紅斑

既往歴：なし

現病歴：23歳時に顔面紅斑にて受診．以後経過を診ていたが，26歳時に光線過敏症，関節痛（両膝関節・両股関節），採血検査にて抗核抗体640倍（homogenius＋speckled），抗ds-DNA抗体21.0 U/I，C3 46 mg/dL，C4 4 mg/dL，CH50 10未満，SLEの診断となった．

現症：身長153 cm，体重45 kg，血圧92/55 mmHg，脈66/分，呼吸音・心音ともに異常なし，下腿浮腫なし．

治療：月経周期は28日周期・整であるが，月経痛を認め，冷えがあった．血虚，瘀血があり，軽症のSLEであったことから，**温経湯**（TJ-106）7.5 g/分3にて内服開始した．内服開始により関節症状は改善し，月経痛も徐々に改善した．その後，冷えに対してサフランも追加した．不妊治療のため，一時漢方治療を中断していたが，不妊治療を中止し，温経湯を再開したところ，無事妊娠し，出産した．現在は適宜症状に合わせて**補中益気湯**（TJ-41）などの補気剤と併せて経過観察中である．

クリニカルポイント

SLEの発症には，女性ホルモンが関与するといわれることから，漢方的には，血虚，瘀血が病態形成に関与すると考えられる．問診の際には，月経周期，経血量，月経痛の有無，凝結塊の有無などを確認し，月経期間が延長する，経血量が少ないなど血虚の症状があれば，**当帰芍薬散**を用いる．月経前に頭痛が悪化するようなら，**五苓散**頓用が有効である．また，SLE患者では，抗リン脂質抗体症候群の合併が知られ，凝固系の亢進が認められる．漢方的には，肝斑や冷え，痛みなどの瘀血症状に加えて月経痛や凝結塊があれば，駆瘀血剤として，**桂枝茯苓丸**を使用する．しかし，エキス製剤では不十分なことが多いことから，筆者らは，サフランを使用することが多い．既存漢方治療を行っていたリウマチ膠原病患者にサフランを追加したところ，78.7％に冷えやしびれ，痛みなどの自覚症状の改善がみられた．治療前後での，活性化した血小板機能のマーカーであるPF 4（血小板第4因子）やβ-TG（β-トロンボグロブリン）の有意な低下も認めた[4]．

筆者らの検討では，SLE患者においても，RA患者と同様に，PPI内服でも胃の痛み（30.8％）や胸やけ（30.8％），胃もたれ（53.8％）が残存していた[5]．SLE患者も脾虚をベースにした気虚の状態と考えられ，**四君子湯**をベースにした補気剤が有効である．その際には，食習慣をしっかり聴取し，バランスのとれた食生活が重要であることを十分に伝えなければ，漢方の効果は発現しにくい．筆者らは，重症化したSLEにおいては，**血府逐瘀湯**《けっぷちくおとう》加減を中心に治療を行っているが，軽症であれば，症例で示している**温経湯**はお薦めの処方である．**温経湯**はエキス製剤の一つで，当帰・芍薬・阿膠・麦門冬で陰虚や血虚を補い，牡丹皮で瘀血を改善し，桂皮・生姜・呉茱萸・川芎で温め，人参・甘草・半夏で気を補っていくことができる．

そのほかには，皮膚の限局型の円板状エリテマトーデス（discoid lupus erythematosus：DLE）に対して，**温清飲**をよく用いている．**図 1** に，既存治療に**温清飲**などを追加し，DLEが著名に改善した症例の皮膚の治療経過を示す．また，SLE患者は，呼吸器感染を起こしやすいが，その際にお薦めなのが，**桂枝湯**である．寒気がすれば，すぐに使用するように指導することがコツである．筆者の外来では，効果を実感するためか，患者のほうから希望してくる処方になっている．

最後になるが，SLEの治療には，若年女性に多い疾患であることから，患者

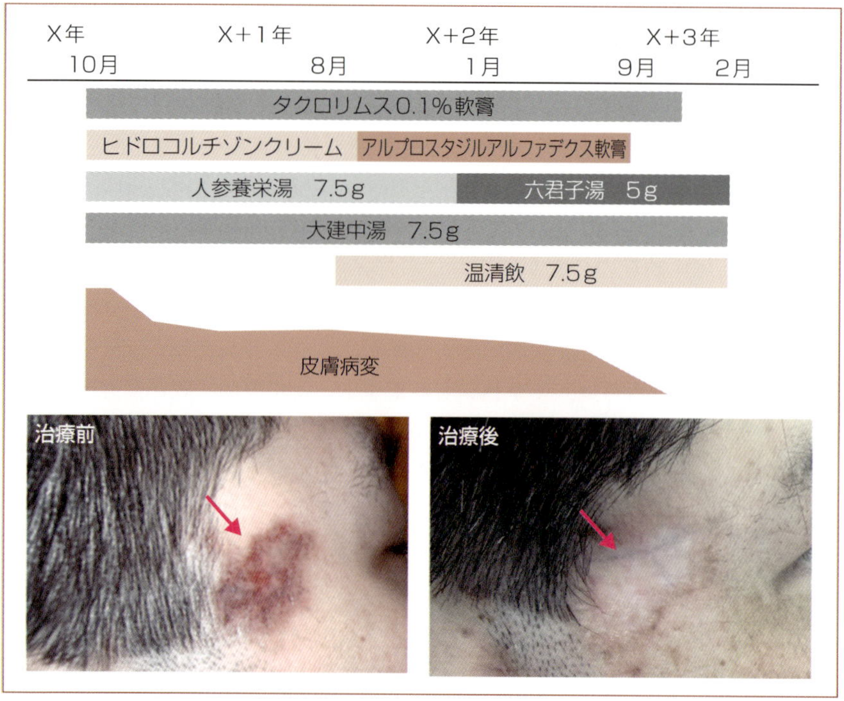

図1 42歳，男性 DLE治療経過

のライフステージを意識した治療戦略が必要になる．若年女性は，ムーンフェイスなどの副作用を気にして，ステロイドの自己中断，自己減量を無断で行っていることも多い．SLE患者の多くは，進学，就職，結婚，出産など，新たな生活環境で，症状が不安定化しやすい．そのため，われわれ医師が，ライフステージの変化で生じる患者の不安や身体症状を真摯に受け止め，漢方治療を行うことが重要である．漢方は，全人的治療とよくいわれるが，医師のスキルとして，安心を与える雰囲気や言葉かけ，診療態度が必須になる．

文献

1) Hochberg MC. Updating the American College of Rheumatology revised criteria for the classification of systemic lupus erythematosus. Arthritis Rheum 1997；40：1725.

2) Bombardier C, et al. Derivation of the SLEDAI. A disease activity index for lupus patients. The Committee on Prognosis Studies in SLE. Arthritis Rheum 1992；35：630-640.

3) Petri M, et al. Derivation and validation of the systemic lupus international collaborating clinics

classification criteria for systemic lupus erythematosus. Arthritis Rheum 2012；64：2677-2686.
4) 有光潤介ほか．リウマチ膠原病アレルギー患者に対するサフランの効果．日東医誌 2011；62：548-555.
5) 有光潤介ほか．リウマチ膠原病患者における自己記入式問診票を用いた消化管症状，QOL の実態．臨床リウマチ 2013；25：164-173.

全身性強皮症

全身性強皮症（systemic sclerosis：SSc）は皮膚，関節，および内臓（食道，下部消化管，肺，心臓，腎臓など）におけるびまん性の線維化や変性変化を特徴とする原因不明の慢性疾患である．女性に多く，男女比は 1：9 といわれている．様々な診断基準があるが，日本では，厚生労働省 2010 年の診断基準が用いられる（表 1）．国際的には，重症度分類は，全身の皮膚硬化を評価する modified Rodnan total skin thickness score（mRSS）が使用される[1]．日本皮膚科学会「全身性強皮症　診断基準・重症度分類・診療ガイドライン」によれば，mRSS は，短期間であれば，内臓病変とよく相関するが，長期的には，皮膚硬化が軽度でも肺線維化が進行する症例もあり，間質性肺炎，強皮症腎などの腎病変，肺高血圧症などにおける重症度と推奨度が示されている[2]．例えば，肺高血圧では，PDE（ホスホジエステラーゼ）5 阻害薬や，エンドセリン受容体拮抗薬が薦められている[2]．漢方は，様々な臓器障害による機能障害に対する加療が中心となる．

表 1　全身性強皮症の診断基準：厚生労働省 2010 年

大基準	手指あるいは足指を越える皮膚硬化
小基準	①手指あるいは足指に限局する皮膚硬化 ②手指先端の陥凹性瘢痕あるいは指腹の萎縮 ③肺基底部の線維症（両側性） ④抗トポイソメラーゼ抗体（抗 Scl-70 抗体），抗セントロメア抗体，抗 RNA ポリメラーゼ III 抗体

*限局性強皮症（モルフィア）を除外する
*手指の所見は循環障害による，外傷などによるものを除く
*大基準を満たす場合，あるいは小基準の①および②～④の 1 項目を満たす場合，診断する

■お薦め漢方薬３つ

1　当帰四逆加呉茱萸生姜湯（38）：エンドセリン受容体拮抗薬でも改善しないレイノー症状

2　六君子湯（43）：PPI 治療でも改善しない逆流性食道炎などの上部消化管症状

3　桂枝加芍薬湯（60）：繰り返す便秘や下痢などの下部消化管症状

症例（当帰四逆加呉茱萸生姜湯）

患者：67 歳，女性

主訴：レイノー症状，皮膚硬化

既往歴：16 歳時に虫垂炎手術

現病歴：50 歳時に SSc 発症．転居に伴い当科受診．発症当初から手指の皮膚潰瘍硬化が著名でレイノー症状が強く，秋から冬にかけては皮膚潰瘍を認めていた．抗 Scl-70 抗体 233 U/mL．

現症：身長 148 cm，体重 34 kg，血圧 109/47 mmHg，脈 82/分，整，SaO_2 97 %（room air），間質性肺炎や逆流性食道炎を認めていない．

治療：皮膚潰瘍が認められたことからボセンタン（トラクリア®）62.5 mg×4 錠，タダラフィル（アドシルカ®）20 mg×2 錠にて加療中であったが，秋になり，冷えで手指の関節症状が増悪したため，当帰四逆加呉茱萸生姜湯（TJ-38）7.5 g/分 3 を処方したところ，手指の冷感や関節症状は改善した．夏前に廃薬するも良好な経過となっている．

クリニカルポイント

SSc は，RA や SLE と比較すると多くの研究が進行しているが，その病因や病態の解明が十分ではない．手指の症状も，浮腫期，瘢痕期などに分けられるように，時期により病態が異なる．漢方的な解釈としては，血虚や瘀血，陰虚などが挙げられるが，皮膚の硬化などは表の病変と考えられるのに対して，内臓病変は裏にあたり，表裏の関係性をどう論じるべきか，議論のあるところである．

SSc では，腸管の線維化により蠕動運動が低下することが知られている．そのため，上部消化管では，逆流性食道炎などの胸やけの症状がみられる．PPI

併用下でも胸やけが残存する場合は，グレリンの誘導作用が知られる**六君子湯**を併用すると症状が改善するとの報告がある[3]．筆者らも同様の臨床結果を経験している．ただし，PPI 不応の場合は，ボノプラザン（タケキャブ®）に変更することを薦める，また，胸やけが強い場合は，**半夏瀉心湯**に変方することも選択肢の一つである．下部消化管障害では，便秘と下痢を繰り返す症例も認める．その際には，**大建中湯**や**桂枝加芍薬湯**の使用を薦める．**大建中湯**に関しては症例報告も認めている[4]．筆者らは，場合によっては，**大建中湯**と**桂枝加芍薬湯**を併用し，**中建中湯**の方意で使用し，経過順調となった症例を経験している．

手指の硬化や，末梢循環障害により難治性のレイノー症状，皮膚潰瘍を呈する．成書ではしばしば，レイノー症状に対して**当帰四逆加呉茱萸生姜湯**が推奨されている．筆者は，過去に多くのレイノー症状を呈する患者に，**当帰四逆加呉茱萸生姜湯**を使用したが，残念ながら，臨床的な手応えは得られなかった．浅田宗伯の『勿《ふつ》誤《ご》薬室《やくしつ》方函《ほうかん》口《く》訣《けつ》』でも，手足の冷えが軽症の場合に**当帰四逆加呉茱萸生姜湯**の単独使用を薦めており，重症の場合は，**禹功散**《うこうさん》などの併用を薦めている[5]．実際，エンドセリン受容体拮抗薬などでレイノー症状の治療を行った後に，**当帰四逆加呉茱萸生姜湯**を使用すると，症例に示すように，効果を確認することができるようになった．

筆者らは，冒頭で述べたように，病因と病態の構造モデルを提唱している．先進医学と伝統医学がそれぞれ試行錯誤を繰り返していけば，SSc においても，高い奏効率が得られる治療戦略を確立できると考えている．読者の方々のヒントになればと思い，あえて SSc を疾患として取り上げた．参考になれば幸いである．

文献

1）Clements P, et al. Inter and intraobserver variability of total skin thickness score（modified Rodnan TSS）in systemic sclerosis. J Rheumatol 1995；22：1281-1285.

2）全身性強皮症　診断基準・重症度分類・診療ガイドライン委員会．全身性強皮症　診断基準・重症度分類・診療ガイドライン．日皮会誌 2016；126：1831-1896.

3）長谷川道子ほか．強皮症に伴う胃食道逆流症に対する六君子湯の使用経験．皮膚科の臨床 2011；53：1767-1770.

4）神尾芳幸ほか．全身性強皮症に合併した麻痺性イレウスの 2 例．西日本皮膚 2012；74：5-9.

5）長谷川弥人．勿誤薬室「方函」「口訣」釈義．大阪：創元社；2005.

16 精神疾患の漢方治療

惠紙英昭，八木 實（久留米大学）

精神疾患で漢方薬が有効な 3 疾患

精神科領域では，特に身体表現性障害のような不定愁訴を強く訴える患者に漢方薬の出番があるように思われるが，実は不安障害，気分障害，不眠症，統合失調症，発達障害領域などにも適応が広がる．このような疾患には向精神薬であるベンゾジアゼピン系薬剤などの抗不安薬，SSRI（selective serotonin reuptake inhibitor：選択的セロトニン再取り込み阻害薬），SNRI（serotonin-noradrenaline reuptake inhibitor：セロトニン・ノルアドレナリン再取り込み阻害薬），NaSSA（noradrenergic and specific serotonergic antidepressant：ノルアドレナリン作動性・特異的セロトニン作動性抗うつ薬）などの抗うつ薬，抗精神病薬，さらに非ベンゾジアゼピン系薬剤などの睡眠薬などを多用してきた．抗うつ薬やベンゾジアゼピン系薬剤は精神科医のみならず精神科以外の医師も多く処方してきた現状があるが，薬剤による犯罪，ベンゾジアゼピン系薬剤の多剤併用になってしまった依存の問題などから，近年，厚生労働省が診療報酬で抗不安薬，睡眠薬の適正使用を求めている．そこで本項は，ベンゾジアゼピン系薬剤や抗うつ薬の多剤大量処方の反省を込めて，神経症領域の全般性不安障害，身体表現性障害の身体表現性自律神経機能不全（過敏性腸症候群，下痢など），パニック障害（特に予期不安，不快な症状を思い出す）に焦点を絞る．

精神科領域では表 1 に示すように，疾患や状態に対する保険適応が認められている．筆者は，精神科領域で用いられる漢方薬を構成生薬の薬能・薬性を理解することで，精神症状を呈している患者の病態に応じて使い分け，もしくは合方して処方している．症例を提示し，表 1 の中からお薦め処方を解説する．

全般性不安障害

不安障害（anxiety disorder）は，全般性不安障害，恐怖症性不安障害（広場恐怖，社交恐怖など），その他の不安障害（パニック障害，混合性不安抑うつ障害など），強迫性障害，重度ストレス反応および適応障害，解離性（転換

表 1　精神科領域における保険診療

症状	適応漢方薬
神経症	柴胡桂枝乾姜湯（11），半夏瀉心湯（14），抑肝散（54），柴胡清肝湯（80），抑肝散加陳皮半夏（83），温経湯（106），大承気湯（133），加味帰脾湯（137）
ノイローゼ	大柴胡湯（8），黄連解毒湯（15），苓桂朮甘湯（39）
ヒステリー	柴胡加竜骨牡蛎湯（12），四逆散（35）
不安神経症	半夏厚朴湯（16），柴朴湯（96），茯苓飲合半夏厚朴湯（116）
精神不安	加味帰脾湯（137）
神経質	四逆散（35），苓桂朮甘湯（39），小建中湯（99）
神経衰弱	柴胡加竜骨牡蛎湯（12），桂枝加竜骨牡蛎湯（26），真武湯（30）
性的神経衰弱	桂枝加竜骨牡蛎湯（26）
不眠症	大柴胡湯（8），柴胡桂枝乾姜湯（11），半夏厚朴湯（16），抑肝散（54），帰脾湯（65），抑肝散加陳皮半夏（83），酸棗仁湯（103），温経湯（106），加味帰脾湯（137）

性）障害，身体表現性障害，その他の神経症性障害に分類される．その中でも全般性不安障害（generalized anxiety disorder）[1] は，基本的な状態として様々な出来事や活動に対する過度な不安と心配である．割と女性に多く，しばしば慢性の環境的ストレスと関連している．症状が動揺し，慢性化する傾向にあり，臨床場面では難渋する場面が多い．診断ガイドライン[1] では，不安が持続し，心配（将来の不幸に関する気がかり，イライラ感，集中困難など），運動性緊張（そわそわした落ち着きのなさ，筋緊張性頭痛，振戦，身震い，くつろげないこと），自律神経性過活動（頭のふらつき，発汗，頻脈あるいは呼吸促迫，心窩部不快，めまい，口渇など）である．

不安に対しては向精神薬，特にベンゾジアゼピン系薬剤，SSRI を中心とした治療が中心となるが，多くの患者は副作用である眠気，倦怠感，健忘などに悩まされている．そのため筆者は，軽症から中等度には漢方薬で対応し，中等度から重度には向精神薬類を少量併用することが多い．

■お薦め漢方薬３つ

1 半夏厚朴湯（16）：咽喉頭異常感，上部消化管症状のある不安，抑うつ，動悸
2 茯苓飲合半夏厚朴湯（116）：咽喉頭異常感，消化器症状の強い不安，抑うつ，動悸
3 柴朴湯（96）：咽喉頭異常感があり，不安・緊張が強いもの

症例（半夏厚朴湯）

患者：10 代女性

主訴：不安，不眠，動悸，食欲低下

既往歴：特になし

現病歴：高校生になって試験前になると不安になり，不眠，時に動悸を感じるようになった．人間関係ではいじめなどもなく，同級生と仲は良い．家にいるとあまり症状は出ない．県内有数の進学校であるため，同級生が勉強しているのを見ると焦ってきて，「自分は大丈夫だろうか」と不安になる．毎日そのような気持ちが湧いてきて勉強しているが，不安を我慢していると喉のあたりが詰まった感じになって，徐々に動悸がしだす．体もきつく，食欲も低下し，2 週間前から学校に行けなくなった．そのため，かかりつけ小児科医を受診し，採血，心電図などを行ったが，異常がなく，心理的な面を心配され当科を紹介された．

生活歴：学校での人間関係は問題ない．2 年生までは規則的に生活して，なんら問題なく生活できていた．

現症：身長 156 cm，体重 45 kg，血圧 108/58 mmHg，脈 66/分，整．血液検査では生化学検査，一般検血，甲状腺機能など正常．

四診：腹診，脈診では特徴的な所見はない．舌診では軽度歯圧痕（＋）．

診断：不安障害

処方：半夏厚朴湯（TJ-16）7.5 g/日から開始．

経過：内服して数日で動悸や不安が消失した．睡眠もとれたため倦怠感もなくなり，登校できるようになった．2 週間後には完全に登校できるようになったため，母親のみ受診した．母によると，内服して 2～3 日で不安が軽減し，睡眠もとれ，食欲も改善し，全身倦怠感も徐々に改善したとのことである．4 週

半夏厚朴湯	半夏	茯苓	厚朴	蘇葉	生姜

生薬の薬性：寒 微寒 平 微温 温

①向精神作用（気うつ）：半夏・厚朴・蘇葉・茯苓
②利水作用（水分代謝調節）：半夏・厚朴・蘇葉・茯苓・生姜
③鎮咳作用：半夏・厚朴・蘇葉
④鎮嘔吐作用：半夏・厚朴・蘇葉
⑤消化管・気道の鎮痙作用：半夏・厚朴

◆ポイント
・一番使いやすい！
・咽喉頭異常感，上部消化管症状のある不安，抑うつ，動悸

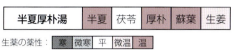

図 1　半夏厚朴湯の構成生薬と薬能，ポイント（平・中）

間後には，全身倦怠感も消失し，食欲も改善し，登校も継続できている．本人が受験前であり，「症状が再燃するのは不安である」とも言うため，**半夏厚朴湯** 5 g/分 2 に減量して 2 か月間経過を観た．その間まったく症状は再燃しなかった．そのため，3 か月目に入り，不安症状が出現した時のみに**半夏厚朴湯**を頓用するようにした．無事に希望の大学に受験でき，合格した．

クリニカルポイント

漢方薬の構成生薬から考えて処方を組み立てる必要がある．不安，心配，消化器症状がある場合には，まず**半夏厚朴湯**を試す．

①半夏厚朴湯[2)]

保険適応は，「気分がふさいで，咽喉，食道部に異物感があり，ときに動悸，めまい，嘔気などを伴う次の諸症：不安神経症，神経性胃炎，つわり，せき，しわがれ声，神経性食道狭窄症，不眠症」[3)] である．半夏，茯苓，厚朴，蘇葉，生姜で構成されている（図 1）．構成生薬の薬能を考えると，向精神作用（不安，気うつ）に効果を示す半夏・厚朴・蘇葉・茯苓，利水作用（水分代謝調節）は半夏・厚朴・蘇葉・茯苓・生姜，鎮咳作用は半夏・厚朴・蘇葉，鎮嘔吐作用は半夏・厚朴・蘇葉，そして消化管や気道の鎮痙作用は半夏・厚朴が効果を示す．つまり，生薬の薬能が保険適応に反映されている．

表 1 半夏厚朴湯の関連処方の使い分け

症状	適応漢方薬
咽喉頭異常感症	半夏厚朴湯（16）
咽喉頭異常感症（消化器症状が強い）	茯苓飲合半夏厚朴湯（116） [茯苓飲（69）＋半夏厚朴湯（16）]
咽喉頭異常感症（不安が強い）	柴朴湯（96） [小柴胡湯（9）＋半夏厚朴湯（16）]

②茯苓飲合半夏厚朴湯 [2)]

保険適応は，「気分がふさいで，咽喉，食道部に異物感があり，ときに動悸，めまい，嘔気，胸やけなどがあり，尿量の減少するものの次の諸症：不安神経症，神経性胃炎，つわり，溜飲，胃炎」[3)] である．筆者は，**半夏厚朴湯**を用いる症状に加えてより消化器症状（吐き気，嘔吐，胸やけなど）が強い場合には，**半夏厚朴湯**に**茯苓飲**が合方された**茯苓飲合半夏厚朴湯**を用いる（表1）．**茯苓飲**は，茯苓，蒼朮，陳皮，人参，枳実，生姜で構成されている．それぞれの生薬の薬能は，幽門部・幽門括約筋の攣縮を和らげ，排泄を促進するのが陳皮・枳実・生姜，また心下痞《しんかひ》（心窩部の痞《つか》え）には人参，胃内停水（胃の水分貯留）に茯苓・蒼朮が作用する．このように消化器症状をより強く訴える場合に用いやすい．

③柴朴湯 [2)]

保険適応は，「気分がふさいで，咽喉，食道部に異物感があり，ときに動悸，めまい，嘔気などを伴う次の諸症：小児ぜんそく，気管支ぜんそく，気管支炎，せき，不安神経症」[3)] である．**半夏厚朴湯**を用いる症状より不安，緊張が強い場合には，**半夏厚朴湯**に**小柴胡湯**が合方された**柴朴湯**を処方する（表1）．それは**小柴胡湯**には不安・緊張を和らげる柴胡が含有されているからである．**小柴胡湯**は，柴胡，半夏，黄芩，大棗，人参，甘草，生姜で構成される．それぞれの薬能は，緊張，イライラ，抑うつを改善するのが柴胡・生姜で，抗不安作用として柴胡・半夏・大棗，さらに鎮嘔吐・鎮咳作用は半夏・生姜，内科的に見ると消炎・解熱作用を有するのが柴胡・黄芩である．よって，**小柴胡湯**の保険適応にあるような上気道関連の炎症が遷延する症状，例えば咳などにも処方できる．柴胡剤を合方し作用を強めた**半夏厚朴湯**の兄弟という理解をすると処方しやすい．

④一口メモ

エキス製剤は，煎じ薬の標準湯剤の定量成分（エフェドリン，グリチルリチン，アミグダリンなど）の下限値に比して70％以上であれば認める（標準湯液に近づける努力義務）とされており，煎じ薬よりは効果が若干劣る[4]．そのため，湯液の効果に近づけるためには若干の量を増加させることも意識する必要がある．筆者は午前中に不安感が強い場合には，**半夏厚朴湯**を3包/分3ではなく，2包/朝，1包/夕食前などに微調整して内服してもらっている．薬能があるため用量反応があり，効果を実感できる．その他，風邪の初期に**葛根湯**2〜3包をお湯に溶かして体を温め，発汗させて解熱させる方法と同じ考え方である．

もし動悸がとれない場合には，動悸に効果を示す牡蛎末か，牡蛎を含有している**柴胡加竜骨牡蛎湯**，**柴胡桂枝乾姜湯**などを追加する．

一般的な不安には**抑肝散**，**抑肝散加陳皮半夏**も使いやすいが，筆者は，心理的に葛藤が強い場合に**抑肝散**を処方することが多い．

文献

1）WHO. The ICD-10 Classification of Mental and Behavioural Disorders：Clinical descriptions and diagnostic guidelines. 融道男ほか監訳．ICD-10 精神および行動の障害：臨床記述と診断ガイドライン．新訂版．東京：医学書院；2005．152.
2）福冨稔明．山方勇次編．漢方123処方　臨床解説　師・山本巌の訓え．京都：メディカルユーコン；2016.
3）ツムラ．ツムラ医療用漢方製剤：製品ラインナップ．改訂版．B00059．2018.
4）秋葉哲生．医療用漢方製剤の歴史．日東医誌 2010；61：881-888.

身体表現性自律神経機能不全

ICD-10では，身体表現性自律神経機能不全（somatoform autonomic dysfunction）とは，症状があたかも大部分か完全に自律神経支配とコントロール下にある系統や器官，すなわち心血管系，消化器系，呼吸器系の身体疾患によるかのようである．確定診断[1]には，a）動悸，発汗，紅潮などの持続的で苦痛を伴う自律神経亢進症状，b）特定の期間あるいは系統に関連づけられる付加的な主観的症状（腹痛，下痢など），c）訴えのある期間あるいは系統の重篤な傷害の可能性に関するとらわれと苦悩で，医師が説明と補償を繰り返しても反応しないもの，d）訴えのある系統あるいは器官の構造あるいは機能に明らかな障害の証拠がない，のすべてが必要となる．

全般性不安障害との鑑別は，全般性不安障害では自律神経機能亢進は，恐怖や不安な予感のような心理的構成要素が優性であること，そしてその他の症状については固定した身体的焦点がないことである．

自律神経機能不全の身体的焦点には，心臓および心血管系，上部消化管，下部消化管，呼吸器系，泌尿生殖系，ほかの器官あるいは系とあるが，ここでは当科外来でよく遭遇する便秘や下痢を繰り返す下部消化管に含まれる過敏性腸症候群の治療について述べる．

なお，学生の中には，登校しようとすると便意を催し，いざトイレに行ってもなかなか排便せず時間がかかって遅刻したり，通学中に学校に近づくと同じ症状が出たりする子どもたちがいる．また，社会人でも通勤途中のバスや電車の中で腹痛，便意を催すなど，腹部症状で悩まされている人が多いため，漢方薬がカタカナの名前に変わってOTC（over the counter）として販売されているのが現状である[2-4]．

■お薦め漢方薬３つ

1 桂枝加芍薬湯（60），小建中湯（99）：不安を伴い，中空臓器の痙攣を伴うもの
2 桂枝加芍薬大黄湯（134）：比較的体力のない過敏性腸症症候群の便秘型
3 柴胡桂枝湯（10）：心窩部の苦満感，食欲不振，腹痛，不安・不眠

症例（小建中湯，柴胡桂枝湯など）

患者：高校３年生，女子

主訴：腹痛，下痢，不安

既往歴：特になし

現病歴：中学時代から学校に行く前にお腹が痛くなり，トイレに20～30分ほど閉じこもることが多く，毎朝同じような日々を過ごしていた．高校に入学後も同じ状況が続いていたが，３年生になり受験を意識するようになってから，朝の腹痛がひどくなり，授業中にも腹痛が出現するようになった．しかし，ト

イレに駆け込み，いざ排便をしようとすると，通常の便が出たり下痢したりするため，日々悶々としていた．そこで養護教諭に相談したところ，薦められて受診した．

生活歴：遅くまで勉強しているが，睡眠覚醒は問題ない．学校での人間関係は特に問題ない．ただ周囲が猛勉強しているので焦っている．性格は優しく，思いやりがあるタイプ．食事は好き嫌いがあり，間食でチョコレートなど甘い物をよく食べる．

家族歴：父親が学生時代に過敏性腸症候群の症状があった．

現症：身長 148 cm，体重 42 kg，血圧 110/60 mmHg，脈 70/分，整．血液検査では生化学検査，一般検血，甲状腺機能など正常．

四診：腹診では軽度腹直筋緊張，脈診では特徴的な所見はない．舌診では軽度歯圧痕（+）．

診断：過敏性腸症候群

処方：小建中湯（TJ- 99）7.5 g/日から開始．

経過：2 週間後に診断したところ，内服して 3 日ごろから効果が出てきた．しかし，まだ朝から腹痛がするし，トイレに入っている時間は変化ない．学校でも腹痛がするが，VAS（visual analogue scale）でまだ 60/100 症状が残っている．そこで小建中湯を通常量の 15 g/日まで増量した．

増量 2 週間後に症状はほとんど改善して，症状は VAS で 20/100 残っている程度となり，生活ではほとんど困らなくなってきた．朝も 10 分程度で形のある大便が出て，学校でも授業の途中で腹痛がすることがなくなった．

受診 2 か月後には，卒業間近で受験が迫ってきており，だんだん症状が再燃してきた．朝の排便時間が長くなり，便秘傾向になった．そして，模擬試験も多いため腹痛がするようになり，不安で眠れないようにもなった．そこで小建中湯 5 g/分 2 朝夕＋柴胡桂枝湯（TJ-10）5 g/分 2 朝夕，桂枝加芍薬大黄湯（TJ-134）2.5 g/眠前に変更した．

変更 2 週間後には 3～4 日してから不安が軽減し，睡眠もとれるようになった．腹痛もほとんどなくなり，朝の排便もスムーズになった．

1 か月後には無事大学に受験し，合格した．その後は漢方薬をほとんど飲まずに済んでいる．

桂枝加芍薬湯	芍薬	桂皮	大棗	甘草	生姜

生薬の薬性：寒 | 微寒 | 平 | 微温 | 温

①抗不安作用：芍薬・桂皮・大棗・甘草
②中空臓器の痙攣性疼痛除去：芍薬・甘草（芍薬甘草湯）
③腹部を温める，芍薬の寒涼の薬性に拮抗：桂皮・生姜

◆ポイント
・不安を伴い，中空臓器の痙攣を伴うもの
・消化管の痙攣性疼痛，過敏性腸症候群，膀胱神経症
・小児の反復性臍仙痛，術後の狭窄による疼痛など

図 1　桂枝加芍薬湯の構成生薬と薬能，ポイント

クリニカルポイント

①桂枝加芍薬湯[3)]

保険適応は「腹部膨満感のある次の諸症：しぶり腹，腹痛」[4)]である．構成生薬は，芍薬，桂皮，大棗，甘草，生姜である（**図 1**）．生薬の薬能は，芍薬・桂皮・大棗・甘草が抗不安作用を有し，芍薬・甘草（**芍薬甘草湯**）が中空臓器の痙攣性疼痛除去，桂皮・生姜が腹部を温める，芍薬の寒涼の薬性に拮抗するである．まさしく過敏性腸症候群のファーストチョイスとして挙げられる．

②小建中湯[3)]

保険適応は，「体質虚弱で疲労しやすく，血色がすぐれず，腹痛，動悸，手足のほてり，冷え，頻尿および多尿などのいずれかを伴う次の諸症：小児虚弱体質，疲労倦怠，神経質，慢性胃腸炎，小児夜尿症，夜なき」[4)]である．構成生薬は**桂枝加芍薬湯**の構成生薬である芍薬，桂皮，大棗，甘草，生姜に膠飴を含有したものである．膠飴を含有するため，通常 15 g 中の乾燥エキスが**桂枝加芍薬湯** 7.5 g と同等である．膠飴は腸内フローラの乱れを整える作用があると考えられており，偏食で腸内細菌が乱れているような場合などには効果的と考えられる．甘くて飲みやすいのが特徴である．

③桂枝加芍薬大黄湯[3)]

保険適応は，「比較的体力がない人で，腹部膨満し，腸内の停滞感あるいは腹痛などを伴うものの次の諸症：1．急性腸炎，大腸カタル，2．常習便秘，宿便，しぶり腹」[4)]である．過敏性腸症候群の便秘型に用いられる．**桂枝加芍薬湯**に大黄を含有している処方である．筆者は便通の調子を観て，**桂枝加芍薬湯**や**小建中湯**と併用して，1日１回から３回にするなど微調整している．

④柴胡桂枝湯[3)]

保険適応は，「発熱汗出て，悪寒し，身体痛み，頭痛，はきけのあるものの次の諸症：感冒・流感・肺炎・肺結核などの熱性疾患，胃潰瘍・十二指腸潰瘍・胆のう炎・胆石・肝機能障害・膵臓炎などの心下部緊張疼痛」[4)]である．使用目標には，心窩部の苦満感，食欲不振，腹痛，さらに精神不安，不眠などの精神神経症状を伴う場合とある．構成生薬は，柴胡，黄芩，半夏，人参，生姜，甘草，大棗，桂皮，芍薬である．薬能は，平滑筋の痙攣による腹痛を止める作用が芍薬・甘草，疏肝解鬱作用（抑うつを改善）が柴胡・芍薬，抗不安作用が桂皮・甘草・大棗・半夏・人参で，鎮嘔制吐作用・鎮咳作用が半夏・生姜である．また消炎解熱作用が柴胡・黄芩である．現在では使用目標になるように熱病以外にも用いることが多い．

桂枝加芍薬湯で効果が少ない時には，ストレス状況を詳細に把握し，心理的葛藤の程度によって**柴胡桂枝湯**を併用することが多い．

文献

1）WHO. The ICD-10 Classification of Mental and Behavioural Disorders：Clinical descriptions and diagnostic guidelines．融道男ほか監訳．ICD-10 精神および行動の障害：臨床記述と診断ガイドライン．新訂版．東京：医学書院；2005．175-176．

2）秋葉哲生．医療用漢方製剤の歴史．日東医誌 2010；61：881-888．

3）福冨稔明．山方勇次編．漢方 123 処方　臨床解説　師・山本巌の訓え．京都：メディカルユーコン；2016．

4）ツムラ．ツムラ医療用漢方製剤：製品ラインナップ．改訂版．B00059．2018．

パニック障害

パニック障害（panic disorder）とは[1)]，最初は，突然の動悸や呼吸困難感，めまい，発汗などの身体症状を感じ，同時に強い不安や恐怖を伴っているパニック発作を呈する．多くの場合は30分以内に症状が治まるが，何回か繰り返すうちに，「また発作を起こしたらどうしよう」という強い不安感や恐怖感に苛まれるようになる．これは「予期不安」といい，ほとんどのパニック障害の患者に認められる．そして，他人に見られたらどうしようなど，恥ずかしさと不安を生じると広場恐怖になる．パニック障害以外の神経症領域の患者も，ストレスなどによって生じる諸症状を思い出し，不快な気持ちになる時がある．筆者は，この不快な気持ちを思い出すことは，程度の差こそあれ，拡大解釈すれば予期不安の軽症の状態と考えている．よって狭義の予期不安に限定せず，「何か不快なこと，嫌なことを思い出す」思考パターンに対して，通称・神田橋処方（**桂枝加芍薬湯**と**四物湯**の合方である**桂枝加芍薬湯合四物湯**）を処方している．

薬物療法では一般的に，神経症領域の諸症状にはやはりベンゾジアゼピン系薬剤か非ベンゾジアゼピン系薬剤，もしくはSSRIなどを処方するだろう．筆者は，この不快な症状を思い出す症状に**桂枝加芍薬湯合四物湯**を処方している．

■お薦め漢方薬３つ

1. 桂枝加芍薬湯（60）と四物湯（71）の合方（小建中湯［99］と十全大補湯［48］の合方）：予期不安，不快な気持
2. 柴胡加竜骨牡蛎湯（12）：不安（予期不安も含む），緊張，動悸
3. 甘麦大棗湯（72）：激情，筋肉の緊張，時々の不安発作

症例（桂枝加芍薬湯合四物湯）

患者：38歳，女性

主訴：パニック発作，発作を起こすのではないかと思うと運転ができない，不安，外出できない．

既往歴：特になし

現病歴：28歳で現在の夫と結婚し，2児を儲けた．子どもたちは順調に成長しており，家庭内に問題はない．独身時代にしていた事務職を結婚後辞めていたが，子どもが成長し，手がかからなくなったため，仕事を再開した．しかし，以前の職場と違い，人間関係でストレスを感じるようになった．半年ほど我慢していたが，高速道路を運転していた時に，たまたま事故があって渋滞していた．その時間が長かったこともあり，急に動悸，不安が出現し，高速道路から

降りたいが，降りられない状況に耐えきれず，叫びたくなった．そこでメンタルクリニックを受診し，パニック障害と診断された．ロラゼパム 3 錠 /分 3 を処方され，眠気はあるものの一時的に改善した．しかし，仕事中に居眠りをしたり，また発作を起こすのではないかと不安で運転ができない状態だった．主治医と相談したところ，ロラゼパムを 2 錠に減量し，セルトラリン 25 mg を処方された．それでも眠気が強く，漢方薬を希望して受診した．

生活歴：子どもが 2 人いて，塾の送り迎えを夫や友人に頼んでおり，早く運転をしたい．職場での人間関係は若干ストレスを感じるが，特に問題ない．性格は神経質で敏感である．

家族歴：特になし

現症：身長 162 cm，体重 48 kg，血圧 112/70 mmHg，脈 76/分，整．血液検査では生化学検査，一般検血，甲状腺機能など正常．

四診：腹診では瘀《お》血《けつ》の圧痛点軽度．脈診では特徴的な所見はない．舌診は軽度歯圧痕（＋）．

診断：パニック障害

処方：他院処方のロラゼパム 2 錠，セルトラリン 25 mg に**桂枝加芍薬湯**（TJ-60）2.5 g/日＋**四物湯**（TJ-71）2.5 g/日を追加．

経過：2 週間後に診断したところ，内服して 4 日目から嫌な気分や，また発作が起こるのではないかという考えが VAS で 70/100 まで減った．効果を実感する．そこで，**桂枝加芍薬湯** 5 g/分 2 ＋**四物湯** 5 g/分 2 に増量し，ロラゼパム 2 錠，セルトラリン 25 mg を継続とした．

増量 4 週間後には，また発作が起こるのではないかという考えが不思議と湧くが，スッと消えるようになった．実は安定剤のロラゼパムを 1日 1 回に自分で減らしてしまった．でも，以前よりは安心して過ごせている．漢方薬の増量を希望するため，ロラゼパムを週に 1 回土曜日のみ中止し，**桂枝加芍薬湯** 7.5 g/分 3＋**四物湯** 7.5 g/分 3 に増量．

増量 4 週間後には，VAS で 20/100 まで減っているので，日常生活が楽しくなってきた．ロラゼパムを減らすことも大丈夫だった．睡眠もとれ順調である．

次は，ロラゼパムを週に 2 回中止し，車を運転したいと希望したため，近くのコンビニやスーパーまでなど，近距離を試すアドバイスをした．**桂枝加芍薬湯** 7.5 g/分 3＋**四物湯** 7.5 g/分 3，セルトラリン 25 mg も継続．

ベンゾジアゼピン系薬剤を減量して 4 週間後には，不安もなく，発作を起こす

四物湯	当帰	芍薬	川芎	地黄

生薬の薬性：寒　微寒　平　微温　温

①体表の血行を良くする（活血作用）：当帰・川芎
②止血作用：芍薬・地黄
③月経調節作用（内分泌・自律神経）：当帰・川芎・地黄
④滋養作用：当帰・地黄・芍薬

◆ポイント
・皮膚の乾燥，産後あるいは流産後の疲労回復，月経不順，冷え症，しもやけ，しみ，血の道症
・脳下垂体をはじめ，卵巣，その他の種々の内分泌系および自律神経系の失調に対して効果を示す
・単独ではなく合方することが多い

図1　四物湯の構成生薬と薬能，ポイント

のではないかという感じはVASで10〜20/100に減っている．ほとんど日常生活に支障がなくなった．運転に関しては，夫が心配したため助手席に坐ってくれたが，まったく問題なかった．ロラゼパムを隔日に減量．
ベンゾジアゼピン系薬剤を隔日に減量して4週間後には，まったく問題なく過ごせた．そのためロラゼパムを中止にした．
ロラゼパムを中止して4週間後には，まったく問題なく，高速道路を久し振りに運転したが，大丈夫だった．**桂枝加芍薬湯** 7.5 g/分3＋**四物湯** 7.5 g/分3を基本処方に，次はセルトラリン25 mgの減量を開始．週に1回中止とした．
セルトラリンの減量を開始してから1か月ごとに，セルトラリンを週1回中止，週2回中止，週3回中止，完全中止としたが，まったく症状の再燃がなく，**桂枝加芍薬湯** 7.5 g/分3＋**四物湯** 7.5 g/分3のみで過ごせている．

クリニカルポイント

桂枝加芍薬湯と**小建中湯**については前項で記載したので省略する．

①四物湯[2)]

四物湯の保険適応は，「皮膚が枯燥し，色つやの悪い体質で胃腸障害のない

人の次の諸症：産後あるいは流産後の疲労回復，月経不順，冷え症，しもやけ，しみ，血の道症」[3] である．構成生薬は，地黄，芍薬，川芎，当帰である（**図 1**）．生薬の薬能は，体表の血行を良くする（活血作用）が当帰・川芎，止血作用が芍薬・地黄，内分泌・自律神経調整作用（月経調節作用など）が当帰・川芎・地黄，滋養作用が当帰・地黄・芍薬である．脳下垂体をはじめ，卵巣，その他の種々の内分泌系および自律神経系の失調に対して効果を示す．現時点では，神田橋処方がなぜ予期不安や不快な気持ちを和らげる効果があるかはわからない．今後の研究が待たれるところである．

②十全大補湯 [2]

四物湯を採用している病院が少ないと思われるため，**四物湯**を含有する**十全大補湯**について記載する．保険適応は，「病後の体力低下，疲労倦怠，食欲不振，ねあせ，手足の冷え，貧血」[3] である．構成生薬は黄耆，桂皮，**四物湯**（地黄，芍薬，川芎，当帰），蒼朮，人参，茯苓，甘草である．生薬の薬能は，気血両虚には黄耆・当帰，弛緩した筋肉のトーヌスを正常にする黄耆，肉芽の発育を促進する黄耆・当帰・人参，後は前述した**四物湯**の作用である．蒼朮，茯苓，人参，甘草，生姜，大棗が**四君子湯**であるため，**四君子湯**と**四物湯**を合方した**八珍湯**をベースに，黄耆と桂皮を追加したものと考えられ，補気・補血作用を有すると考えられる．また，**四君子湯**から生姜と大棗を抜いた処方と考えられ，消化器系の機能低下した場合に使いやすく，筆者は，**四物湯**の地黄で胃腸障害を起こしやすい人には**十全大補湯**を代用することがある．

③甘麦大棗湯 [2,4]

保険適応は，「夜泣き，ひきつけ」[3] である．構成生薬は，大棗，甘草，小麦である．生薬の薬能は，鎮痙・鎮静作用が小麦・大棗，抗痙攣作用が甘草・大棗，ヒステリーやてんかんを治す作用が小麦・大棗・甘草である．ポイントは，激情を鎮静して，筋肉の緊張を和らげて消化管機能を回復させる作用をもつと解釈できる点である．甘草を多く含有するため，長期処方では低カリウム血症や偽アルドステロン症などに気をつける．

神田橋処方を開始し，安定しても，時々不安発作が出現するような場合には，**甘麦大棗湯**を頓服で処方するとよい．

文献

1）WHO. The ICD-10 Classification of Mental and Behavioural Disorders：Clinical descriptions and diagnostic guidelines. 融道男ほか監訳. ICD-10 精神および行動の障害：臨床記述と診断ガイドライン. 新訂版. 東京：医学書院；2005. 151.
2）福冨稔明. 山方勇次編. 漢方 123 処方　臨床解説　師・山本巌の訓え. 京都：メディカルユーコン；2016.
3）ツムラ. ツムラ医療用漢方製剤：製品ラインナップ. 改訂版. B00059. 2018.
4）小山誠次. 古典に生きるエキス漢方方剤学. 京都：メディカルユーコン；2014. 133-139.

17 小児疾患の漢方治療

川嶋浩一郎（つちうら東口クリニック／横浜薬科大学）

小児疾患で漢方薬が有効な3疾患

小児で日常多く遭遇するのは上気道炎や胃腸炎などの感染症，喘息やアトピーなどのアレルギー疾患，夜尿症や起立性調節障害などの自律神経疾患であり，近年，発達障害も増加している．ウイルス感染症や嘔吐下痢症，自律神経失調症や発達障害など，多くの場面で漢方薬を活用できる．

小児診療に漢方治療を活かすには，漢方本来の目的を理解する必要がある．漢方医学は，全身を巡る「気血水」という概念と，健康と病気の要因となる「正気」と「邪気」という対立概念を想定している．漢方生薬や経穴などによって気血水の量と質と循環を改善し，「正気」と呼ぶ自然治癒力を高め，病気の悪化要因となる「邪気」を退けようとする生体反応を助けることが漢方本来の目的である．例えば，小児に多い発熱に対して，西洋医学では解熱鎮痛消炎剤を用いるが，漢方では，悪寒があれば辛温発表薬で温め，寒けがなく熱感が強ければ辛涼発表薬で冷やし潤す．どちらの漢方薬も体表の緊張を発散して，すみやかな解熱鎮痛効果がある．

小児診療には，疾患治療と，ほかの診療科にはない成長発育サポートというもうひとつの視点があるので，病気に直接対峙する西洋医学的治療に加えて，自然治癒力を高めることに主眼をおいた漢方治療や食養生などの漢方的アプローチを取り入れることで，この2つの視点に対応した理想的な小児診療が可能になる．

本項では，小児疾患に多くのエビデンスがあり，多用されつつある**麻黄湯**，**五苓散**，**小建中湯**が活用できる疾患を中心に，漢方薬の臨床応用について解説する．

ウイルス感染症（風邪症候群を含む）

日常の小児診療で最も多い風邪症候群の多くがウイルス感染症（virus infectious disease）である．ほとんど合併症なく自然治癒するので，痙攣や脳症などの重篤な合併症をきたさない限り，治療介入は不要であり，治療は対症療法が主流である[1)].

しかし小児の場合，夏風邪症候群やインフルエンザなどは，高熱をきたし，熱せん妄，熱性痙攣，脳症など重篤な合併症をきたす場合がある．また，症状が長引いたり頻回に繰り返したりして慢性副鼻腔炎などを併発することもある．その場合には，抗菌作用に加えて免疫調整作用や抗炎症作用を有するマクロライド系抗菌薬の少量長期投与などが検討される．マクロライドはウイルス感染に対しても，レセプター発現抑制，抗体産生促進，免疫修飾作用が認められる[2)].

このマクロライドの非抗菌作用とまったく同様で，さらに速効性のある免疫修飾作用や抗炎症作用が，**葛根湯**と**葛根湯**に2〜3 g含まれる桂皮成分のシンナミル化合物に認められている[3)]．さらに，桂皮を4 g含む**麻黄湯**にはラニナミビル（イナビル®）を凌ぐ強力なウイルス減少作用が報告されている[4)]（**図1**）.

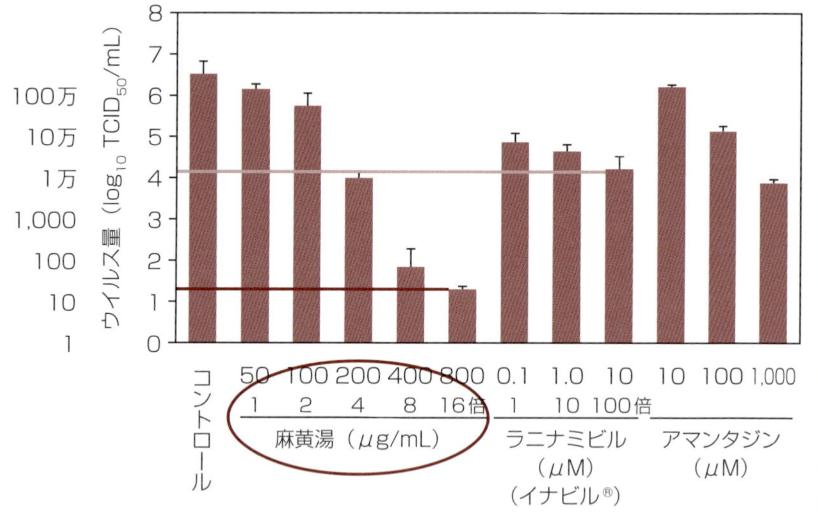

図1　麻黄湯の抗ウイルス効果

細胞株にインフルエンザウイルス（PR 8）を感染させ，様々な濃度の麻黄湯，ラニナミビル，アマンタジンを添加し，24時間後に培養上清中のウイルス量を測定した．麻黄湯は強い抗ウイルス効果を有していることがわかった．

（鍋島茂樹．インフルエンザの漢方治療：最新のエビデンス．別冊・医学のあゆみ：漢方医学の進歩と最新エビデンス．医歯薬出版；2013[4)] より一部修正）

■お薦め漢方薬３つ

1　麻黄湯（27）：発熱・悪寒のみられる多くの乳幼児や学童のウイルス感染初期
（**葛根湯**は生姜や芍薬の辛みや苦味があり，味の敏感な乳幼児には向かない）

2　柴胡桂枝湯（10）：胃腸症状を伴う感冒や咳嗽とともに，腹痛を訴えるこじれた感冒

3　桔梗石膏（N324）：膿痰を伴う咳嗽や咽頭痛　ほかの漢方薬に加える
（**桔梗石膏**は**小柴胡湯加桔梗石膏**（109），**辛夷清肺湯**（104）にも含まれる）

症例（麻黄湯）

患者：3歳，男児

主訴：透明鼻汁，喘鳴を伴う咳嗽，38.6℃発熱，頭痛

現病歴：数日前から鼻汁を認め，今朝から咳をしだし，近医にてシプロヘプタジン（ペリアクチン®），チペピジン（アスベリン®），L-カルボシステイン（ムコダイン®）のシロップを処方されたが，症状が改善せず，夕方から38.6℃の発熱と頭痛がみられたため，小児救急外来を受診した.

現症：体重15 kg，体温39.2℃．意識は清明で頭痛を訴えて啼泣し，透明鼻汁と咳嗽を認め，咽頭発赤と後咽頭壁のリンパ濾胞の発赤腫脹，両肺野に軽度の喘鳴を認め，項部硬直を認めず，腹部所見に異常はなかった.

治療：**麻黄湯**（N 27）2 g ＋乳糖2 g/日（1日3分服毎食前）3日分だけを処方したところ，1包を服薬して数時間で咳，喘鳴が軽減し，機嫌がよくなり，翌朝，37.8℃，頭痛は消失し，翌日夕方には36.4℃に解熱し，咳嗽も軽減し，3日の内服で治癒した.

クリニカルポイント

風邪症候群は3～4日後に生じる特異免疫応答により自然治癒するが，熱性痙攣や脳症は，感染初期の炎症性サイトカインストームによって引き起こされる．インフルエンザ脳症においてはステロイドパルス療法や高γグロブリン療法により，炎症やサイトカインストームを鎮静化する治療が推奨されている

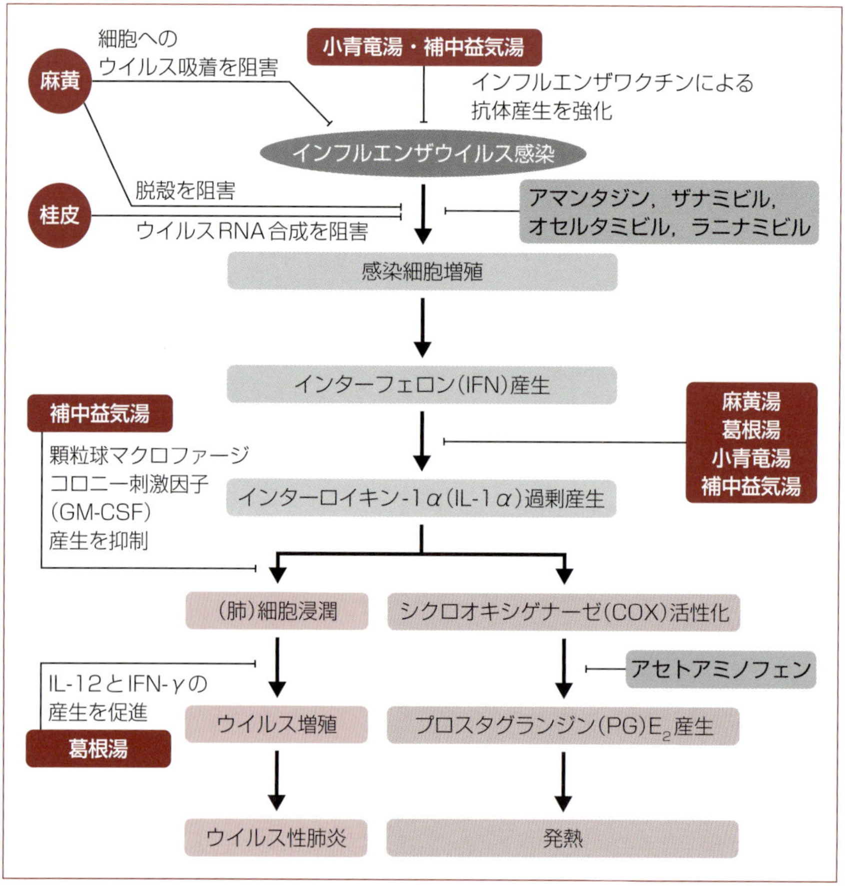

図２　インフルエンザに対する漢方薬の作用機序

（藤本誠ほか．漢方と最新治療 2010[7] より一部改変）

が，予防についてはワクチン以外に記載がない[5]．**麻黄湯**でサイトカインストームを抑制すれば，脳症を予防できる可能性がある．**麻黄湯**には，発病初期のケモカインを含む選択的炎症性サイトカイン抑制効果に加えて，抗炎症作用，鎮咳作用，去痰作用，交感神経を介した鼻汁分泌抑制作用などがあるため，頭痛発熱だけでなく感冒症状全般に効果がある．

葛根湯や**麻黄湯**に含まれる桂皮の成分，シンナミル化合物には，IL-1α（インターロイキン-1α），IL-6，TNF-α（tumor necrosis factor-α）を用量依存性に減少させてすみやかに解熱させる作用があり，さらにクラリスロマイシンと同様に**葛根湯**にも，感染2日目に肺胞内のIL-12を増加させ，細胞性免疫を誘導して，ウイルス肺炎を軽減する作用があり，インフルエンザのRNAウイルスだけでなく帯状疱疹のDNAウイルスにもアシクロビルと同等の改善効果を認めている[6]．さらに，鍋島の*in vitro*でのインフルエンザ感染研究で，**麻黄湯**がラニナミビル（イナビル®）と同等以上の強いウイルス減少効果を用量依存性に認めており，ウイルスに対する**麻黄湯**のオートファジーの活性化であろうと考察している．この効果はDNAウイルスにも認められ，ウイルスの種類に依存しない[4]（図1）．

漢方薬には証という適応基準があり，その基準に従う限り歴史的に安全性が担保されてきた薬剤であるから，大規模なランダム化比較試験を行わなくても，これらの基礎医学の情報に基づいて，わずかな初期感染兆候が発現した超早期から使用すれば，重篤な合併症を軽減し予防できる可能性が高い．全国規模で小児に漢方薬を感染初期から積極的に使用すれば，合併症の発現頻度の推移から，臨床的エビデンスが得られることと思う．

炎症性サイトカイン抑制効果と解熱効果は，漢方生薬では麻黄，桂皮，生姜の順に強く認められ，桂皮のシンナミル化合物の一部で最も強い選択的炎症性サイトカイン抑制効果が認められる[6]（図2）．

このように桂皮を含む漢方薬すべてに同様の効果が期待できることから，感冒症状が長引いた時には，清熱効果の強い**小柴胡湯**より桂皮・芍薬を加えた**柴胡桂枝湯**のほうが，ウイルス感染を頻回に起しやすい腺病質の体質改善を期待できる．咽頭痛の強い場合や痰の切れにくい小児には，清熱去痰効果のある**桔梗石膏**エキス製剤を**麻黄湯**や**柴胡桂枝湯**に合方して用いるとよい．

文献

1）西村龍夫．子どもの風邪：新しい風邪診療を目指して．東京：南山堂；2015.
2）西尾洋介ほか．見直そう，マクロライドの使い方．小児感染免疫 2016；28：311-318.
3）白木公康．感冒に対する葛根湯の作用機序．治療学 2006；40：413-416.
4）鍋島茂樹．インフルエンザの漢方治療：最新のエビデンス．渡辺賢治編．別冊・医学のあゆみ：漢方医学の進歩と最新エビデンス．東京：医歯薬出版；2013．47-51.
5）奥村彰久．「新型インフルエンザ等への対応に関する研究」班編．インフルエンザ脳症の診療戦略．東京：診断と治療社；2018．28-39.
6）白木公康．葛根湯の作用機序の解明．日本小児漢方交流会編．小児疾患の身近な漢方治療．東京：メジカルビュー社；2002．162-177.
7）藤本誠ほか．インフルエンザに用いられる漢方薬の薬理作用．漢方と最新治療 2010；19：125-129.

脱水症（胃腸炎，熱中症）

小児は成人より水分含有量が多く，水分摂取必要量も多いため，下痢や嘔吐や熱中症，スポーツ活動など様々な場面で脱水症（dehydration）になりやすい．一般的には経口補水液や点滴補液によって治療されるが，吐き気や嘔吐，頭痛，食欲不振などが強いと経口補水が困難となることが多い．この状況に**五苓散**を注腸や坐薬で用いると，すみやかに症状が改善して経口補水を促せるようになる．漢方薬によって，下痢や発汗，利尿を調節して水分や塩分の過剰喪失を抑えたり，慢性的な脱水傾向や乾燥体質を改善したりすることが可能となる．

■お薦め漢方薬３つ

1　五苓散（17）：口渇多飲の脱水と浮腫のどちらにも適応（小児では白朮製剤を推奨）

2　人参湯（32）：口渇を伴わない急性・慢性下痢，吐き気，冷え症

3　四君子湯（SG-75T，TY-054）：慢性的な胃腸虚弱，疲労倦怠，嘔吐下痢（白朮製剤推奨）

症例（五苓散）

患者：2歳，女児

主訴：嘔吐，下痢，発熱

家族歴：5歳の姉が1週間前にロタウイルス胃腸炎に罹患し，頻回の嘔吐と発熱，その後に下痢を認め，数日前に治癒した．

現病歴：昨夜から頻回の嘔吐と38.2℃の発熱を認め，夜間救急外来を受診し，ドンペリドン（ナウゼリン®）坐薬10 mgを処方されたが，吐き気が続き，今朝から水様性下痢が始まったため来院した．昨夜から食事がとれていない．

現症：体重9.9 kg，体温37.6℃．意識は清明だが，顔面蒼白で元気なく，舌と口唇が乾燥し，軽度咽頭発赤と舌に薄白苔を認め，胸部所見なく，腹部のグル音がやや亢進し，ツルゴールは低下していたが圧痛はなかった．

治療：五苓散（TM-17：沢瀉6 g，猪苓・茯苓・白朮各4.5 g，桂皮3 gで他社の1.5～2倍の生薬量で朮が白朮のもの）2 gを温めた生理食塩水20 mLに溶

いて，ネラトンカテーテルで注腸処置をした．直後に下痢・排便することなく30分ほどで元気になった．飲水できることを確認してから，**五苓散**2 g/日（1日3回食間）3日分を処方した．同日夕方には解熱し，嘔吐・下痢もなく，3日内服して治癒した．

クリニカルポイント

ウイルス性胃腸炎は乳幼児から成人まで幅広く感染するが，小児では初期症状として発熱と嘔吐の頻度が成人より高く，その後に下痢が数日続くため，脱水症（脱塩水症）をきたしやすい．胃腸炎そのものは自然治癒するので，脱水症を予防し，治療することが主となるため，重症度に応じた経口補水や点滴が行われる．

急性胃腸炎に伴う嘔吐を主訴に来院した乳幼児211例（平均3.7歳）に**五苓散**1包を，温めた生理食塩水20 mLに溶いて注腸し，有効率は82.9％だった[1]．また，嘔吐を伴わない感冒性胃腸炎の下痢に**五苓散**を経口投与できた230例（平均3.8歳）では，3日以内に下痢が止まった有効率は81.3％だった[2]．

脱水の原因となる胃腸炎に対して，**五苓散**の成分である桂皮のシンナミル化合物に，炎症性サイトカイン抑制による解熱効果がある．また，**五苓散**は，細胞膜の水チャネルであるアクアポリンのアイソフォーム3，4，5が分布している腎，消化管，脳，肺，皮膚の細胞に対して，選択的に水チャネルを閉じて水の移動を抑制し，局所の炎症性浮腫を改善して腎や消化管からの水分喪失を抑制する．そのため炎症性浮腫でアクアポリンが活性化した部位に限局して，桂皮が用量依存性にケモカイン分泌を抑えて，炎症細胞浸潤を抑制し，消炎効果を高める[3]．この効果はすでに脳神経外科などで臨床活用されている．

五苓散は脱水だけでなく浮腫にも使われる利水剤であり，単純に尿量を増やすだけの利尿剤ではない．脱水のマウスにさらにフロセミドで強制利尿させたところ，白朮成分の**五苓散**と蒼朮成分の**五苓散**の比較で，白朮**五苓散**のほうが有意にフロセミドの利尿作用を抑制して，脱水の悪化を改善した[4]．つまり，浮腫がある場合には排尿し，脱水では尿量を抑制するという**五苓散**の水分自動調節作用（利水作用）は，白朮**五苓散**に有意に認められた．白朮は味が甘苦く，胃腸虚弱を改善する補脾燥湿作用に優れ，蒼朮は味が辛苦く，胃腸を動かす理気化痰作用に優れているので，もともと小児に共通する胃腸虚弱体質と味を考慮すれば白朮**五苓散**の方が小児にはよいと思われる．

五苓散が適応する証については，『傷寒論』の「霍乱病《かくらんびょう》」という嘔吐と下痢を繰り返す病態があり，さらに頭痛，発熱，身疼痛，暑がりで，口渇多飲の実証症状が加わる者に**五苓散**が適応となるので，熱中症にも奏効する．この「霍乱病」の嘔吐下痢があるが，寒がりで水を飲もうとしない虚証の者には**人参湯**が適応となる．**五苓散**を用いて効果が不十分だった場合に試してみるとよい．

日ごろから胃腸が虚弱で意欲に乏しく，疲れやすく，脱水を起こしやすい小児には，構成生薬のすべてが上薬（『神農本草経』の生薬分類で無毒益気長寿作用のある生薬グループ）からなる白朮の**四君子湯**が，津液（機能性体液）を増やして体質改善を図るのに適している．小児に多い胃腸炎や熱中症の服薬治療，胃腸虚弱の体質改善には漢方を第一選択としてよいと考える．

文献

1）福富悌．小児急性胃腸炎に対する五苓散の使用経験．日本小児漢方交流会編．小児疾患の身近な漢方治療 9．東京：メジカルビュー社；2010．52-57.
2）橋本浩．小児の感冒性胃腸症に伴う下痢に対する五苓散の効果について．漢方医学 2001；25：178-180.
3）礒濱洋一郎．五苓散のアクアポリンを介した水分代謝調節メカニズム．漢方医学 2011；35：186-189.
4）織田真智子ほか．蒼朮五苓散と白朮五苓散の薬理作用の比較検討：利水作用を中心として．和漢医薬学雑誌 2000；17：115-121.

夜尿症

夜尿症（enuresis）は小児慢性疾患の中で，アレルギーに次いで多い疾患である．経口抗利尿ホルモン製剤が出て治療しやすくなったが，再発率が高く，様々な要因が絡むため，積極的に漢方薬が活用できる疾患である．夜尿症の3大原因は，①夜間多尿，②膀胱機能障害，③睡眠覚醒障害であり，小児夜尿症の3分の2が夜間多尿で，原因が重複する例もある（図 1）．①夜間多尿の原因には抗利尿ホルモン（ADH）分泌不足や飲水過剰があり，②膀胱機能障害の原因には潜在性二分脊椎など様々な要因による低膀胱容量がみられ，軽度の神経因性膀胱と考えられる．③睡眠覚醒障害の原因は，小児では扁桃肥大，成人では睡眠時無呼吸症候群が多い．

生活指導しても改善しない場合に，夜間多尿には抗利尿ホルモン療法を行う．この改善率は7割だが，中止後の再発率が6～7割と高い．この療法の効

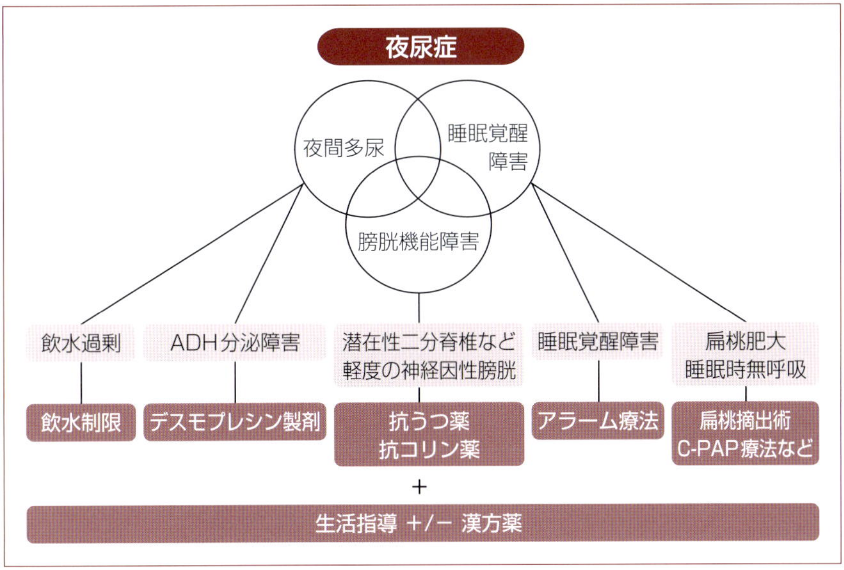

図１　夜尿症の３大原因と治療

（菅谷公男ほか．泌尿器疾患に効く漢方．洋學社；2016[1] より）

果が不十分で夜間尿量が減っている場合はアラーム療法や漢方治療を併用する．尿量が減っていなければ服薬や生活指導を確認して，尿崩症や乳飲料過剰などを検討する．膀胱機能障害では抗コリン薬の就寝前投与で膀胱容量を増大させるが，口渇，便秘をきたすことがあるので，潜在性二分脊椎など明らかな器質的障害がない軽度の神経因性膀胱では，**小建中湯**などの漢方薬のほうが副作用なく対応できる．睡眠覚醒障害では鼻閉や扁桃肥大など原疾患の治療で軽快するので，鼻閉や後鼻漏，扁桃肥大を改善し，軽度の覚醒効果がある**葛根湯**などの漢方薬が効く[2]（図１）．

■お薦め漢方薬３つ

1　**小建中湯**（99）：胃腸虚弱で疲れやすく緊張して硬便ぎみ便秘しやすい

2　**人参湯**（32）：胃腸虚弱で冷えやすく疲れやすくて，軟便ぎみ下痢しやすい

3　**葛根湯**（1）：眠りが深すぎて尿意覚醒できず，鼻閉・口呼吸を伴うことがある（錠剤〈EKT-1〉が小児では用量調整しやすい）

症例（小建中湯）

患者：7歳，男児

主訴：頻尿，易疲労，便秘がち

現病歴：5歳ごろからなくなっていた夜尿が，夏休みを過ぎたころからみられ，日中もトイレが近くなった．学校から帰ると疲れてすぐに横になり，時に軽い腹痛を訴えるが，お腹をさすっているとすぐに回復した．

現症：体重24 kg，身長121 cm．意識は清明だが，緊張気味でやや元気なく，舌に薄白苔を認め，胸部所見なく，腹部触診でくすぐったがり，軽く腹直筋の緊張を触れたが，圧痛はなかった．手掌と足底が湿っていて，やや緊張気味だった．

治療：検尿で尿比重が低くないことを確認し，デスモプレシン（ミニリンメルト®）OD錠120 μg就寝前投与と**小建中湯**（N 99）1回2包6 gを朝夕食前（12 g/日）とした．2週目，夜尿は週に1～2回となり，毎日排便があり，腹痛を訴えなくなった．4週目，排便は良好で朝の寝起きがよくなり，夜尿は1回失敗しただけだった．さらに4週後，夜尿のないことを確認してミニリンメルト®を2か月間で中止し，**小建中湯**を継続した．月に数回の夜尿を認めたが，腹痛，手掌発汗なく，夕方の疲労感も認められず，寝起きがよくなり，感冒の治りが早くなった．翌年の3月にはまったく夜尿を認めず，5月に気候が暖かくなってから**小建中湯**の服薬を終了した．

クリニカルポイント

夜尿症の抗利尿ホルモン療法は効果が高いので，夜尿症診療ガイドライン[3)]でも第一選択薬とされているが，中止後の再発率が高く，漢方的には標治であって本治ではない．漢方には，表に標出している症状を改善する標治と，その背景にある漢方的アンバランスを改善して自然治癒力「正気」を高める本治がある．高い再発率を考慮して，始めから漢方薬の本治を併用する標本同治を薦める．漢方薬は，適応が合えば確実に効くという歴史的エビデンスがあるので，漢方薬が夜尿症に効くかどうかと考えるより，漢方薬によって夜尿症の背景要因をどれだけ改善できるかを考えることが本治の漢方治療といえる．

本治として確認すべきポイントは，冷え症の有無（八綱弁証の虚実・寒熱），自律神経緊張の有無（気血水弁証の気の変調），虚労の有無（気血両虚，心身の疲労），口渇と尿量バランス（水滞や津液不足）などがある．代表的処

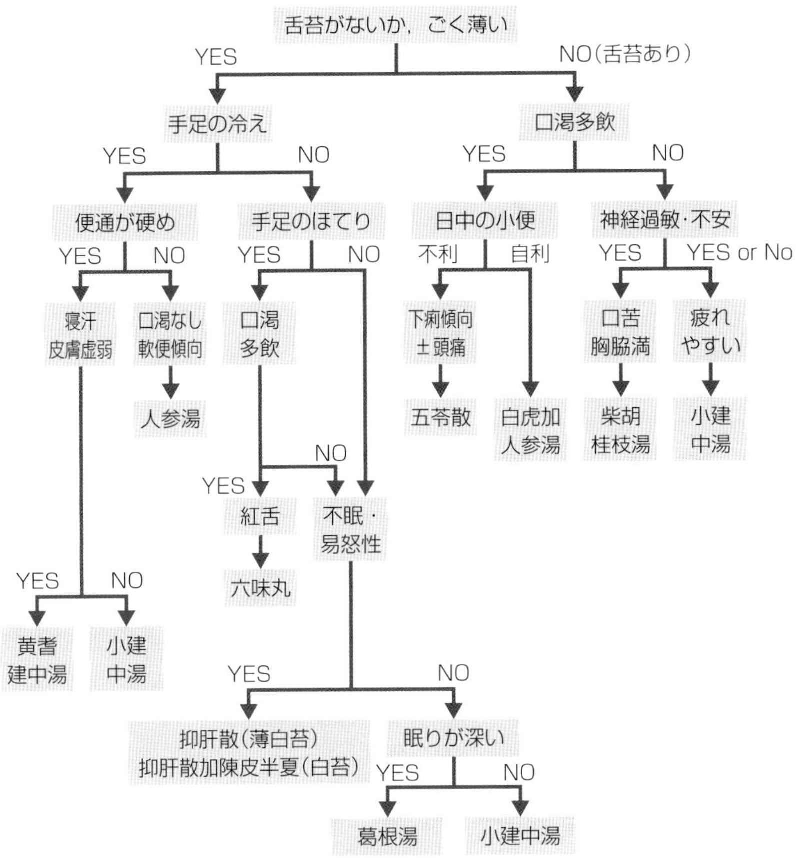

図2　夜尿症の本治のための漢方薬の選択

（川嶋浩一郎．チャイルドヘルス 2018[2] より［一部修正］）

方について，漢方薬を選択するためのフローチャートを**図2**に示す．

漢方では冷えの有無を重視する．冷えが強いと交感神経が緊張して膀胱容量が減少し，血圧上昇によって尿量が増加し，手足がいつまでも冷たいままで概日リズムが夜モードに切り替わらず，抗利尿ホルモンの分泌に影響する．

冷えがなさそうに見えても，舌苔がまったくなければ内臓が冷えている証拠で，虚証と判断できる．体の芯が冷えて手足や体表だけがほてる場合は，**小建中湯**や**六味丸**，**補中益気湯**などが適応となり，陰虚証タイプと判断する．胃腸や手足が冷え切って寒がる場合は，**人参湯**や**真武湯**，**八味地黄丸**など陽虚証タイプである．**小建中湯**は本来，陰陽両虚の虚労に用いる基本方剤なので，手足のほてりや口渇があってもなくても冷え体質に使用できる．

白い舌苔があって口渇多飲の場合は炎症が優位の実証と判断する．飲水量に比べて尿量が少ない小便不利であれば**五苓散**を朝昼分2とする．口渇多飲を認めても，飲水量と尿量が見合うような小便自利であれば**白虎加人参湯**（朝夕分2）が適応となる．1か月ほどで口渇が軽減し，夜間尿量が減少する[4)]．

冷えがなく口渇多飲もない場合，精神的なストレスなどにより，軽度の神経因性膀胱や睡眠覚醒障害を伴って夜尿が悪化することがあり，**小建中湯**や**柴胡桂枝湯**などの芍薬を含む交感神経緊張緩和作用のある方剤を朝1夕2の割合で夕方に多く服用すると，膀胱容量を改善し安眠を促すことができる．**小建中湯**には抗コリン薬に劣らない膀胱容量増加作用がある[4)]．

不安や動悸，不眠を改善する**甘麦大棗湯**や**桂枝加竜骨牡蛎湯**，**柴胡加竜骨牡蛎湯**で睡眠の質を高めると，夜尿が軽減する場合がある．さらに怒り，欲求不満，悪夢，夜驚症などが強くて熟眠できず，夜尿が続く場合には**抑肝散**や**抑肝散加陳皮半夏**などが有効だが[5)]，小児にはやや飲ませにくい苦味がある．

眠りが深すぎて尿意覚醒できない場合は，通常の半量ぐらいの**葛根湯**や**麻杏薏甘湯**など，麻黄のエフェドリンを含む方剤で改善することがあるが，多すぎると不眠になるので，状況を見ながら服薬量を調整する．

漢方の第一選択薬である**小建中湯**は，『金《きん》匱《き》要略《ようりゃく》』の「血痺虚労病篇」の処方で，胃腸を中心に体を温め，主要生薬（君薬）の芍薬と甘草により交感神経抑制性神経を活性化して[6)]，膀胱平滑筋や骨盤底骨格筋や腹直筋の緊張と不安感を緩め，手足を温め，腸蠕動を促し，腹痛を軽減し，硬便や便秘傾向を改善する．目標は，眠りが浅く，夢の中で失禁し，頻尿で腹痛を訴え，硬便ぎみで，やや過敏で手掌発汗を伴い，時に不安緊張があり疲れやすく，時に口が渇きやすいという場合に特に有効で，抗うつ薬や抗コリン薬の前に検討すべき漢方薬である．

さらに，膠飴（マルトース）を10〜20 g/日含むため，甘くて飲みやすく，排便を促し，腸内細菌叢を改善するので，アレルギー体質にもよい．アトピーがあれば，**小建中湯**に黄耆を加えた**黄耆建中湯**で，皮膚が化膿しにくくなる．

夜尿症の治療は再発率が高いので，始めから抗利尿ホルモン療法と漢方治療を併用した標本同治を行い，1か月治療しても効果がない場合は漢方治療だけにして，成長を待って様子を見ながら，抗利尿ホルモン療法を再開してみるとよい．治療効果があった場合は，3～6 か月を目安に標本同治の治療を継続すると，治療を止めても夜尿が再発しないことが多い．成長とともに治療効果が上昇し，再発率が低下する．体質に合った漢方薬を続けると，新陳代謝が改善され，末梢循環が良くなり，冷えがとれて，感冒を引きにくくなるなどの効果が期待でき，夜尿悪化の背景要因を改善できるため，効果が明瞭でない場合にも，虚実，寒熱，気血水バランスを配慮した漢方薬を継続しておくとよい．

文献

1）菅谷公男ほか．泌尿器疾患に効く漢方．神戸：洋學社；2016．45.

2）川嶋浩一郎．夜尿症．チャイルドヘルス 2018；21：810-814.

3）日本夜尿症学会編．夜尿症診療ガイドライン 2016．東京：診療と治療社；2016.

4）岩間正文．頻尿・夜尿症．小児科診療 2018；81：199-201.

5）大友義之．小児の難治性夜尿症への対応（Q&A）．日本醫事新報 2014；4725：61-63.

6）Omiya Y, et al. Antinociceptive effect of shakuyakukanzoto, a Kampo medicine, in diabetic mice. J Pharmacol Sci 2005；99：373-380.

18　脳外科の漢方治療

小林　亨（星総合病院）

脳外科で漢方薬が有効な 3 領域

西洋医学的治療が日々急速に進歩している現在，脳血管障害や脳腫瘍といった脳神経外科疾患そのものに対しては西洋医学的治療が優先される．しかし，患者の訴えるめまいや食欲不振といった臨床症状には漢方薬が有効なことも多い．一方，臨床の現場において多くを占める頭痛・顔面痛といった非器質的な疾患や慢性硬膜下血腫や頭部外傷などにおいて，漢方薬が有効な症例も多い．本項では，一般医においても診療の機会が多い頭痛・顔面痛，脳卒中の臨床症状，頭部外傷の 3 つの脳外科領域に対する漢方薬の治療について解説する．

頭痛・顔面痛

日本においては約 4,000 万人が「頭痛もち」といわれており[1]，年齢層も小児から成人まで幅広い．そのため頭痛（headache）は日常診療において最も多い主訴の一つであり，脳神経外科外来においてもその多くが頭痛患者であり，ほとんどが一次性頭痛である．日本神経学会・日本頭痛学会による『慢性頭痛の診療ガイドライン 2013』の「CQ I-15：漢方薬は有効か」において「推奨：漢方薬は伝統医学をもとに，経験的に使用されてきた治療薬である．頭痛に対しても各種の漢方薬が経験的に使用され，効果を示している．近年では徐々に科学的エビデンスも集積されつつあり，頭痛治療に対する有効性を裏づけている．（グレード B）」と記載されている[2]．漢方薬は西洋薬とは異なったアプローチで効果を示す点に特徴がある．

■お薦め漢方薬 3 つ

1　呉茱萸湯（31）：冷えが必ずある
2　五苓散（17）：むくみ傾向や低気圧での悪化
3　立効散（110）：三叉神経痛，非定型的顔面痛

症例（呉茱萸湯）

患者：28 歳，女性，看護師

主訴：片頭痛

既往歴：14 歳からの片頭痛

現病歴：中学生の時から片頭痛にて鎮痛薬を服用，ほぼ毎日持続的に頭痛があり，毎日鎮痛薬を服用しており，増悪時にはジクロフェナクナトリウム坐剤(ボルタレン® 坐剤）を追加していた．それでも頭痛ならびに嘔気，嘔吐が治まらない時にはペンタゾシン（ソセゴン®）筋注まで行うこともあった．業務中に強い頭痛発作，嘔気，嘔吐が生じたため，脳外科外来を受診した．

現症：色白痩身タイプ．浮腫（－），眼瞼結膜に貧血（－），西洋医学的には神経脱落症状などなし．胃腸は弱く，手足の冷えは強い．腹診上，心窩部の冷えが顕著であった．患者は，「寒気が足の底からゾクゾクと上がってくると，いつも頭痛がひどくなる」と訴えた．

治療：**呉茱萸湯**（TJ-31）7.5 g/日を処方した．西洋薬は服用せず，**呉茱萸湯**は熱湯に溶いて服用するように指示した．服用後に頭痛は消失し，その後再発せずに経過した．冷えも改善され食欲も増して，体重も 1 年間で 7 kg 増加した．1 年の服用にて廃薬したが，その後も再発はない．

クリニカルポイント

呉茱萸湯は『慢性頭痛の診療ガイドライン 2013』において，片頭痛や緊張型頭痛といった頭痛タイプにかかわらず，高い有効性を示すと記載されている[2]．漢方医学的には「(他覚的）足冷」「胃内停水」「胸脇《きょうきょう》苦満《くまん》」「臍傍圧痛」「腹部動悸」があると有効性が高まるとされる[3]が，「他覚的な冷え」が最重要であろう．問診のみならず，必ず腹診などを行って冷えを確かめることが大切である．また，**呉茱萸湯**の良い適応として「薬物の使用過多による頭痛（薬物乱用頭痛，medication-overuse headache：MOH)」がある．

提示症例も慢性片頭痛に MOH が合併していると思われる例である．西洋医学的にはまず西洋薬の中止となり，残存する頭痛そのものへの対処は考慮されない．漢方的な視点からは，本症例は冷えの頭痛に対して，解熱鎮痛薬というさらに生体を冷やす薬剤の投与による頭痛の悪化と捉えることができる．これに対して，解熱鎮痛薬を中止し，体を温める**呉茱萸湯**で冷えの頭痛に対して治療を行っている．必ず熱湯に溶いて服用させることがポイント．

五苓散は小児から高齢者まで性別を問わず幅広く使用しやすい[4]．歯痕舌や浮腫，口渇，尿量減少など，漢方的には「水毒」といわれる水分調節異常を背景とした頭痛に効果がある．症状としては気圧の変動で増悪する頭重を伴うような頭痛や，めまいや乗り物酔いしやすいタイプの頭痛によい．

立効散は抜歯後の疼痛に対して歯科領域ではよく使用されるが，三叉神経痛をはじめとする顔面から口腔内の痛みに対して，ファーストチョイスとして使用してよい漢方薬である．半数近くに有効との報告があり[5]，使用に際していわゆる「証」を考慮しなくてもよい．西洋医学的に用いられるカルバマゼピンは，めまいやふらつき，眠気，肝機能障害といった副作用が出やすいが，本方にはその心配がほとんどない．また，本方を最初に使用することで，その効果が不十分な場合に上乗せして使用するカルバマゼピンの量が少なくてすむことが多い．口腔内にトリガーポイントがある場合には，しばらく口腔内に含ませてから飲み下すようにするとよい．

文献

1）Sakai F, et al. Prevalence of migraine in Japan: a nationwide survey. Cephalalgia 1997；17：15-22.

2）慢性頭痛の診療ガイドライン作成委員会編．日本神経学会・日本頭痛学会監修．慢性頭痛の診療ガイドライン 2013．東京：医学書院；2013．42-44.

3）Odaguchi H, et al. Statistical analysis of the findings in patients respondered to gosyuyuto. 日東医誌 2007；58：1099-1105.

4）新見正則．実践 ちょいたし漢方．東京：日本医事新報社；2014．62-63.

5）植松宏ほか．顎顔面痛に対する立効散の効果．歯薬療法 1982；1：23-27.

脳卒中の臨床症状

脳卒中（apoplexy）そのものに対しては西洋医学的治療（脳出血・くも膜下出血に対しての開頭手術や血管内治療，脳梗塞に対しての血栓溶解療法・血栓回収療法など）が優先される．病変の範囲が広く，意識障害が強く，車いす～寝たきり状態で経鼻胃管での栄養管理を行うような患者に対しては**大建中湯**などを使用するが，本項では，意識レベルが清明から Japan coma scale で 1 桁程度の軽症～中等症の患者に対しての漢方治療について述べる．脳卒中の再発予防には降圧剤や抗血小板剤や抗凝固剤の内服が，麻痺や失調症状に対してはリハビリテーションが施行される．一方，食思不振やめまい，うつ症状とい

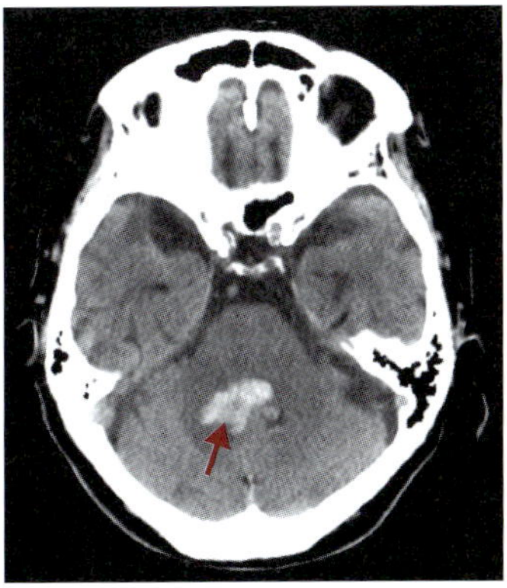

図 1　入院時頭部 CT
小脳虫部に出血を認める（矢印）.

った多くの患者に付随する症状には漢方治療が有効であることも多い．その結果，リハビリテーションなどの改善効果もみられることが多い．

■お薦め漢方薬３つ

1　六君子湯（43）：高齢患者の食欲不振に
2　五苓散（17）：めまいやふらつきなどに
3　釣藤散（47）：うつや認知症症状に

症例（六君子湯）

患者：91 歳，女性
主訴：気分不快，ふらつき
既往歴：脂質異常症
現病歴：従来自宅での ADL はほぼ自立していた．2月 10 日，気分不快，ふらつきにて発症し，前医に救急搬送され，頭部 CT 上，小脳出血（図 1）を認めたため，同日脳外科に転院した．
現症：身長 140 cm，体重 41 kg．神経学的には意識は清明，構音障害・右上下肢失調あり．眼振あり．嘔気はあるが，嘔吐は認めず．
治療：小脳出血に対しては保存的治療で出血は消失した．廃用防止のためにリハビリテーションを超早期から積極的に行った．嚥下機能には問題なかったが，食欲不振が強く，リハビリテーションも拒否的となり，徐々にベッド上生

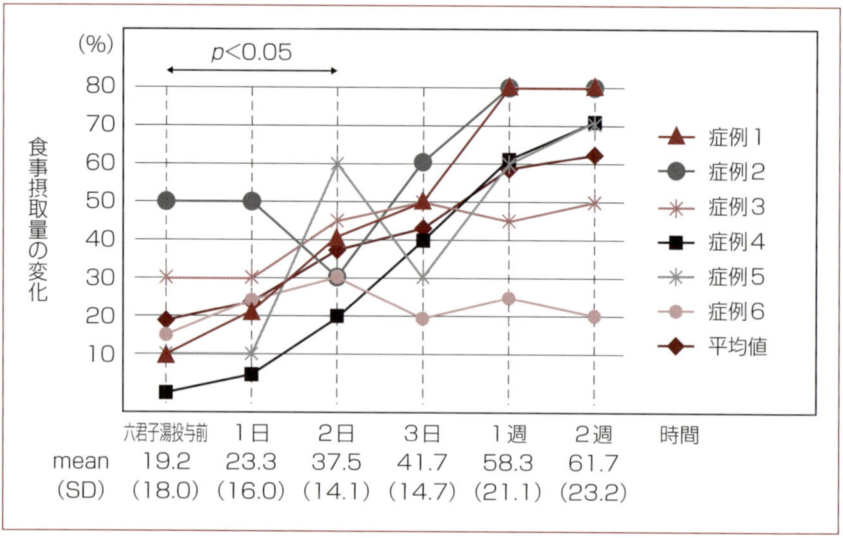

図 2　高齢認知症患者 6 例に対する六君子湯の食欲増進効果

（井関栄三．Geriatric Medicine 2011[1] より）

活となる．

2月 25 日，ほぼ寝たきり状態となり，経鼻胃管栄養を開始した．

3月 11 日，**六君子湯**（TJ-43）5.0 g/日を開始したところ，徐々に食思が改善．

4月 9 日には 3 食全量摂取となり，胃管も抜去，歩行器歩行レベルとなっていた．

5月 1 日，独歩見守りで転院．

クリニカルポイント

脳卒中後に，摂食・嚥下障害をきたし，経鼻胃管栄養などを行うことがあり，特に高齢者においては経口摂取能力は比較的保たれていても，食欲不振や認知機能低下の合併などにより経口摂取ができなくなってしまう症例も多い．その結果，脳卒中そのものは軽症～中等症であっても，経鼻胃管や胃瘻などの経腸栄養へ移行してしまう症例では廃用が進行し，寝たきり状態に陥ることも少なくない．そのような場合，**六君子湯**が経口摂取を促進することが多く，その効果は比較的すみやかに発現する（**図 2**）[1]．さらには，ADL，QOL も上昇する．**六君子湯**は胃内容物の十二指腸への排出促進や胃粘膜血流増加といった胃への直接作用と，脳腸ペプチドの一種グレリンに対しての作用によって食欲を増進することが判明してきている[2]．最近の研究では，抗老化作用もマウスを用いた実験では認められている[3]．

五苓散は脳出血急性期患者の血液透析時不均衡症候群に有効である．濃グリセリンやマンニトールとの併用が示されているが，筆者らは**五苓散**単剤使用でも効果があることを経験している．しかし，透析中は意識障害などをきたすことも多く，脳神経外科医の管理下での使用が望ましい．脳卒中患者はしばしば頭痛やめまい（特に小脳病変）を訴えることがあり，それがリハビリテーションの妨げとなることがある．その場合には**五苓散**が有用なことが多い．

発症から2～3週間経過した亜急性期，神経症状や全身状態が安定してきたころに目立ってくるのが，血管性認知機能低下である．最近，脳卒中後にアパシーが先行し，徐々に廃用性脳機能低下をきたすことが血管性認知症の要因である可能性がいわれている[4]．このアパシーに対しては，血管性認知症の早期症状であると同時に廃用性認知症の原因として治療を開始することが望ましい．西洋薬であるニセルゴリン（サアミオン®），アマンタジン（シンメトレル®）は脳梗塞後遺症のみが適応であるが，アパシーを主とする血管性認知症に有効な**釣藤散**[5]は脳出血，脳梗塞とも使用可能であり，さらには西洋薬との併用も可能である．食欲不振＞アパシーであれば**六君子湯**，食欲不振＜アパシーであれば**釣藤散**といった使い分けも可能である（なお，**釣藤散**には**六君子湯**の8つの生薬のうち6つ入っており，**六君子湯**の方位ももつ）．

文献

1）井関栄三．高齢認知症患者の食欲不振における六君子湯の効果．Geriatric Medicine 2011；49：707-710.

2）大野哲郎ほか．癌化学療法の副作用と漢方：食欲不振―六君子湯．臨床外科 2013；68：1340-1344.

3）Fujitsuka N, et al. Increased ghrelin signaling prolongs survival in mouse models of human aging through activation of sirtuin1. Mol Psychiatry 2016；21：1613-1623.

4）小林祥泰．脳卒中後アパシーと血管性認知症．高次脳機能研究 2014；34：1-8.

5）Terasawa K, et al. Choto-san in the treatment of vascular dementia：a double-blind, placebo-controlled study. Phytomedicine 1997；4：15-22.

頭部外傷

急性硬膜下血腫・硬膜外血腫，慢性硬膜下血腫といった外傷性血腫（traumatic hematoma）においては手術の適応があるかどうかが，救急外来での最初の判断となる．その後，非手術例の血腫増大予防や吸収促進，慢性硬膜下血腫術後再発予防の目的で漢方薬を使用する．また，主に外来の症例に対してとなるが，頭部打撲，顔面外傷での疼痛や腫脹の軽減に漢方薬のみ，もしくは西洋薬との併用で治療を行うことで良好な経過をたどることも多い．

■お薦め漢方薬３つ

1　五苓散（17）：慢性硬膜下血腫術後再発予防，急性・慢性硬膜下血腫非手術例の増大予防・吸収促進

2　治打撲一方（89）：頭部顔面打撲による腫脹

3　通導散（105）：打撲，皮下血腫，便秘（体力があるタイプ）

症例（五苓散）

患者：85 歳，女性

主訴：頭部打撲，慢性硬膜下血腫

既往歴：心房細動（ワルファリン［ワーファリン®］1.75 mg 服用中）

現病歴：認知症はなく，ADL は自立していた．3 月に転倒し，頭部打撲の既往があるが，医療機関の受診はなし．6 月 10 日，転倒し頭部打撲．神経症状は認めなかったが，6 月 13 日，近医にて施行した MRI にて両側慢性硬膜下血腫を認めたため，同日脳外科に紹介される．脳外科受診時，神経症状は認めなかったが，INR4.62 と亢進していたため，入院のうえ，ワーファリン® を中止して，**五苓散**（TJ-17）7.5 g/日を開始した．CT 上，血腫は減少したため（図 1），6 月 21 日，自宅退院．6 月 25 日からダビガトランエテキシラート（プラザキサ®）220 mg/日を開始した．11 月 19 日，**五苓散**を終了とした．

クリニカルポイント

五苓散は体内の水分代謝調節に作用する利水剤の代表的な方剤である．西洋薬の利尿薬と異なる特徴として挙げられるのは，浮腫のように体内に過剰な水

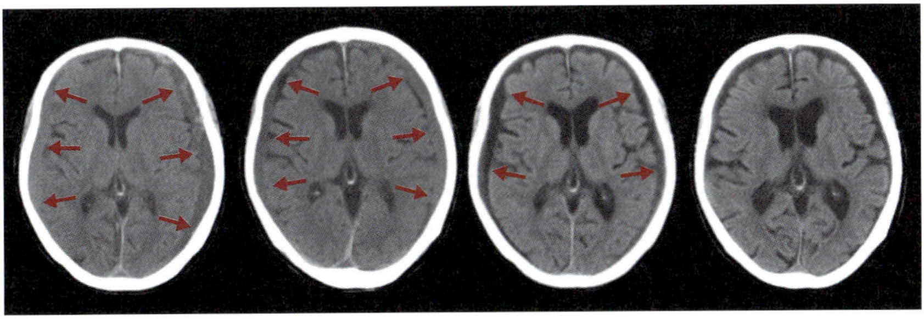

図 1　頭部 CT の経過

分貯留を呈しているような場合には利尿作用を示し，脱水状態のような水分不足を呈しているような場合には抗利尿作用を発揮することである．**五苓散**は脳における水チャネルであるアクアポリン 4 を阻害することがわかってきている[1]．慢性硬膜下血腫においてはその血腫外膜にアクアポリン 1 および 4 が発現しており[2]，**五苓散**のもつアクアポリンの水分代謝調節作用と抗炎症作用が術後の再発予防や非手術例の血腫減少に効果を発揮するとされる（**図 2**）[3]．

顔面から頭部打撲時に生じた腫脹に対しては**治打撲一方**が有効であることが多い．特に顔面外傷は痛みも強いだけでなく，腫脹が眼瞼部に及ぶと開瞼が困難になることもあるうえに，整容的な観点からも 1 か月以上に及ぶ不利益を被ることも多い．受傷直後から治打撲一方を服用すると，24 時間以内に増強していく顔面腫脹が抑制される[4]．また，数日以内の服用開始により腫脹の早期消退が期待できる．治打撲一方はフリーラジカル産生に対して生体の抗酸化力を動員して病態改善を図っている可能性が示唆されている[5]．

皮下血腫が強い時には，これを瘀血《おけつ》と考えて**通導散**の投与が有効である．大黄が 3.0 g 含まれており，投与初期に大量に排便～下痢をきたすことがあるので，処方時にその旨を伝えることが大切である．また，服用により下痢傾向になったほうが治療効果が高いという報告もある．腫脹に加えて皮下血腫も目立つ場合には，**治打撲一方**と**通導散**を併用する．よほど虚証でなければ，ともに 7.5 g/日ずつ数日投与とし，排便状況や腫脹・疼痛・血腫の消退の様子を見つつ減量していく．

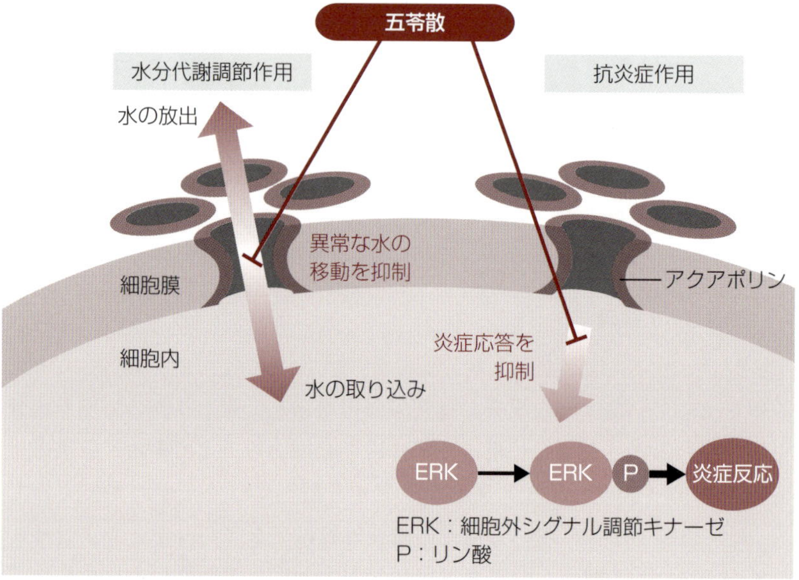

アクアポリン（aquaporin：AQP）
細胞膜に存在する糖タンパク質．４量体で構成され単量体は砂時計のような形状を有している．1992年にAQP1が発見され，現在ヒトでは13種類の存在が確認されている．

図２　アクアポリンを介した五苓散の２つのメカニズム

（礒濱洋一郎．漢方医薬学雑誌 2015[3] より）

文献

1）礒濱洋一郎．〈基礎〉五苓散：抗浮腫作用をもつ五苓散の薬理作用とアクアポリン．MB Orthopaedics 2015；28：9-14.
2）竹内誠ほか．慢性硬膜下血腫の分子病態生理．脳神経外科速報 2016；26：522-528.
3）礒濱洋一郎．アクアポリンを介した五苓散の２つのメカニズム：水分代謝調節作用と抗炎症作用．漢方医薬学雑誌 2015；23：49.
4）吉田哲．高齢者の顔面打撲に対する治打撲一方の効果．脳神経外科と漢方 2015；1：17-22.
5）中永士師明．治打撲一方服用による酸化度・抗酸化力の変化について．日東医誌 2010；61：847-852.

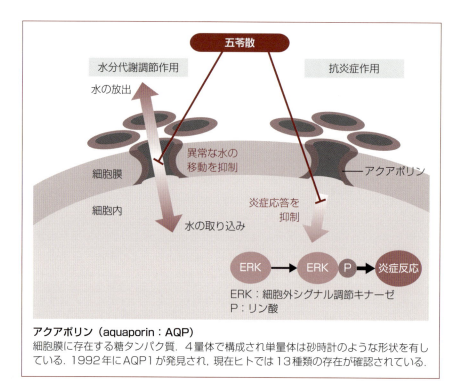

19 整形外科疾患の漢方治療

吉田祐文（那須赤十字病院）

整形外科疾患で漢方薬が有効な3疾患

おそらく漢方の本物の専門家にとって，整形外科の領域において漢方薬が有効でない疾患はない．漢方では西洋医学の「科」や「疾患名」ごとに使用する漢方薬が決まるのではなく，あくまでもその症例の漢方医学的な病態ごとに使用する漢方薬が決まっている．

実臨床での問題点は単純に，病態を正確に把握できるか，その病態にふさわしい漢方薬が存在するか，使用したとして有効性が満足できる程度のものか，つまり西洋薬を使用するよりも高い有効性があるか，などだけである．熟練した漢方家ほど治療の精度は細かく，煎じ薬も使いこなすため，治療の幅も広い．ただし，最近の西洋薬の治療効果は大きく高まっているため，両者に十分に精通し，それぞれのメリットを最大限に活かすことがこれからの臨床家にとっての最低限の嗜みである．

その視点から，西洋薬だけでは改善に乏しかったり，治療の糸口を見いだしがたい疾患群の中から3つの疾患を選び，それぞれの漢方治療について紹介する．筆者が選択した3つの疾患は，日常の臨床で経験することが多い高齢者の慢性腰痛症，上肢の末梢神経障害，難治性の慢性痛である．高齢者の慢性腰痛症に対する漢方薬は**八味地黄丸**あるいは**牛車腎気丸**，**疎経活血湯**，**五積散**，上肢の末梢神経障害に対する漢方薬は**五苓散**，**桂枝茯苓丸**，**当帰四逆加呉茱萸生姜湯**，難治性の慢性痛に対する漢方薬は**補中益気湯**，**四物湯**，**人参養栄湯**とした．なお，筆者が使用する漢方薬はすべてエキス製剤である．

使いこなせるようになるためには相応の学習と臨床での経験が必要であるが，現在の治療成績の壁を破るためには，西洋薬のさらなる習得とともに漢方薬の使用が必須であると筆者は考えている．

高齢者の慢性腰痛症

医療機関を受診する原因で最も頻度が高いものは腰痛で，高齢化社会に直面していることから，高齢者の慢性腰痛症（chronic low back pain）に接する機会も多くなってきている．ここでいう高齢者の慢性腰痛症には，腰痛の症状だけではなく，臀部・下肢痛やしびれの症状を有するものも含めている．対象は高齢者の，主として腰椎変性疾患（変形性脊椎症，脊柱管狭窄症，椎間板ヘルニア，骨粗鬆症性脆弱性骨折など）に伴う腰下肢症状を有する症例である．

西洋医学では，丁寧な問診，適切な身体所見と画像所見により診断し，まず日常生活指導，運動療法，理学療法，コルセットの装着，薬物治療などの保存的治療を行う．薬物治療の第一選択は消炎鎮痛薬の内服・外用や末梢循環改善薬であり，効果に乏しければ神経障害性疼痛治療薬のプレガバリン，弱オピオイドのトラマドールなどを内服や貼付で使用する．必要であれば各種のブロック治療を行う．さらに必要があれば，観血的な治療（手術）を行うこともある[1]．これが一般的な整形外科での治療であるが，難治性な症例も存在する．

高齢者の慢性腰痛症に漢方薬（エキス製剤）を使用するメリットは，①西洋薬と併用する，あるいは西洋薬から切り替える時に，作用機序が異なるため，西洋薬では得られなかった効果を期待できる場合がある，②西洋薬よりも副作用が少ないため，併用したとしても副作用の発症の心配が少ない，③高齢者には受け入れられやすい，などが挙げられる．筆者がこの疾患で紹介する3つの漢方薬は，**八味地黄丸**あるいは**牛車腎気丸**，**疎経活血湯**，**五積散**である．

■お薦め漢方薬３つ

1 八味地黄丸（7）あるいは牛車腎気丸（107）：腰部および下肢の脱力感・冷え・しびれなどがあり，排尿の異常（特に夜間の頻尿）を訴える場合

2 疎経活血湯（53）：体力中等度の人で，腰部より下肢にかけての筋肉，関節，神経が痛む場合

3 五積散（63）：体力中等度前後の人で，寒冷や湿気に侵されて，腰痛，下腹部痛，下肢の痛みなどを訴える場合

症例（八味地黄丸）

患者：70代女性

主訴：変形性脊椎症と骨粗鬆症性脊椎圧迫骨折による，慢性化した腰痛

現病歴：消炎鎮痛薬と骨粗鬆症治療薬（ビタミン D_3 製剤とカルシウム製剤）の服用で日常生活を送れる程度にコントロールできていた．某年の冬場から腰

痛が特別のきっかけなく悪化し，外出の機会が通院以外にはなくなった．

現症：X 線では新規椎体骨折を認め，下肢の浮腫，夜間頻尿の増加，全身倦怠感，腰下肢の冷えを認めた．

治療：消耗の強い腎虚と判断し，**八味地黄丸**（TJ-7）を 7.5 g/日で処方したところ，翌年の初夏には腰痛が悪化前の程度に軽減し，近所に散歩に出られるようになった．

クリニカルポイント

八味地黄丸は漢方医学的に五臓の「腎」が弱った（虚した）場合にそれを補って症状の改善を図る漢方薬で，虚した腎を補うことから「補腎剤」というグループに属している．効能・効果は「腎炎，糖尿病，陰萎，坐骨神経痛，腰痛，脚気，膀胱カタル，前立腺肥大，高血圧」，使用目標は「中年以降特に老齢者に頻用され，腰部および下肢の脱力感・冷え・しびれなどがあり，排尿の異常（特に夜間の頻尿）を訴える場合に用いる．①上腹部にくらべて下腹部が軟弱無力の場合（臍下《せいか》不仁《ふじん》），②多尿，頻尿，乏尿，排尿痛などを伴う場合，③疲労倦怠感，腰痛，口渇などを伴う場合，④高齢者の虚弱（フレイル）などで衰弱している場合」[2]である．同じグループの**牛車腎気丸**も使用機会が多い．効能・効果は「下肢痛，腰痛，しびれ，老人のかすみ目，かゆみ，排尿困難，頻尿，むくみ」[2]で，使用目標は**八味地黄丸**と同様である．

効能・効果と使用目標は通常の西洋医には理解しがたく，処方する際の根拠にもなりがたく思われるが，西洋医学的な治療では効果に乏しい場合に，使用目標の①～④のいくつかに当てはまる高齢者の慢性腰痛症では試して損はない処方である．筆者の認識では，より消耗している場合に**八味地黄丸**を使用する．**牛車腎気丸**は**八味地黄丸**に水《すい》をさばく 2 つの生薬を加えているので，しびれが強い症例に使用することが多い．ただし，**牛車腎気丸**はしびれがあるだけでは効果に乏しく，しびれを伴う腎虚の症例に有効なので，病態の見極めが重要である．

腎虚とは，①精神活動の低下，性欲の低下，乏精子症，骨の退行性変化，視力・聴力の低下，浮腫，夜間頻尿，②全身倦怠，目の乾燥感，口渇，四肢のほてり，皮膚の枯燥，性欲の偽性亢進，③両者に加えて，痩せ，四肢のしびれ，息切れ，動悸，不眠，耳鳴り，毛髪の脱落，歯牙の脱落，低血圧，低体温[3]（**表 1**）などの諸症状のいくつかを有する症候群と認識すると理解しやすい．

表1 腎の作用の失調状態の３型

①精神活動の低下，性欲の低下，乏精子症，骨の退行性変化，視力・聴力の低下，浮腫，夜間頻尿
②全身倦怠，目の乾燥感，口渇，四肢のほてり，皮膚の枯燥，性欲の偽性亢進
③両者に加えて，痩せ，四肢のしびれ，息切れ，動悸，不眠，耳鳴り，毛髪の脱落，歯牙の脱落，低血圧，低体温

（寺澤捷年．症例から学ぶ和漢診療学．第２版．医学書院；1998[3] より）

表2 血虚の診断基準

集中力低下，不眠，睡眠障害，眼精疲労，めまい感，こむら返り，過少月経・月経不順，顔色不良，頭髪が抜けやすい，皮膚の乾燥と荒れ，あかぎれ，爪の異常，知覚障害，腹直筋攣急

（寺澤捷年．症例から学ぶ和漢診療学．第２版．医学書院；1998[3] より）

次に**疎経活血湯**も西洋医学的な治療で効果が乏しい時に多く使用される．効能・効果は「関節痛，神経痛，腰痛，筋肉痛」で，使用目標は「体力中等度の人で，腰部より下肢にかけての筋肉，関節，神経が痛む場合に用いる．①冷えにより増悪することが多い，②瘀血《おけつ》を伴う場合」[2] とされている．

疎経活血湯は**八味地黄丸**や**牛車腎気丸**よりも効能・効果，使用目標を理解しやすい．しかし，**牛車腎気丸**がしびれというだけで処方しても効果に乏しいのと同様に，**疎経活血湯**も関節痛，神経痛，腰痛，筋肉痛に対して処方してもやはり効果に乏しい．**疎経活血湯**も使用目標を深く理解する必要がある．『症例から学ぶ和漢診療学』によれば，「瘀血と血虚を基盤に有するものが風湿に侵された病態」が**疎経活血湯**を使用する病態である[3]．血の不足と流通障害がともに生じている状態を改善するのが**疎経活血湯**である．

疎経活血湯は血虚と瘀血の両者を併せもつ難治性の腰下肢症状を有する症例に処方すれば有効性が高い漢方薬で，高齢者の慢性腰痛症にただ処方しても効果に乏しい．補腎剤同様に病態の見極めが重要である．

血虚とは，集中力低下，不眠・睡眠障害，眼精疲労，めまい感，こむら返り，過少月経・月経不順，顔色不良，頭髪が抜けやすい・フケが多い，皮膚の乾燥と荒れ・あかぎれ，爪の異常（もろい，ひび割れ，爪床部の皮膚が荒れてささくれる），知覚障害（ピリピリ，ズーズーなどのしびれ感，ひと皮かぶった感じ，知覚低下など），腹直筋攣急《ふくちょくきんれんきゅう》[3]（**表2**）などの諸症状のいくつかを有する症候群，瘀血とは，眼輪部・顔面の色素沈着，肌荒れ，口唇・歯肉・舌の

表3 瘀血の診断基準

眼瞼部の色素沈着，顔面の色素沈着，皮膚の甲錯，口唇の暗赤化，歯肉の暗赤化，舌の暗赤紫化，細絡，皮下溢血，手掌紅斑，臍傍圧痛抵抗　左，臍傍圧痛抵抗　右，臍傍圧痛抵抗　正中，回盲部圧痛・抵抗，S状部圧痛・抵抗，季肋部圧痛・抵抗，痔疾，月経障害

（寺澤捷年．症例から学ぶ和漢診療学．第2版．医学書院；1998[3]より）

暗赤化，毛細血管拡張，皮下溢血，手掌紅斑，腹部の特有の部位の圧痛，痔疾，月経障害[3]（表3）などの諸症状のいくつかを有する症候群と認識すると理解しやすい．

3番目が**五積散**で，効能・効果は「慢性に経過し，症状の激しくない次の諸症：胃腸炎，腰痛，神経痛，関節痛，月経痛，頭痛，冷え症，更年期障害，感冒」で，使用目標は「体力中等度前後の人で，寒冷や湿気に侵されて，腰痛，下腹部痛，下肢の痛みなどを訴える場合に用いる．①貧血気味で，上半身が熱し下半身の冷える場合，②月経不順や月経困難などのある婦人」[2]とされている．

五積散は**八味地黄丸**，**牛車腎気丸**，**疎経活血湯**よりも使用対象となる症例の幅が狭い印象があるが，使用目標に当てはまれば有効性は高い．『症例から学ぶ和漢診療学』によれば，「寒・湿に侵されて気血の巡りが障害された病態．上熱下寒，頭痛，関節痛などを現す．いわゆる冷房病やクーラーによる感冒などでこの病症を呈するものが多い」[3]という．

文献

1）松平浩．非特異的腰痛．福井次矢ほか編．今日の治療指針 2018年版：私はこう治療している．Volume 60．東京：医学書院；2018．1119-1122．

2）ツムラ．ツムラ医療用漢方製剤．B00047．2017．八味地黄丸 63-64，牛車腎気丸 229-230，疎経活血湯 140-141，五積散 159-160．

3）寺澤捷年．症例から学ぶ和漢診療学．第2版．東京：医学書院；1998．腎虚 83，血虚 40，瘀血 47，疎経活血湯 278，五積散 258．

上肢の末梢神経障害

坐骨神経痛に代表される下肢の末梢神経障害（peripheral neuropathy）に対しても，「高齢者の慢性腰痛症」で説明した漢方薬，特に**八味地黄丸**，**牛車腎気丸**，**疎経活血湯**が有効なことは少なくない．ここでは上肢に焦点を当て，いわゆる絞扼性神経障害（entrapment neuropathy）に対して有効性が高いと筆者が実感している3つの漢方薬――**五苓散，桂枝茯苓丸，当帰四逆加呉茱萸生姜湯**―を紹介する．

西洋医学では，丁寧な問診，適切な身体所見と画像所見により診断し，まず日常生活指導，理学療法，装具療法，薬物治療などの保存的治療を行う．薬物治療の第一選択は消炎鎮痛薬の内服・外用やビタミン B_{12} 製剤の内服であり，効果に乏しければ神経障害性疼痛治療薬のプレガバリンなどを内服で使用する．必要があれば観血的な治療（手術）を行うこともある．これが一般的な整形外科での治療であるが，難治性な症例も存在する．

■お薦め漢方薬３つ

1 五苓散（17）：雨が降りそうな時に痛む，あるいは歯痕舌，手指や下腿の浮腫が認められる場合
2 桂枝茯苓丸（25）：眼瞼部・顔面の色素沈着，口唇・歯肉・舌の暗赤化，疼痛部位近傍の毛細血管の拡張などが認められる場合
3 当帰四逆加呉茱萸生姜湯（38）：顔面蒼白，局所の冷感，筋の攣縮などが認められる場合

症例（五苓散）

患者：50代女性

主訴：頸肩腕症候群による，慢性化した左上肢痛

現病歴：消炎鎮痛薬の服用で家事をこなせる程度にはコントロールできていたが，X年の台風シーズンになり，悪化して家事ができなくなることが多くなった．

現症：身体の重い感じ，めまい，歯痕舌

治療：現症から水滞と判断し，天候に合わせて，**五苓散**（TJ-17）を7.5 g/日までで（頓服的に）処方したところ，2週で有意に改善した．その後も天候に合わせて頓服を継続している．

クリニカルポイント

上肢の末梢神経障害の治療でも，漢方薬を使用する以上は漢方医学的な病態の把握が重要なので，3つの漢方医学的な病態についてまず解説したうえで，

表 1　水滞の診断基準

身体の重い感じ，拍動性の頭痛，頭重感，車酔いしやすい，めまい・めまい感，立ちくらみ，水様の鼻汁，唾液分泌過多，泡沫状の喀痰，悪心・嘔吐，グル音の亢進，朝のこわばり，浮腫傾向・胃部振水音，胸水・心のう水・腹水，臍上悸，水瀉性下痢，尿量減少，多尿

（寺澤捷年．症例から学ぶ和漢診療学．第 2 版．医学書院；1998[1] より）

3 つの漢方薬について説明する．3 つの漢方医学的な病態とは水滞，瘀血，寒である．

水滞は，「水」の字から推測できるように「水の巡り（流通）の滞り」を意味する．漢方の世界での概念的な「水《すい》」の流れが滞った結果生じてくる諸症状のことで，身体の重い感じ，拍動性の頭痛，頭重感，めまい，めまい感[1]（表 1）などの諸症状のいくつかを有する症候群と考えると理解しやすい．

水滞である末梢神経障害に対してまず覚えるべきなのが**五苓散**である．**五苓散**は「雨が降りそうだ（あるいは，台風が近づいてくる）と～痛くなる，～ビリビリしてくる」のようなフレーズを聞いた時に使うべき漢方薬である．これは「気象病」とか「天気病み」といわれているもので，気象の変化により症状も影響される．患者が気象と症状の関係について話すこともあれば，こちらから聞き出さなければ話さないこともあるので，筆者は必ず聞くようにしている．また，歯痕舌（舌辺の歯型の圧痕），手指や下腿（すね）の浮腫のような所見のある症例に使うと，有効性が高い漢方薬である．

瘀血は，「血《ち》」の字から推測できるように「血の巡り（流通）のよどみ」を意味する．漢方の世界での概念的な「血《けつ》」の流れがよどんだ結果生じてくる諸症状であることは前述したとおりである．

瘀血である末梢神経障害に対してまず覚えるべきなのが**桂枝茯苓丸**である．**桂枝茯苓丸**は，眼瞼部・顔面の色素沈着，口唇・歯肉・舌の暗赤化，舌下静脈の怒張などのような顔面に特有な所見のある症例に使うべき漢方薬であるが，これらは先ほど示した瘀血そのものである．顔面以外の疼痛部位近傍の毛細血管の拡張なども大事な所見であり，さらに効果を高めるなら下腹部の特有な部位の圧痛の確認も有用である．また，更年期症状あるいは更年期様症状をきたす年齢の不定愁訴を含む疼痛を有する症例に処方すると効果が高い漢方薬でもある．

寒は，「寒」の字から推測できるように，「寒いとよくない」を意味する．患者や世間の人々が，「寒いと神経痛がひどくなります」「冷えると関節が痛くなります」，逆に「暖かくなってくると痛みも和らぎます」「温まると楽です」と言っているのを聞いたことが一度はあるはずだ．このような状態（病態？）を漢方では「寒証」といい，『症例から学ぶ和漢診療学』から引用すると，寒証とは，「顔面蒼白，局所の冷感（関節・腹部・背部など），筋の攣縮，温かい湯茶を好む」[1]などの諸症状のいくつかを有する症候群と考えると理解しやすい．

寒証である末梢神経障害に対してまず覚えるべきなのが**当帰四逆加呉茱萸生姜湯**である．**当帰四逆加呉茱萸生姜湯**は「寒いとダメ」「冷えるとダメ」「クーラーはダメ」「暖かいといい」「温めるといい」「風呂はいい」のようなフレーズを聞いた時に使うべき漢方薬であるが，これらは先ほど示した寒証そのままである．自験例では，この6つのフレーズで**当帰四逆加呉茱萸生姜湯**を124例に処方したところ，有効例が52例，有効率は42%であった．

文献

1）寺澤捷年．症例から学ぶ和漢診療学．第2版．東京：医学書院；1998．水滞 57，寒証 101-106．

難治性の慢性痛

慢性痛（chronic pain）の治療にはいつも苦慮する．西洋薬はバリエーションが増え，ペインの専門家や，抗うつ薬を使い慣れた精神神経科の専門家でなくても，以前は使用に躊躇した薬物が使用しやすくなり，整形外科医にも治療の選択肢が広がったが，難治性の症例はなくなっていない．西洋薬のラインナップに漢方薬を加えると，治療の選択肢はさらに格段に増えるが，それでも難治性の症例はなくなっていない．しかし，西洋薬だけでは改善できなかった症例が改善したり，悪循環をきたしている状態からの脱出経路を開拓できたりする場合が存在することも周知の事実である．漢方薬による治療を第二選択でも第三選択でも構わないので，選択肢に組み入れることは大きなメリットがある．

慢性痛への漢方薬の選択方法は，①疼痛に処方される漢方薬の中から選択する，②症例ごとに漢方医学的な病態を把握し，それに則した漢方薬を選択する，③慢性痛に多くみられる漢方医学的な病態を有しているかを確認し，該当する場合にはその病態に処方される漢方薬の中から選択する，のいずれかであるが，難治性の慢性痛は，①で適切に選択された漢方薬で改善しない症例が少なくない．②が本来あるべき姿であるが，難治性の症例ほど複数の病態が複合しており，どの病態への治療を優先させるべきかの判断が容易ではない．①②のデメリットを踏まえて，③を念頭に入れた漢方薬の選択をすべきだが，慢性痛に多くみられる漢方医学的な病態こそが「何かが虚した状態」であるため，難治性である場合には，虚しているものを補う治療をしなければ改善に至ることが困難である．

■お薦め漢方薬３つ

1　補中益気湯（41）：比較的体力の低下した人が，全身倦怠感，食欲不振などを訴える場合
2　四物湯（71）：比較的体力の低下した人で，手足が冷え，諸種の出血や貧血の徴候があり，皮膚の枯燥傾向のある場合
3　人参養栄湯（108）：病後・術後あるいは慢性疾患，高齢者の虚弱などで疲労衰弱している場合

症例（補中益気湯）

患者：70 代男性

主訴：腰痛，下肢しびれ，間欠性跛行（20～30 m 程度）

現病歴：数年来の腰痛を近医で加療．NSAIDs，牽引・マッサージなどで，辛くない範囲内にコントロールされていた．昨年から下肢しびれが出現，ビタミン B_{12} 製剤が追加されるが無効．数か月前から歩きにくくなってきた．心配になり当科を受診（X 年）．

治療：診断は変形性脊椎症と腰部脊柱管狭窄症による腰痛，（両）下肢しびれ，馬尾性間欠性跛行であった．治療は末梢血管拡張薬の経口プロスタグランジン E_1 製剤＋コルセット＋杖としたが，腰痛，しびれ，間欠性跛行は，軽度の改善にとどまった．当時は神経障害性疼痛治療薬のプレガバリンもなく，NSAIDs も**牛車腎気丸**（TJ-107）も胃に合わず，**疎経活血湯**（TJ-53）は，胃は大丈夫だったが効果がなかった．X＋1 年の春，「特に冬場は風邪をひきやすく，この冬も 2 度ひいた．なんか気力がなく，疲れやすくなった」という話を患者から聞いた．病態を，腰椎変性疾患＋著明な気虚による難治性の腰痛＋下肢しびれ＋間欠性跛行と考え直し，**補中益気湯**（KB-41）7.5 g/日を追加処方した．3 か月ほどで腰痛は気にならない程度に改善し，下肢しびれは軽度

表 1 慢性痛の治療で常用している補剤

分類	漢方薬名	効能・効果
痛みに対する適応がある補剤	牛車腎気丸	疲れやすくて，四肢が冷えやすく尿量減少または多尿で時に口渇がある次の諸症：下肢痛，腰痛，しびれ，老人のかすみ目，かゆみ，排尿困難，頻尿，むくみ
	八味地黄丸	疲労，倦怠感著しく，尿利減少または頻数，口渇し，手足に交互的に冷感と熱感のあるものの次の諸症：腎炎，糖尿病，陰萎，坐骨神経痛，腰痛，脚気，膀胱カタル，前立腺肥大，高血圧
痛みに対する適応があるとはされていない補剤	補中益気湯	消化機能が衰え，四肢倦怠感著しい虚弱体質者の次の諸症：夏やせ，病後の体力増強，結核症，食欲不振，胃下垂，感冒，痔，脱肛，子宮下垂，陰萎，半身不随，多汗症
	四物湯	皮膚が枯燥し，色つやの悪い体質で胃腸障害のない人の次の諸症：産後あるいは流産後の疲労回復，月経不順，冷え症，しもやけ，しみ，血の道症
	十全大補湯	病後の体力低下，疲労倦怠，食欲不振，寝汗，手足の冷え，貧血
	人参養栄湯	病後の体力低下，疲労倦怠，食欲不振，寝汗，手足の冷え，貧血

（ツムラ．ツムラ医療用漢方製剤：製品ラインナップ．改訂版．2018[1] より一部転載）

の改善ではあったが，歩行距離が 100 m ほどになり，患者には満足していただけた．

クリニカルポイント

筆者が考える「積極的な，攻めの補剤の治療」について解説する．

筆者が慢性痛の治療で常用している補剤は，「痛みに対する適応がある補剤」と「痛みに対する適応があるとはされていない補剤」の 2 グループに分かれる（表 1）．

「痛みに対する適応がある補剤」の**八味地黄丸**，**牛車腎気丸**は「高齢者の慢性腰痛症」で解説した補腎剤である．難治性の慢性腰痛症では当然，その使用の可否あるいは成否について検討されるが，それだけに腰痛症以外の病態での使用頻度は高い．

一方，「痛みに対する適応があるとはされていない補剤」の代表的な漢方薬は**補中益気湯**，**四物湯**，**十全大補湯**，**人参養栄湯**で，それぞれ気虚，血虚，気

表 2　気虚の診断基準

身体がだるい，気力がない，疲れやすい，日中の睡気，食欲不振，風邪をひきやすい，物事に驚きやすい，眼光・音声に力がない，舌が淡白紅・腫大，脈が弱い，腹力が軟弱，内臓のアトニー症状，小腹不仁，下痢傾向

（寺澤捷年．症例から学ぶ和漢診療学．第 2 版．医学書院；1998[2] より）

血両虚，気血両虚に使用する．気虚とは，身体がだるい，気力がない，疲れやすい，風邪をひきやすい[2]（表 2）などの諸症状のいくつかを有する症候群と考えると理解しやすい．

実臨床で問題となるのは，難治性の慢性痛で整形外科外来を受診した患者が，「身体がだるい，気力がない，疲れやすい」，ましてや「風邪をひきやすい」などの漢方医学的なキーワードを，親切にも自分から話してくれることはないことである．仮に患者側から話してくれたとしても，聞き手に知識がなければ，その症例の漢方医学的な病態が「気虚」であることはわからない．したがって，少なくとも難治性の慢性痛を治療しようとする医師は，漢方医学的に必要最低限の知識をもったうえで，こちらで想定したキーワードを聞き出さなければならない．

漢方医学的に必要最低限の知識，キーワードの中で最も重要なもののいくつかが，これまでに述べてきた腎虚，血虚，瘀血，水滞，寒，気虚である．最低限これらの知識を覚え，それぞれに対応する処方を覚え，聞き出し方を身につけるだけで，これまで改善に乏しかった症例の中で数％から数十％は改善する可能性があることを，筆者は身をもって体験している．

文献

1）ツムラ．ツムラ医療用漢方製剤：製品ラインナップ．改訂版．B00059．2018．
2）寺澤捷年．症例から学ぶ和漢診療学．第 2 版．東京：医学書院；1998．気虚 16．

20 泌尿器疾患の漢方治療

天野俊康（長野赤十字病院）

泌尿器疾患で漢方薬が有効な 3 疾患

泌尿器科では，尿路，男性精路における悪性腫瘍，結石，炎症，内分泌，機能障害などを対象としている．泌尿器科領域においては，診断から手術・薬物療法といった治療までほぼ科内で完結されるため，専門性の高い疾患が多い．泌尿器科的疾患の薬物治療に関しては，西洋医学的な治療が一般的であるが，種々の病態に対して漢方薬による治療も広く行われている．また，泌尿器科においては，尿路男性生殖器の悪性腫瘍は最も重要な領域の一つであり，癌治療に伴う副作用対策や緩和ケアにも漢方薬が投与されている．泌尿器科疾患において用いられる漢方薬の一例を一覧表として示す（表 1）．本項ではこのうち，専門医でなくても日常診療にて比較的よく遭遇する泌尿器科的疾患で，漢方薬治療の効果が期待できる下部尿路症状，性機能障害を含む男性不妊症，加齢男性性腺機能低下症候群に関して解説する．

下部尿路症状

下部尿路症状（lower urinary tract symptoms：LUTS）は，蓄尿症状，排尿症状，排尿後症状に大別される[1)]．蓄尿症状には，昼間頻尿，夜間頻尿，尿意切迫感，切迫性尿失禁など，排尿症状には，尿勢低下，尿線途絶，腹圧排尿など，排尿後症状には，残尿感，排尿後滴下などがある．

下部尿路症状に関しては，性差を考慮して，男女別に対応する必要性がある．中高年の男性の場合，前立腺肥大症を代表とした下部尿路がベースラインとして存在するため，排尿症状の治療から開始するのが原則である．『男性下部尿路症状・前立腺肥大症診療ガイドライン』（2017 年）においては，薬物療法は α_1 アドレナリン受容体遮断薬または PDE（ホスホジエステラーゼ）5 阻害薬を基本とし，前立腺肥大が 30 mL 以上の場合には 5 α 還元酵素阻害薬の併用・変更を，過活動膀胱（overactive bladder：OAB）症状が明らかな場合には，抗コリン薬または β_3 アドレナリン受容体作動薬（β_3 作動薬）の併用を考慮する[2)]．筆者らの報告では，PDE5 阻害薬は，排尿症状のみならず，蓄尿

表 1　泌尿器科疾患における主な漢方薬

疾患・症状・病態		適応薬
下部尿路症状	尿勢低下，排尿時間延長などの排尿症状	八味地黄丸
	頻尿，尿意切迫感，尿失禁などの蓄尿症状	牛車腎気丸
	残尿感，下腹部不快感などの尿路不定愁訴	清心蓮子飲
男性不妊症	精子濃度低下，精子運動率低下	補中益気湯
		柴胡加竜骨牡蛎湯
勃起障害	PDE5 阻害薬が禁忌など	八味地黄丸
男性更年期障害	主に実証	桂枝茯苓丸
	主に中間証	加味逍遙散
	主に虚証	当帰芍薬散
	実〜中間証，虚証でも可	柴胡加竜骨牡蛎湯
膀胱炎・腎盂腎炎の再発予防，血尿		猪苓湯
繰り返す膀胱炎		補中益気湯
間質性膀胱炎		当帰芍薬散
腹圧性尿失禁		補中益気湯
陰部の不快感		清心蓮子飲
尿路結石による疼痛発作		芍薬甘草湯
小児夜尿症		小建中湯
成人の夜尿症		加味逍遙散
尿管，尿道狭窄		柴苓湯
抗癌剤の副作用に対して	タキサン系による末梢神経障害	牛車腎気丸
	タキサン系による筋肉痛	芍薬甘草湯
	食欲不振	六君子湯
	下痢	半夏瀉心湯
	口内炎	半夏瀉心湯
	全身倦怠	補中益気湯
	骨髄抑制	十全大補湯
	前立腺癌の HRT のホットフラッシュ	桂枝茯苓丸
術後・緩和ケア	イレウス	大建中湯
	排尿障害	牛車腎気丸
	機能的ディスペプシア	六君子湯
	せん妄	抑肝散
	咳	麦門冬湯
	麻薬による異常行動	抑肝散
	疲労（フレイル，サルコペニア），PS の悪化	補中益気湯，十全大補湯，人参養栄湯
	浮腫	柴苓湯，五苓湯

症状，さらに副次作用として勃起障害や血管内皮への効果も示唆されている[3]．したがって，男性においてはまず排尿症状の治療を行ったうえで，蓄尿症状に対する治療を追加するのが原則である．

女性の排尿症状は，蓄尿症状に比べ低頻度であり，神経因性膀胱や骨盤臓器脱などの合併もあり，専門医への紹介が必要なことが多い．一方，腹圧性尿失禁やOABなどによる蓄尿症状が高頻度に認められることが特徴である．十分な問診に加え，超音波にて残尿量のチェックを行い，まず蓄尿症状が溢流性尿失禁による排尿の障害に由来するものではないことを確認する．さらに，排尿日誌を用い，多飲による多尿，睡眠障害による夜間頻尿などを除外し，尿意切迫感，切迫性尿失禁を伴うOABであるかどうかを判定する．残尿量が50 mL以下で，OABと診断されれば，抗コリン薬またはβ_3作動薬による薬物療法の適応となる．

漢方診療においては，「気」「血」「水」といった概念を理解して，同じ病状であっても，各患者の証の判定とそれに沿った漢方薬を選択することが本来の治療とされるが，あまりこれらの細部にとらわれず，通常の西洋医学的診療の補助的治療法として臨機応変に，かつ積極的に漢方薬治療を行っていくべきと思われる[4]．下部尿路症状の薬物治療は，上記のような西洋的な内服薬が中心となるが，効果が不十分であったり，副作用を認めたりするため，治療の追加や変更が必要な場合に，漢方薬治療が行われる．さらに，尿路感染や神経因性膀胱，間質性膀胱炎などが認められないにもかかわらず，膀胱部や排尿時の不快感といった尿路不定愁訴が継続する患者に対しても漢方薬が有効な場合がある．

■お薦め漢方薬３つ

1　八味地黄丸（7）：尿勢低下，排尿時間延長などの排尿症状
2　牛車腎気丸（107）：頻尿，尿意切迫感，尿失禁などの蓄尿症状
3　清心蓮子飲（111）：残尿感，下腹部不快感などの尿路不定愁訴

症例（清心蓮子飲）

患者：78歳，女性，主婦

主訴：頻尿，残尿感

既往歴：特記すべきものなし

現病歴：生来頻尿気味であったが，3年前から夫の介護が必要となり，そのころから睡眠障害，残尿感，排尿後不快感を認め，当科受診．残尿は10 mLのみで，尿意切迫感，切迫性尿失禁，夜間頻尿（3回）もあり，過活動膀胱の診断で，抗コリン薬を投与された．

現症：身長151 cm，体重44 kg．腹部の緊張性は低下，下腹部は軟で軽度膨満あり．

治療：抗コリン薬内服にて尿意切迫感，切迫性尿失禁は改善されるも，夜間頻尿は変化なく，残尿感，排尿後不快感も継続．さらに，抗コリン薬の副作用と考えられる口渇，軽度の便秘を認めたため，抗コリン薬を**清心蓮子飲**（TJ-111）7.5 g/日に変更したところ，副作用は消失し，残尿感，排尿後不快感も軽快したため，**清心蓮子飲**を継続中である．

クリニカルポイント

排尿に関する西洋的な治療薬は，蓄尿，排尿に関する薬理学的な機序に基づき使用されている．下部尿路症状に対する漢方薬の効果は，そのメカニズムよりも使用経験から投与されている．

八味地黄丸は，前立腺肥大症に対して保険適応があり，排尿症状に対して用いられる．

牛車腎気丸は，頻尿に対して保険適応があり，蓄尿症状に投与される．

清心蓮子飲の適応としては，胃腸が弱く，不安・イライラなどの神経症的要因がある場合が挙げられる．

下部尿路症状に対する薬物治療は，西洋薬が第一選択となり，漢方薬は西洋薬との併用や，副作用などのため西洋薬の継続が困難な場合に投与される．しかしながら，症例によっては難治性の下部尿路症状に対して，きわめて有効なケースも多々経験され，臨床現場では漢方薬は有力な治療法の一つといえる．

文献

1）本間之夫ほか．下部尿路機能に関する用語基準：国際禁制学会標準化部会報告．日排尿機能会誌 2003；14：278-289.
2）日本泌尿器科学会編．男性下部尿路症状・前立腺肥大症診療ガイドライン．東京：リッチヒルメディカル；2017.
3）Amano T, et al. Administration of daily 5mg tadalafil improves endothelial function in patients with benign prostatic hyperplasia. Aging Male 2018；21：77-82.
4）天野俊康．男性泌尿器疾患への“二刀流”診療．臨床泌尿器科 2017；71：394-398.

性機能障害を含む男性不妊症

WHO の調査によると，不妊カップルの男女の不妊の原因は，明らかな男性因子が 24%，女性因子が 41%，男性・女性ともに原因がある割合は 24% であり，不妊カップルのほぼ半分にあたる 48% は男性側にも原因があるとされている[1]．さらに，男性不妊症（male infertility）の原因としては，造精機能障害 83.0%（原因不明 56.1%，精索静脈瘤 35.9%，その他 8.0%），精路通過障害 13.7%，性機能障害 3.3% とされている[1]．精索静脈瘤や精路通過障害に対しては手術などによる治療が行われ，高度乏精子症や無精子症などでは，射出精子や精巣内精子回収にて得られた精子を使用して，体外受精・卵細胞質内精子注入法といった生殖補助医療（assisted reproductive technology：ART）による加療を行う．しかしながら，軽度の精液所見不良例では，漢方薬にて精液所見を改善するのも一法である．

また，男性不妊症の原因の一つである機能障害のうち，勃起障害（erectile dysfunction：ED）に対しては PDE 5 阻害薬が第一選択であるが，PDE 5 阻害薬が禁忌の場合などは漢方薬が使用される．

■お薦め漢方薬３つ

1　八味地黄丸（7）：PDE5 阻害薬が使用できない時の ED 治療薬
2　補中益気湯（41）：精子濃度・運動率低下の改善
3　柴胡加竜骨牡蛎湯（12）：精子濃度・運動率低下の改善

症例（補中益気湯）

患者：34 歳，男性，会社員
主訴：挙児希望
既往歴：特記すべきものなし
現病歴：4 年前に結婚し，当初 1 年間は避妊していた．その後，挙児希望し，避妊は行わなかったが，妻は妊娠しなかった．妻が産婦人科を受診したところ，特に異常は認められなかった．そこで精液検査を行ったところ，精液量 2.4 mL，精子濃度 10×10^{6}/mL，運動率 40%，奇形率 20% と乏精子症の所見であり，当科紹介となった．理学所見では，精巣サイズは左右とも 14 mL，精管は触知可能，精索静脈瘤はなく，外陰部 Tanner 分類は G 5，PH 5 と正常であった．ホルモン採血でも，LH（luteinizing hormone：黄体形成ホルモン）1.55 mIU/mL，FSH（follicle-stimulating hormone：卵胞刺激ホルモン）4.60 mIU/mL，PRL（prolactin：プロラクチン）7.83 ng/mL，TT（total testosterone：総テストステロン）3.61 ng/mL と特に異常は認められなかった．**補中益気湯**（TJ-41）7.5 g/日を開始し，3 か月後の精液所見で，精液量 2.8 mL，精子濃度 21×10^6/mL，運動率 55%，奇形率 30% と精子濃度の改善がみられた．内服継続 6 か月後に，妻が自然妊娠したとの報告を受けた．

クリニカルポイント

ED，射精障害といった性機能障害は，男性不妊症の原因の一つとして挙げられ，近年増加傾向にあると考えられる．加齢とともに ED の発症頻度は増加し，男性の QOL を低下させる．ED 治療の第一選択は，PDE 5 阻害薬であり，その有効性，安全性はきわめて高い．しかしながら，硝酸薬との併用は禁忌であり，PDE 5 阻害薬が使用できない場合には，陰圧式勃起補助具，陰茎海綿体内注射などが薦められる．ただ，これらの治療法を希望しない場合には，漢方薬の使用を考慮する．PDE 5 阻害薬が使用可能となる以前の検討では，ED に対する**八味地黄丸**の効果は，性交可能となったものはほぼ 20% と低値であったが，55.6% において，朝立ちが起こる，勃起力増強，精神的充実感，体調の良さなどの自覚的症状の改善が認められた[2]．ED 治療において漢方薬は補助的な治療法ではあるが，症例によっては患者の満足度も含めた QOL 改善に寄与できるものと考えられる．

無精子症や高度乏精子症といった重症の男性不妊症では精巣内精子回収法といった ART が行われ，精索静脈瘤があれば積極的に手術するが，明らかな原因が特定できない軽度～中等度の乏精子症や精子無力症に対して，精子濃度，運動率といった精子所見の改善を目的に**補中益気湯**や**柴胡加竜骨牡蛎湯**による漢方薬治療が行われる．**補中益気湯**は，臨床的に精子濃度，運動率を改善することが報告されている[3]．そのメカニズムの特定に関しては容易ではないが，筆者らの検討では，精液検体を 488 nm の光で励起すると，622 nm にピークを有する蛍光スペクトラムが観察され，その蛍光強度は精子数や精子濃度と比例し，男性不妊症に使用される漢方薬の蛍光パターンが精液のそれときわめて類似していた[4]．さらに，**補中益気湯**を直接精液に添加すると，経時的に低下する精子運動率の低下抑制が認められ，精子自体よりも周囲環境に好影響を及ぼしている可能性が示唆された[5]．以上のように，**補中益気湯**などの漢方薬は，臨床的にも，基礎的にも，精液所見の改善効果があるものと考えられる．

文献

1）日本生殖医学会編．生殖医療の必修知識．東京：日本生殖医学会；2014.
2）天野俊康ほか．勃起障害に対する漢方薬単独治療の検討．日性会誌 2001；16：327-330.
3）風間泰蔵ほか．男性不妊症における実虚証判定と補中益気湯療法の効果について．日不妊会誌 1996；41：151-158.
4）Amano T, et al. Fluorescence spectra from human semen and their relationship with sperm parameters. Arch Androl 1996；36：9-15.
5）Amano T, et al. Effects of Chinese herbal medicine on sperm motility and fluorescence spectra parameters. Arch Androl 1996；37：219-224.

加齢男性性腺機能低下症候群

加齢男性性腺機能低下（late-onset hypogonadism：LOH）症候群は，加齢に伴う男性ホルモンの低下により，身体的，心理的および性機能関連症状が生じるものとされる[1]．診断には，自覚症状の問診票であるAMS（aging male symptoms）スコアと，日本ではFT（free testosterone：遊離型テストステロン）値より行う．AMSスコアの結果より，LOH症候群としての自覚症状が認められ，さらにFT値が＜8.5 pg/mLと低値なら男性ホルモン補充療法の適応となり，FT値が8.5≦境界閾＜11.8 pg/mLなら症状を考慮して男性ホルモン補充療法，FT値が≧11.8 pg/mLと正常ならホルモン療法以外の治療を考慮する[1]．LOH症候群の精査・加療を目的に受診した場合，AMSスコアとFT値の間には有意な相関関係は認められないものの，LOH症候群外来受診者の85％がAMS 27点以上，FT値8.5 pg/mL未満であり，男性ホルモン補充療法の適応になる[2]．

従来，更年期障害は女性特有のものと捉えられてきており，その治療には漢方薬が広く用いられ，有用性や安全性の高さも報告されている[3]．加齢に伴う性ホルモンの低下という共通の病態と考えられるLOH症候群においても，漢方薬治療が用いられ，その有効性が報告されてきている[4]．

■お薦め漢方薬３つ

1　当帰芍薬散（23）：筋肉が一体に軟弱で疲労しやすく，腰脚の冷えやすい虚証

2　加味逍遙散（24）：体質虚弱，肩こり，疲れやすく，精神不安など精神神経症状がある中間証

3　桂枝茯苓丸（25）：体格はしっかりしていて赤ら顔が多く，腹部は大体充実，下腹部に抵抗のある実証

症例（加味逍遙散）

患者：64 歳，男性，元会社役員

主訴：全身倦怠感

既往歴：特記すべきものなし

現病歴：生来健康で，体調には自信があった．2 年前，会社を退職後，全身倦怠，耳鳴り，気力低下などを認めたが，内科，耳鼻科などでは，特に異常は指摘されなかった．

治療：テレビの健康番組にて，男性更年期障害・LOH 症候群が取り上げられていたのを見て，他県から当科を受診した．AMS スコアは 58 と高値を示し，全身倦怠，耳鳴り，気力低下，抑うつ気分，性機能障害など，種々の症状を自覚していた．精神不安など精神神経症状を伴う中間証であり，**加味逍遙散**（TJ-24）7.5 g/日を開始した．**加味逍遙散**内服を開始して 4〜5 日後からほぼすべての症状が改善されてきた．2 週間後に当科を再診し，初診時の採血結果より，FT 値 8.7 pg/mL と低下していることが判明し，ホルモン補充療法の追加も考慮されたが，遠方から数週間ごとの通院も困難であることより，テストステロン注射によるホルモン療法は希望されず，著効している**加味逍遙散**の継続を希望された．その後，2〜3 か月ごとに通院し，**加味逍遙散**を継続していたが，約 6 か月後にほぼ症状は消失し，治療終了となった．

クリニカルポイント

LOH 症候群の治療の原則は，加齢により減少した男性ホルモンの補充であるが，FT 値や多血症，肝機能障害，睡眠時無呼吸，PSA（prostate-specific antigen：前立腺特異抗原）高値などのため，男性ホルモン補充療法が適応と

ならない場合がある．また，LOH 症候群の精査・加療での受診者の多くは，様々な症状のためすでに何か所かの医療機関を受診しており，そこで明らかな原因の特定に至らず，いっそう強い不安感などの精神的な悩みを有している．LOH 症候群が自分の症状に合致しているのではないかとやっとの思いで当科を受診し，AMS にてその可能性が指摘されると，多くの場合早期の治療開始を希望する．しかし，初診時にすぐ FT 値は判明せず，即座にホルモン補充療法開始というわけにはいかない．このような場合には，漢方薬による治療が有用である．LOH 症候群という概念は最近確立されたもので，過去においては更年期障害は女性特有のものと考えられ，LOH 症候群に対する漢方薬治療は古来多くの経験はなかった．そこでまず，性ホルモンの低下によって生じる LOH 症候群を女性の更年期障害と同様な病態として捉え，女性更年期障害に対する 3 大漢方薬（**当帰芍薬散**，**加味逍遙散**，**桂枝茯苓丸**）を中心に投与した．漢方薬の選択は，筋肉が一体に軟弱で疲労しやすく，腰脚の冷えやすい虚証には**当帰芍薬散**，疲れやすくイライラ感・精神不安など精神神経症状がある中間証には**加味逍遙散**，赤ら顔で体格がしっかりしている実証には**桂枝茯苓丸**といったところを目安として行った．その結果，著効 42%，有効 29%，無効 29%で，有効率は 71%であった．さらに，副作用は軽微で，実証傾向や症状が軽度な場合ほど有効率が高かった[4]．

LOH 症候群の治療における最も重要な点は，多岐にわたる症状を改善することである．治療法の原則は低下した男性ホルモンの補充であるが，LOH 症候群の症状軽快のため，うつ症状，勃起障害，睡眠障害[5] などに対する，個々の症状に応じた対症療法も必要に応じて行う必要がある．漢方薬は様々な症状改善に有効であり，安全性も高く，FT 値の判明していない初診時からも使用可能であり，積極的な投与を考慮してよい治療法である．

文献

1) 日本泌尿器科学会／日本 Men's Health 医学会ほか編．加齢男性性腺機能低下症候群— LOH 症候群—診療の手引き．東京：じほう；2007.

2) 天野俊康ほか．男性更年期障害外来受診患者の aging males' symptoms スコアと遊離型テストステロン値について：加齢男性性腺機能低下症候群との相違？日性会誌 2010；25：57-60.

3) 小山嵩夫．更年期障害．臨床と薬物治療 1992；11：367-371.

4) Amano T, et al. Clinical efficacy of Japanese traditional herbal medicine（Kampo）in late-onset hypogonadism patients. Aging Male 2010；13：166-173.

5) 天野俊康ほか．加齢男性性腺機能低下症候群患者の睡眠障害に対するラメルテオンの使用経験．日性会誌 2015；30：25-29.

21 皮膚疾患の漢方治療

柳原茂人（近畿大学）

皮膚疾患で漢方薬が有効な 3 疾患

現代皮膚科学の発展とステロイドをはじめとした各種外用剤の進歩により，皮膚疾患の治療はここ数十年で目まぐるしく変化してきた．しかし，個体の疾患感受性，治療感受性やおかれた環境や生活習慣などにより，いったん治療しても再燃を繰り返したり，西洋薬の反応が乏しかったりする場合がある．または，疾患そのものの病態が現在の医療では治療が難しい症例も少なからず経験する．筆者は，罹患部位局所の皮疹だけでなく，各個人の「体質」にも注目して治療の対象とする東洋医学を併用し，病気になりにくい体づくりを目指すことで，患者に喜んでもらえる症例を数々経験してきた．

本項では，漢方薬が有効な皮膚疾患として，尋常性痤瘡，アトピー性皮膚炎，円形脱毛症の3疾患を挙げる．いずれも日本皮膚科学会より診療ガイドラインが公表されており，それぞれに漢方薬の記載もあるが，大規模な数を集めたエビデンスに乏しいため推奨度は高くない．しかし，現在の西洋医学的治療に漢方薬を併用すると，治療効果が高まり，疾患の再発も少なくなることを日常診療において数多く経験するのである．そこで，本項では，それぞれの疾患に関して，漢方薬の使用ターゲットや効かせるコツを紹介する．

尋常性痤瘡

尋常性痤瘡（acne vulgaris）は，思春期から成人期の顔面の特に脂漏部位に好発する毛包の炎症で，内分泌因子（ジヒドロテストステロンなど），角化因子（毛包漏斗部が刺激を受けて角化し，毛包が閉塞する），細菌性因子（*Propionibacterium acnes* などが皮脂成分を分解し，毛包を破壊する遊離脂肪酸を生成）に加え，遺伝性因子，ストレス，化粧，マスクなどの環境・外的因子などが複雑に関与して発症する．治療する際には，生活習慣の改善，皮膚を清潔に保つことを指導する．薬物療法では，抗生物質外用・内服から，イオウ剤，アダパレン（ビタミンA誘導体）外用，過酸化ベンゾイルゲル外用などが保険適応となっている．また，ケミカルピーリングやレーザー治療も保険外診療として行われている．

皮膚漢方の使い方としては，皮膚疾患を対象としたもの（標治）と体質から改善するもの（本治）がある．痤瘡治療の標治薬には排膿や清熱の作用をもつ生薬が多く配合されているものを選び，本治薬としては駆瘀血剤《くおけつざい》や柴胡剤，補剤などから選ぶ．病勢がある時は標治をメインに，寛解したら本治をメインにするが，くすぶっている時は標本同治してもよい．

■お薦め漢方薬３つ

1　十味敗毒湯（6）：痤瘡治療のベース薬，ファーストチョイスとして

2　荊芥連翹湯（50）：繰り返す痤瘡．脂漏性（脂っぽい）皮膚，特に前額，頬部の痤瘡

3　桂枝茯苓丸加薏苡仁（125）：膿疱が消退してからの寛解状態に再発予防として

症例（十味敗毒湯）

患者：25 歳，女性．看護師

主訴：にきび

既往歴：小児喘息

現病歴：学童期のころからにきびで近医通院していた．就職してからマスクをするようになり，難治になってきた．各種外用を試すも，再燃を繰り返すため来院．

現症：身長 162 cm，体重 55 kg，顔面頬部～下顎にかけて毛包炎，白色面皰を認める．顔が浅黒く，脂漏的．体幹四肢の皮膚は乾燥傾向．

治療：近医の処方，過酸化ベンゾイル外用は継続することにして，**十味敗毒湯**（TJ-6）5.0 g/日を併用した．皮疹はすみやかに軽快し，それ以後再発することも少なくなった．3 か月寛解を維持できたので，**桂枝茯苓丸**（TJ-25）5.0 g/日に変更し，半年で廃薬できた．

クリニカルポイント

十味敗毒湯は江戸時代後期の紀州の外科医，華岡青洲によって創方された処方で，癰《よう》や癤《せつ》といった毛嚢性化膿性皮膚疾患の初期に対し開発された方剤である[1]．この方剤は尋常性痤瘡に対しても効果を発揮し，数々の報告がある[2,3]．

表 1　十味敗毒湯の尋常性痤瘡における多標的効果

効果	文献
TLR（Toll 様受容体）2 発現抑制	金子ほか．新薬と臨牀 2014.
マクロファージ貪食能↑	Sekiguchi, et al. eCAM 2015.
好中球貪食能↑	赤松ほか．和漢医薬学会誌 1994.
好中球遊走能↑	赤松ほか．漢方医学 1994.
好中球寿命延長抑制	千葉ほか．医学と薬学 2016.
抗炎症作用	千葉ほか．医学と薬学 2016.
	金子ほか．新薬と臨牀 2014.
抗 ROS（活性酸素）作用	野本ほか．Aesthetic Dermatology 2016.
	松原ほか．薬理と治療 2015.
	金子ほか．新薬と臨牀 2014.
	中西ほか．漢方と最新治療 2011.
皮脂合成抑制	篠原ほか．医学と薬学 2016.
5αリダクターゼ抑制	金子ほか．新薬と臨牀 2014.
抗菌作用	金子ほか．新薬と臨牀 2014.
	Higaki, et al. J Dermatol 1996.
	Higaki, et al. Acta Derm Kyoto 1990.
	桧垣ほか．日皮会誌 1974.
抗リパーゼ作用	Higaki, et al. Drugs Exp Clin Res 2001.
	Higaki, et al. J Dermatol 2000.

その臨床薬理的機序は表 1 に示すように多彩なものが証明されており，現代西洋医学では手が届かないところに作用点を有しており，西洋東洋併用医学に適している．この方剤は急性期から慢性期と幅広く痤瘡に使用でき，痤瘡治療のファーストチョイスとして考えてもよい．

荊芥連翹湯は，柴胡＋**温清飲**をベースとし，化膿性炎症を繰り返しやすい体質（解毒証）の体質改善薬として使用されてきたが，皮膚科領域では尋常性痤瘡[2,4]をはじめとする慢性炎症性疾患にもよく使用される．使用目標としては，慢性期の遷延する痤瘡，全額や鼻翼周囲のような脂漏部位にできる難治性痤瘡，深在性毛包炎などである．

一方，尋常性痤瘡は東洋医学的概念の一つ「瘀血」が関与していると考えられ，瘀血を対象とした駆瘀血剤を使用する．**桂枝茯苓丸**は代表的な駆瘀血剤で，気血水を巡らし，難治性皮膚疾患の治療補助薬としてしばしば使用する．**桂枝茯苓丸加薏苡仁**は，**桂枝茯苓丸**に消炎・利水・排膿・清熱作用をもつ薏苡仁を加味した処方で，尋常性痤瘡に対しても臨床効果が認められている[5)]．

文献

1）山本巌．十味敗毒湯を語る〈上〉．漢方研究 1986；171：2-11.
2）夏秋優．知っておきたい痤瘡の漢方治療．日皮会誌 2011；121：3166.
3）小林裕美ほか．ニキビに対する漢方療法．日臨皮会誌 2009；26：475-480.
4）夏秋優．荊芥連翹湯（抗炎症・抗化膿）．MB Derma 2013；211：33-37.
5）二宮文乃．皮膚疾患漢方治療マニュアル．東京：現代出版プランニング；1998．30-75.

アトピー性皮膚炎

アトピー性皮膚炎（atopic dermatitis）は，フィラグリンなどの遺伝子異常を代表とした先天的な角層バリア機能低下とIgEを産生しやすい素因をベースとして，後天的に環境，心理社会的ストレスが刺激因子となって作用して，慢性の湿疹病変が特徴的な分布をもって現れる．

治療の中心は，ステロイド外用剤と保湿剤で，シクロスポリン内服や，タクロリムス軟膏，抗ヒスタミン薬などを補助としてすみやかに寛解導入し，寛解した後も保湿・軟膏治療を中心に食・生活習慣の改善を続け，粘り強い治療を継続しなければならない．最近では生物学的製剤も市場に加わり，寛解に持ち込みやすい患者も増えてくると思われるが，根本的な治療がいまだ実現されていない．

漢方薬はかゆみや炎症をとる標治の方剤のほかに，皮膚のバリア障害を改善し，皮膚に潤いをもたせる目的で本治の方剤を使用する．焦燥感や不眠，ストレスなどメンタルな部分に対して増悪因子となっている患者も多く，その一面を東洋医学でケアする漢方医も多い．

■お薦め漢方薬３つ

1 **消風散**（22）：かゆみが強く，湿潤傾向のある皮疹
2 **温清飲**（57）：乾燥傾向で，炎症が長引く場合
3 **補中益気湯**（41）：感染を繰り返したり，既存の治療に反応が乏しい場合

症例（消風散）

患者：16 歳，男性，高校生

主訴：そう痒性皮疹

既往歴：小児喘息

現病歴：学童期からそう痒性皮疹あり．近医にてアトピー性皮膚炎と診断され，通院加療していた．高校入学後，クラブ活動で汗を多くかくようになり，皮疹が悪化．近医の加療では軽快しなくなり来院した．

現症：顔面はびまん性の浸潤性落屑紅斑を認めた．体幹四肢は乾燥傾向で，紅斑，丘疹，痂皮が散在し，掻破痕を多く認めた．頸部，肘窩，膝窩に著明な掻破性びらんを認めた．身長 173 cm，体重 65 kg，背が高くがっちりした体型．眼光に力あり，軽い胸脇《きょうきょう》苦満《くまん》と心下《しんか》痞《ひ》あり．IgE 1,266 IU/mL，TARC（thymus and activation-regulated chemokine）827 pg/mL，WBC（white blood cell：白血球数）8,500/μL（eos 5.1%），LDH（lactate dehydrogenase：乳酸脱水素酵素）244 IU/L，MAST 36 スコア：コナヒョウヒダニ（6），ハウスダスト（4），ネコ（3），イヌ，スギ，コメ（2）．

治療：近医の処方，保湿剤，ステロイド外用剤，抗ヒスタミン薬は変更せず，野菜・魚中心の和食を摂り，間食を控えるよう食事指導し，**消風散** 5 g/日（TJ-22）を追加処方した．皮疹はすみやかに軽快し，掻破痕は消退．全身のびまん性の紅斑も次第に軽快し，2 か月で寛解状態となった．漢方薬は**補中益気湯** 2.5 g/日（TJ-41）に変更し，寛解を維持している．

クリニカルポイント

皮膚疾患に対する漢方薬は，皮疹に対する標治と，体質改善し再発を予防する本治を使い分ける．くすぶった場合は標本同治もすることがある．アトピー性皮膚炎に関しては，保湿軟膏，ステロイド外用剤をはじめとした西洋医学的

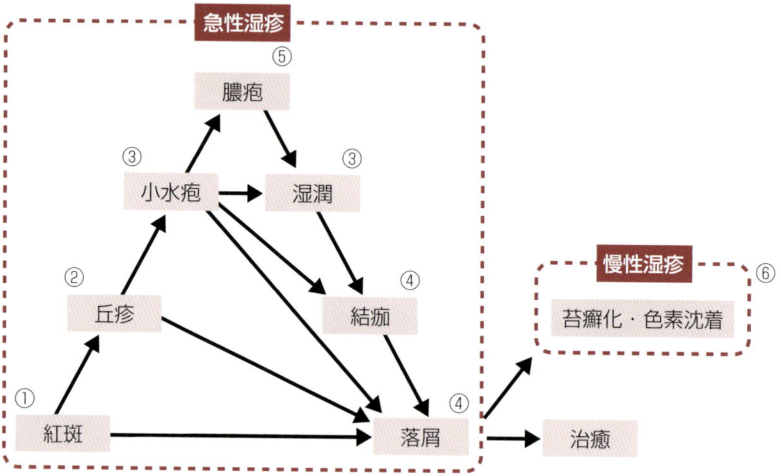

①清熱：石膏，知母，柴胡，連翹，黄連，黄芩，黄柏
②去風：防風，荊芥，撲樕，牛蒡子，独活，薄荷，蝉退
③利湿：蒼朮，茯苓，木通
④滋潤：当帰，地黄，麦門冬
⑤排膿：桜皮，枳実，柴胡，桔梗
⑥駆瘀血：当帰，川芎，牡丹皮，桃仁

図 1　湿疹・皮膚炎群の漢方治療（個疹に応じた生薬選び）

（高橋邦明．講義資料より改変）

標準治療のスキルと効果判定はきちんと踏まえながら，漢方薬や東洋医学的食事指導を重ねていきたい．

高橋は，山本巌の教えより，湿疹皮膚炎群の漢方薬のファーストチョイスを**消風散**としている．それは，個々の生薬が，湿疹三角にあるそれぞれの個疹に対応し，バランスの良い配合がなされているからとしている[1]（図 1）．臨床試験でもその効果は証明されている[2]．

温清飲はアトピー性皮膚炎だけでなく，慢性色素性紫斑や尋常性乾癬，掌蹠膿疱症などの難治性炎症性皮膚疾患に応用され，免疫調整作用をもつといわれる[3]．**黄連解毒湯**という比較的強い清熱剤と，**四物湯**という補血剤（皮膚に潤いをもたせる）の合方で，なかなか寛解に入らず，手前で再燃を繰り返す症例によい．

補中益気湯は気虚を伴うアトピー性皮膚炎患者に対する併用療法で，多施設

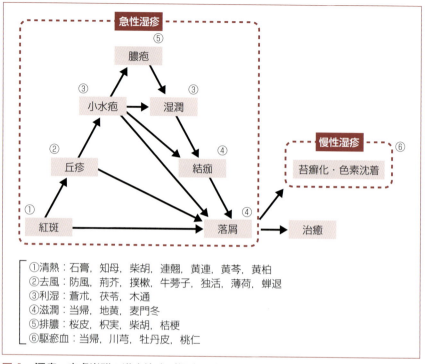

共同プラセボ対照ランダム化比較試験においてステロイド外用剤の使用量を有意に減少させた方剤である[4]．アトピー性皮膚炎に対しては好酸球数・血清IgE値減少作用が確かめられており，Th 2優位の状態を抑制する作用があるとされている[5]．免疫抑制状態改善作用，NK細胞活性化作用をもつことから，伝染性膿痂疹やカポジ水痘様発疹症の合併を繰り返す症例にも併用するとよい．

文献

1） 高橋邦明．皮膚疾患の漢方治療総論：中医学的理論を基礎として．皮膚 1997；39：1-23.

2） Cheng HM, et al. The efficacy and safety of a Chinese herbal product（xiao-feng-san）for the treatment of refractory atopic dermatitis：a randomized, double-blind, placebo-controlled trial. Int Arch Allergy Immunol 2011；155：141-148.

3） 小林裕美．女性の皮膚疾患への漢方治療．産婦人科の実際 2005；54：1387-1395.

4） Kobayashi H, et al. Efficacy and safety of a traditional herbal medicine, Hochu-ekki-to in the long-term management of Kikyo（delicate constitution）patients with atopic dermatitis: a 6-month, multicenter, double-blind, randomized, placebo-controlled study. Evid Based Complement Alternat Med 2010；7（3）：367-373.

5） 竹中基ほか．補中益気湯エキス細粒の虚弱体質を有するアトピー性皮膚炎治療に及ぼす影響についての検討．西日本皮膚 2010；72：514-519.

円形脱毛症

円形脱毛症（alopecia areata）は，前駆症状なく境界明瞭な脱毛斑が，通常単発で，時に多発して出現する．脱毛斑が融合し全頭脱毛に至ったり，頭皮だけでなく全身にも脱毛斑がみられることもある．毛母細胞がなんらかの原因によって障害されることで発症する．自己免疫の関与が考えられている．発症早期にはステロイドパルス療法の適応となることがあるが，その時期を過ぎるとステロイド局注，局所免疫療法，冷凍療法，紫外線療法などが試されることがある．

漢方医学では，精神的ストレスの関与を捉え，**柴胡加竜骨牡蛎湯**や**桂枝加竜骨牡蛎湯**を検討したり，腎虚と捉えて**八味地黄丸**のような補腎剤や，気血両虚を補う目的で**十全大補湯**などが投与される．

■お薦め漢方薬３つ

1　柴胡加竜骨牡蛎湯（12）：不安や不眠，焦燥感などを伴い，些細なことで興奮しがち

2　桂枝加竜骨牡蛎湯（26）：不安や不眠，焦燥感あるも，些細なことが気になる性格

3　十全大補湯（48）：痩せて体力の低下，易感染，皮膚の乾燥などを伴う場合

症例（柴胡加竜骨牡蛎湯）

患者：56 歳，女性，主婦

主訴：頭部の脱毛斑

既往歴：15 歳の時に虫垂炎

現病歴：5 年前から頭皮に円形の脱毛斑を生じ，近医皮膚科通院のうえ，ステロイド外用剤（フルオシノニド［トプシム® ローション］），カルプロニウム（フロジン® 液）外用，セファランチン（セファランチン®）内服の加療を受けていた．いったん軽快するものの，またすぐに脱毛斑が生じることを繰り返してきた．たまたま新聞で目にした漢方治療に興味をもち，当科を受診した．

現症：身長 170 cm，体重 65 kg，長身で細身．色白．頭皮にびまん性に直径 3 cm までの脱毛斑を数個認めた．脱毛斑の中には生毛を認め，プルテスト陰性．甲状腺ホルモン，抗核抗体を含め，血液・血清生化学的所見に異常なし．不眠や不安あり，家庭内のストレスあり．

治療：近医の加療（トプシム® ローション朝，フロジン® 液夜外用，セファランチン® 6 mg 分 2 内服）は続行し，**柴胡加竜骨牡蛎湯** 7.5 g/日（TJ-12）を併用した．漢方薬併用開始とともに不眠や易怒性が軽快し，心が落ち着くので内服を継続していた．開始 3 か月から著明な発毛を認め，内服 4 か月で脱毛斑は消失した．

クリニカルポイント

漢方医学では円形脱毛症に対し，ストレスによる自律神経異常を主な原因と考え，また一種の自己免疫疾患であると考えられることから，抗炎症作用，ステロイド様作用，免疫調整作用などを有する柴胡剤が治療の中心となる[1]．柴

表 1　円形脱毛症の漢方治療

病型	病因・病理	弁証	治法	代表的方剤
円形脱毛症 (鬼舐頭《きしとう》) ・ 雑病系 気証型	風＋湿－湿鬱	湿鬱衛虚	通陽去湿 調和営衛	桂枝加黄耆湯 消風散
	湿＋風－気血疎滞	風湿痺・血虚	去風湿 補血活血	疎経活血湯 治頭瘡一方
	寒＋風－陽虚	風寒表証	助陽解表	麻黄附子細辛湯
	衛気不固		益気固表	黄耆建中湯
	脾虚水滞			六君子湯
	七情－肝気鬱結		疏肝理気	柴胡疏肝散《さいこそかんさん》
				柴胡加竜骨牡蛎湯
				桂枝加竜骨牡蛎湯
			活血化瘀	血府逐瘀湯《けっぷちくおとう》
				桂枝茯苓丸

（中島一．現代東洋医学 1992[5] より一部改変）

胡剤の中でもステロイド様作用を期待し**柴苓湯**が使われたり，竜骨，牡蛎の安神作用を期待し**柴胡加竜骨牡蛎湯**や**桂枝加竜骨牡蛎湯**が選択されている．しかし，それらの奏効率は高いものではなく，患者個人の全身の証に応じた方証相対で漢方薬を選んでいることが多い．一般的に，二宮ら[2]のように，実証・虚証・中間証で分け，随伴症状で漢方薬を選択することが多いと思われる．『漢方診療医典』[3]には，**大柴胡湯**，**小柴胡湯**，**柴胡加竜骨牡蛎湯**，**桂枝加竜骨牡蛎湯**，**防風通聖散**，**神応養神丹《しんおうようしんたん》**，**禿癬散《とくせんさん》**，**紫雲膏**と多彩な処方が選ばれている．中島らは，漢方治療にセファランチンの併用を加えることにより治療の有効率が上昇したと報告している[4]．中医学では，病態をさらに細かく分類することで処方範囲が幅広くなり，参考になる（**表 1**）[5]．

文献

1）荒浪暁彦．皮膚疾患の漢方療法（2）．皮膚病診療 2008；30：1309-1314.
2）二宮文乃ほか．難治性円形脱毛症と漢方．漢方医学 1994；18：221-237.
3）大塚敬節ほか．漢方診療医典．第 6 版．東京：南山堂；1984.
4）中島一ほか．円形脱毛症の漢方医学的診断と治療．現代東洋医学 1985；6 suppl 1：204-207.
5）中島一．円形脱毛症の漢方治療．現代東洋医学 1992；13：26-30.

22 疼痛疾患の漢方治療

濱口眞輔（獨協医科大学）

疼痛疾患で漢方薬が有効な 3 疾患

痛みに対する漢方治療は，西洋医学的治療の有益性が確立されている場合には第一選択になりにくい．しかし，冷えやしびれを伴う痛み，心因性要素が加わる痛み，全身性の体調変化に伴う機能性の痛み，西洋医薬の副作用で治療困難な症例に対しては，非常に有益な治療手段となる．本項では，近年問題視されている運動器慢性疼痛の中でも超高齢社会で問題となる腰部脊柱管狭窄症，PC などの IT 機器の普及とともに増加している肩こりを含む慢性頸肩部痛，難治性慢性疼痛として治療手段の少ない脊椎手術後（疼痛）症候群に対する漢方治療に焦点を当てて解説する．

腰部脊柱管狭窄症

腰部脊柱管狭窄症（lumbar spinal stenosis）は骨，椎間板，靱帯の変性によって脊柱管，神経根管や椎間孔が狭窄されて馬尾や神経根が障害される疾患であり，腰下肢痛，しびれ，異常知覚，運動麻痺，膀胱直腸障害，間歇性跛行を呈する．症状が軽度から中等度の患者での保存療法は約 70％に有効であり，保存療法で加療した患者の 50～70％で痛みの軽減がみられている[1]．この報告からも，超高齢社会を迎えている日本での腰部脊柱管狭窄症の薬物療法は重要な選択肢といえる．

■お薦め漢方薬３つ

1 八味地黄丸（7）：排尿異常を伴う高齢者の坐骨神経痛や下肢のしびれ
2 桂枝加朮附湯（18）：寒冷で増悪する四肢の関節痛，筋肉痛，神経痛，しびれ感
3 芍薬甘草湯（68）：腰部脊柱管狭窄症患者の夜間の腓腹筋痛

症例（八味地黄丸）

患者：84 歳，男性，製造業

主訴：両下肢のしびれと痛み

既往歴：X－2年に洞不全症候群に対してペースメーカーを挿入され，以後は抗血小板剤の内服を継続している．また，前立腺肥大による頻尿もみられた．

現病歴：X－7年に誘因なく前足部から足趾の両側対称性のしびれと痛みを訴え，脊柱管狭窄症の診断でビタミン B_{12} 製剤（メコバラミン［メチコバール®］）などが処方されたが，しびれはまったく軽減しなかった．以後，複数の医療機関で治療を受けたが，しびれが軽減しなかったために，最終的に当科を紹介された．

現症：身長167 cm，体重67 kg．両下肢の知覚低下がみられ，腰椎MRI検査でL1/2からL4/5の狭窄を認めた．体力は中等度で，脈は沈，舌診で灰白色の舌苔肥厚と軽度の歯圧痕を認め，腹診では小腹《しょうふく》不仁《ふじん》を認めた．

治療：過去の投薬歴で漢方薬の処方歴がなかったため，**八味地黄丸**（TJ-7）7.5 g/日の処方を2週間投与した．その結果，再診時には下肢のしびれは半減しており，内服開始から1か月後には7年ぶりにしびれがほぼ消失した．

クリニカルポイント

しびれの伝達にはtransient receptor potential protein（TRP）受容体が関与しているおり，その中でも感覚神経や脊髄に発現するTRPA1，TRPV4，TRPM8の刺激によってしびれが生じることが知られている．**八味地黄丸**や**牛車腎気丸**などの補腎剤はTRP受容体を介してしびれを改善することも薬理学的に解明されている[2]．実際に，**八味地黄丸**は約60％のしびれに有効であるという臨床データも示されており[3]，漢方薬では利水作用を有する方剤と並んで**八味地黄丸**のしびれに対する有用性の報告は多くみられる．

桂枝加朮附湯は基本方剤である**桂枝湯**に附子と朮を合わせた方剤であり，体力低下，虚弱体質，冷え症で，四肢や関節の腫脹と痛みがあり，寒冷での増悪や運動障害を伴う場合，小便不利などの水滞がある場合に処方される．筆者らの後方視的調査では，腰部脊柱管狭窄症患者24例に対して**桂枝加朮附湯**が最も多く処方されていた[4]．特に，自験例の臨床症状を比較検討したところ，腰部脊柱管狭窄症では変形性腰椎症や脊椎手術後症候群よりも冷えの合併が多かったため，寒冷で増悪する痛みとして**桂枝加朮附湯**が頻用されていたことが裏づけられた（**図1**，**図2**）．

腰部脊柱管狭窄症の約71％に腓腹筋痛（こむら返り）がみられ，頻度は1日

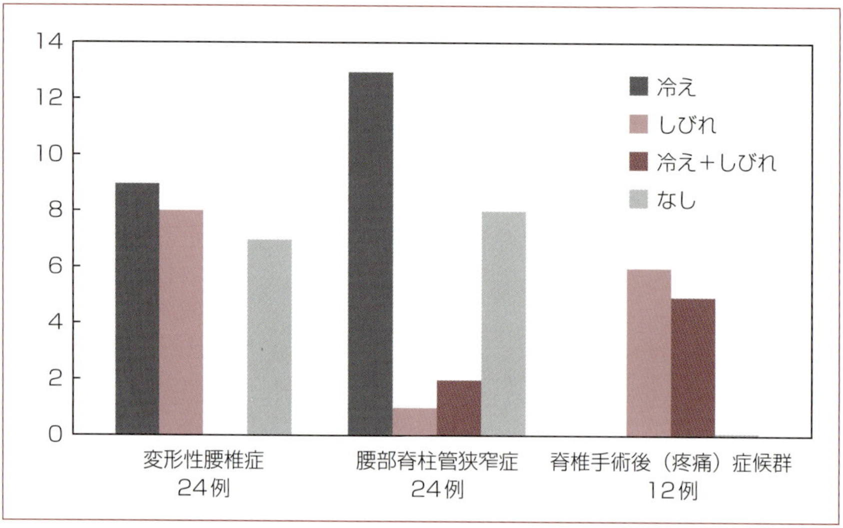

図1　腰椎疾患の痛みに合併していた症状の内訳

（濱口眞輔ほか．日東医誌 2017[4]より）

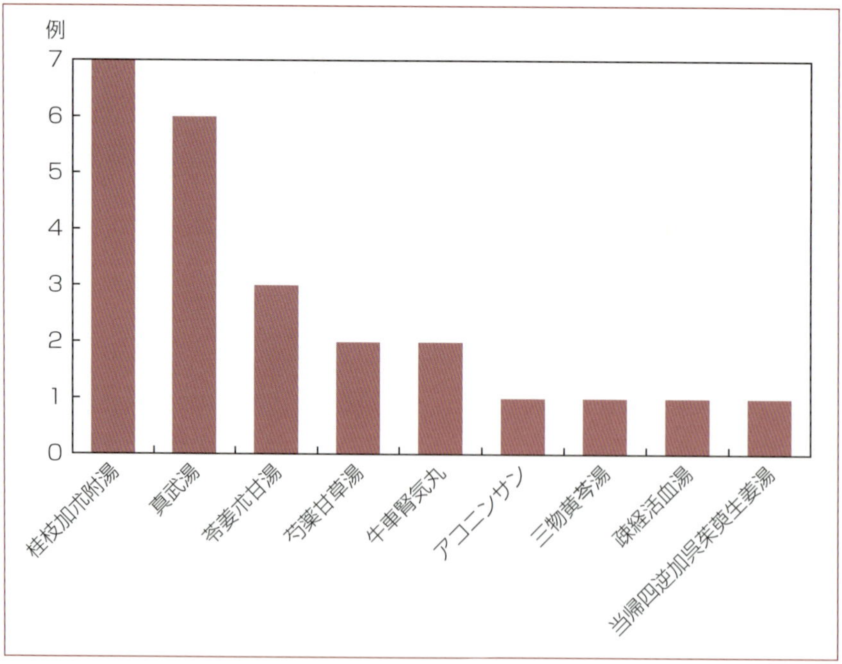

図2　腰部脊柱管狭窄症に有効であった使用方剤の内訳

（濱口眞輔ほか．日東医誌 2017[4]より）

1回，特に夜間に多くみられる．このような腓腹筋痛の緩和には**芍薬甘草湯**が著効することはよく知られており，芍薬のペオニフロリンが筋細胞内への Ca^{2+} 流入を抑制し，甘草のグリチルリチンが筋細胞からの K^{+} 流出を促進することで神経筋接合部のアセチルコリン受容体に作用して，筋弛緩作用が発現する．すなわち，芍薬と甘草の併用によって有効な筋弛緩作用と鎮痛作用が得られる．筆者らの後方視的調査では，腰部脊柱管狭窄症症例の腓腹筋痛に対する**芍薬甘草湯**の効果は筋弛緩薬のダントロレンと同等であり，副作用の有無で両者を使い分けることが可能であった[5)]．

文献

1）加藤欽志ほか．腰部脊柱管狭窄に伴う自覚症状：術前後での変化　前向き研究．臨床整形外科 2007；42：1007-1011.
2）Mizuno K, et al. Goshajinkigan, a traditional Japanese medicine, prevents oxaliplatin-induced acute peripheral neuropathy by suppressing functional alteration of TRP channels in rat. J Pharmacol Sci 2014；125：91-98.
3）嶋田豊ほか．高齢者の手足腰の痛み・脱力感・しびれ・冷えに対する八味地黄丸の効果．日東医誌 1998；48：437-443.
4）濱口眞輔ほか．腰椎疾患の下肢症状に対する漢方治療の後方視的調査．日東医誌 2017；68：366-371.
5）濱口眞輔ほか．腰椎狭窄症による腓腹筋痛（こむら返り）に対して芍薬甘草湯からダントロレンに変更した症例の鎮痛効果の検討：後ろ向き調査による報告．痛みと漢方 2014；24：152-156.

慢性頸肩部痛

近年ではPCなどの機器が普及して便利になった反面，「PC外来」や「スマホ外来」といった肩こりや頸部痛を専門とした外来ができるようになり，肩こりや頸部痛は社会問題となっている．

肩こりとは僧帽筋や頭板状筋などに生じる痛み，こわばりや重みなどを指す．「肩こり」の英訳は“stiff neck and shoulder”であり，日本では「肩こり」と「頸部痛」を区別して診断や治療を行うことが多いが，上述のように海外では頸部から肩部の筋緊張を同一視している．したがって，本項では肩こり，頸部痛および頸性頭痛を含めて頸肩部痛として扱うこととする．ちなみに，「肩背拘急《けんぱいこうきゅう》」という東洋医学的な症状も僧帽筋の筋縁の緊張と理解することができることから，僧帽筋の緊張を軽減することが頸肩部痛の緩和に有用であることがうかがい知れる[1)]．

■お薦め漢方薬3つ

1 葛根湯（1）：精神症状がなく，体力が充実している頸肩部痛
2 四逆散（35）：不安，不眠，ストレスを伴う頸肩部痛
3 釣藤散（47）：緊張性頭痛や慢性頭痛，耳鳴などを伴う頸肩部痛

症例（四逆散）

患者：43歳，男性

主訴：後頭部痛，頸部痛，食欲不振，易疲労感

既往歴：特記すべき事項はない

現病歴：以前から肩こりを感じていたが，X－1年から後頭部痛，頸部痛が出現し，徐々に増強してきたために整形外科を受診した．整形外科では頸椎直線化を指摘されたが，手術適応はないと診断され，痛みの治療目的に当科を紹介された．

現症：身長175 cm，体重55 kg．初診時は疲労と不眠の訴えが強く，整形外科で処方された非ステロイド性抗炎症薬（ロキソプロフェン［ロキソニン®］）やアセトアミノフェン（カロナール®）で痛みが軽減しないとのことであった．また，職場での労働環境が原因で過度のストレスを感じているとの訴えも聴かれた．神経学的所見で異常はみられず，頸椎MRI検査で頸椎直線化と軽度椎間板変性，椎間関節肥厚がみられたが，頸髄圧迫などは認めなかった．以上の所見より，変形性頸椎症と両僧帽筋の筋筋膜痛症候群と診断して治療を開始した．

治療：神経ブロックで後頭部痛と頸部痛はわずかしか軽快せず，抗うつ薬の内服で睡眠はやや可能となったが，易疲労感，頭頸部痛は不変であった．体力は中等度，表情は抑うつ様で，疲労の訴えと職場環境の不満の訴えが多く聴かれたため，**四逆散**（TJ-35）7.5 g/日を4週間継続した結果，頭頸部痛や疲労感の訴えは軽減した．

クリニカルポイント

肩こりは自覚的な「こり感」と，他覚的に「筋の異常な緊張，圧痛，しこり」が確認できる状態と定義しており，肩こりの発生には身体的要因に加えて心理的，社会的要因が複雑に関与している[2)]．肩こりの病態には，頸椎や肩の

機能障害が基盤として存在し，それらの支持組織である僧帽筋に対して仕事のストレスが関連した負担が生じ，筋筋膜性疼痛が生じる．肩の機能障害としては動揺肩が挙げられるが，そのほかになで肩などの先天性の解剖学的形態，高血圧，更年期障害，胸郭出口症候群や身体表現性障害でみられる．

葛根湯は舒筋《じょきん》作用を有しており，葛根，芍薬，甘草，大棗が筋緊張を緩和する．特に，葛根がパパベリン様の鎮痙作用を呈し，芍薬の成分であるペオニフロリンが筋細胞内への Ca^{2+} 流入を抑制して筋緊張を緩和することがよく知られている[3]．**葛根湯**の舒筋作用に注目した研究では，4 週間の**葛根湯**の投与で 47.5%の患者に効果があり，肩こりを 90%以上改善している[4]．僧帽筋の緊張が強い患者に用いられ，抗不安薬の効果が不十分で，肩，頸部のこりを呈する患者に追加処方しても有用であり，**葛根湯**は肩こりを緩和する方剤として選択肢になりうる．

四逆散の構成生薬は柴胡，芍薬，枳実，甘草で，芍薬と柴胡が気滞による熱感の軽減，芍薬と甘草がストレスや緊張による痙攣などの軽減，枳実が気滞の軽減に作用する．**四逆散**はやや実証で抑うつ傾向がみられる患者に有用であり，一見して虚証を疑う所見を示すが，神経質で用心深く，自分の健康に自信がもてず，不安を発散できずに腹部の内臓や筋肉系の緊張を主体とした臨床症状を有する患者により良い効果を発揮する[5]．薬理学的には芍薬の成分であるペオニフロリンによる筋緊張緩和と柴胡による中枢神経抑制効果が患者の症状緩和に寄与している．

筆者は当院のペインクリニック外来に頭痛や頸部痛，肩痛（肩こり）を主訴に受診した患者に対して**釣藤散**を処方した経過について解析した[1]．2016 年の 1 年間に頭痛，頸部痛，肩痛（肩こり）などを主訴にペインクリニック外来を受診して**釣藤散**が処方された患者 20 例を対象に後方視的に調査した結果，痛みは pain relief score（PRS）で 10 から平均 7.7 まで軽減し，鎮痛薬や神経ブロックを終了できたのは 20 例中 17 例と高率であり，患者の満足度は 80%であった．その他の特記事項として，精神安定が得られた症例が 6 例（33%）にみられ，発汗減少が 4 例（20%），深部温感を感じるようになったのが 4 例（20%）に認められた（**図 1**）．**釣藤散**は緊張性頭痛や慢性頭痛，肩こりや耳鳴などに効果を示す方剤であり，頸部・肩部痛に対する理気剤として有用であった．

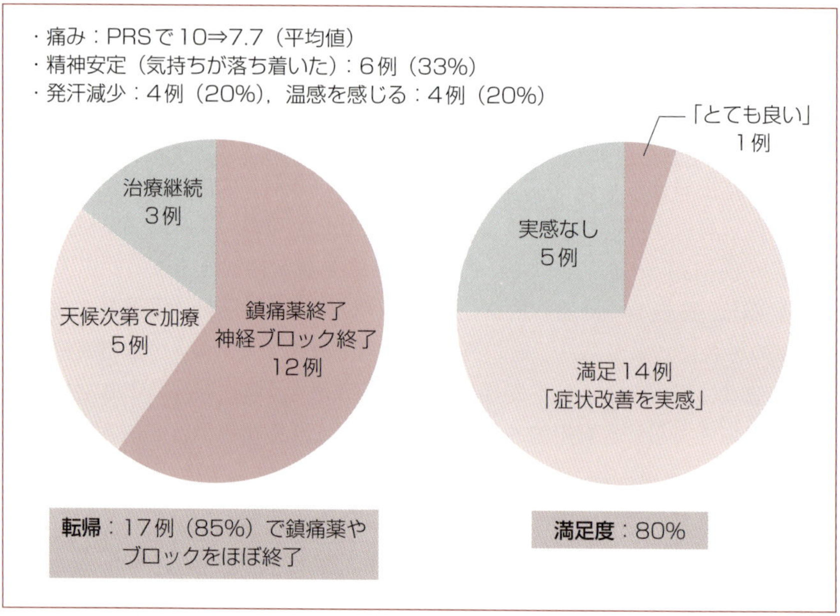

図1 釣藤散が処方された患者20例を対象にした後方視的調査

（濱口眞輔．ペインクリニック 2017[1] より）

文献

1）濱口眞輔．漢方薬による痛みの治療：肩凝り，頚部痛，外傷性頚部症候群．ペインクリニック 2017；38：321-330.
2）矢吹省司ほか．肩こりの病態．臨床整形外科 2001；36：1241-1246.
3）白藤達雄ほか．肩こりに対するツムラ葛根湯エキス顆粒（医療用）の効果．痛みと漢方 1992；2：21-24.
4）中本泰正ほか．葛根の水溶性抽出物の研究（第4報）：葛根の活性エキス（MTF-101）からのダイジン単離並びにその体温降下作用と鎮痙作用について．薬学雑誌 1977；97：103-105.
5）濱口眞輔ほか．慢性痛患者に対する柴胡剤の使用経験．痛みと漢方 2016；26：170-174.

脊椎手術後（疼痛）症候群

脊椎手術後（疼痛）症候群（post spinal surgery syndrome：PSSS）は，脊椎の退行性疾患に起因すると判定された症状に対して脊椎の手術を行った後にも，日常生活の支障となる痛みやしびれ，機能障害が残存している病態をいう．本疾患は failed back surgery syndrome（FBSS）とも呼称されているが，back surgery（脊椎手術）の fail（失敗）がない例でも痛みが残存する場合があるため，筆者は PSSS としている．

■お薦め漢方薬３つ

1　真武湯（30）：心疾患や高血圧などを有する体質虚弱患者の下肢の痛みとしびれ

2　当帰四逆加呉茱萸生姜湯（38）：加温によって軽減する，冷えを伴う四肢の痛み

3　疎経活血湯（53）：腰痛，関節痛，神経痛，筋肉痛などの腰以下の痛みとしびれ

症例（真武湯）

患者：86 歳，女性，無職

主訴：右下腿の痛みとしびれ

既往歴：頸髄症，うつ病，高血圧，糖尿病で加療中であり，うつ病に対して抗うつ薬と抗不安薬が処方されて症状は安定していた．

現病歴：X－6 年ごろから両坐骨神経領域の痛みとしびれが出現し，腰部脊柱管狭窄症の診断でＬ３-Ｌ５椎弓形成術が施行された．術直後から左下肢痛は軽減したが，右下肢痛は残存したために，PSSS の診断で加療されていた．しかし，症状が軽減しないために当科を紹介された．

現症：身長 150 cm，体重 55 kg．虚弱体質で抑うつ傾向がみられた．右Ｌ４-Ｓ１領域の持続痛があり，歩行と気温低下によって痛みは増強した．腰部Ｘ線検査，CT 検査では明らかな脊髄圧迫残存はみられなかった．

治療：舌質はやや白，かつやや胖大《はんだい》で，軽度歯圧痕を認め，舌苔白，脈は沈細であったために，**真武湯**（TJ-30）7.5 g/日を処方した結果，2 週間後に痛みとしびれは軽減し，両下肢の温感も感じられるようになった．

クリニカルポイント

PSSS は前述のように腰椎手術後に腰下肢痛が残存する難治性疼痛やしびれを呈する病態であり，患者の ADL の制限や QOL の低下につながる．腰椎手術後の画像検査では脊髄の除圧が完成しているために再手術の適応となることは少なく，神経ブロックや薬物療法が継続される．また，術前の高度な神経障害による痺痛やしびれは手術によっても回復しにくく，PSSS の原因となりう

る．特に，脊椎手術後でも圧迫性脊髄障害や馬尾障害に起因する安静時のしびれの回復は悪いことが知られている[1]．

真武湯は芍薬，生姜，茯苓，附子，蒼朮の５種であり，体質虚弱な患者の胃腸疾患や腎疾患，心疾患などの改善に用いられる，少陰病期の代表的な漢方薬である．ほかには脊髄疾患による運動麻痺や知覚麻痺などにも用いられるが，構成生薬の附子が下行性疼痛抑制系を介した抗侵害受容作用を示し，この作用は脊髄から遊離されるダイノルフィン（内因性 κ オピオイドリガンド）の κ 受容体刺激によって発現されることが知られている[2]．なおかつ，芍薬の成分であるペオニフロリンによる抗炎症作用，鎮痛作用，鎮痙作用も併せもつため，**真武湯**は虚証患者に対する鎮痛薬として有用な場合が多い[3]．

当帰四逆加呉茱萸生姜湯は**当帰四逆湯**に呉茱萸と生姜を加味した処方であり，末梢血管拡張作用，下腹部痛，腰痛，背部痛などの鎮痛作用，中枢抑制作用，鎮静催眠作用および抗ストレス作用を有する．整形外科領域の疼痛疾患に使用されることが多く，腰椎椎間板ヘルニア術後の PSSS に対する有用性も報告されている[4]．臨床経験上，交感神経ブロックなどによる血流改善が症状の緩和に有効な場合は**当帰四逆加呉茱萸生姜湯**が奏功することが多い．

疎経活血湯は腰痛，関節痛，神経痛，筋肉痛などの多岐にわたる腰以下の痛みに用いられる．特に駆瘀血《くおけつ》，利水，解表作用を有する生薬で構成されており，風寒や湿邪による痛みの増強を緩和する威霊仙，防已，防風，羌活，白芷，血液循環の改善作用を有する桃仁，牛膝，地黄，当帰，川芎，芍薬，神経浮腫を軽減する茯苓，白朮もしくは蒼朮，竜胆を構成生薬とする．そのため，寒冷や気候変動に伴って痛む場合や血液循環障害が原因で痛む患者には良い適応となり[5]，**疎経活血湯**は痛みの漢方の第一選択とされることが多い．しかし，地黄と当帰による胃腸症状のために服用できない患者がいることにも留意する必要がある．

文献

1）川上守．脊椎手術後疼痛症候群（failed back surgery syndrome）．Practice of Pain Management 2014；5：22-26.

2）Omiya Y, et al. Analgesia-producing mechanism of processed aconiti tuber: role of dynorphin, an endogenous κ-opioid ligand, in the rodent spinal cord. Jpn J Pharmacol 1999；79：295-301.

3）寺島哲二ほか．脊椎手術後疼痛症候群に真武湯が有用であった高齢者の治療経験．痛みと漢方 2015；25：142-145.

4）濱口眞輔ほか．漢方薬による慢性痛の治療．臨床麻酔 2016；40：61-67.

5）高橋秀則．東洋医学と痛み治療．日臨麻会誌 2011；31：385-392.

23 耳鼻咽喉科疾患の漢方治療

星野朝文（霞ヶ浦医療センター／筑波大学附属病院）

耳鼻咽喉科疾患で漢方薬が有効な 3 疾患

耳鼻咽喉科で漢方薬治療で対処することが多い疾患は，めまいと咽喉頭異常感症である．めまいはコモンな症状であるが，その診断は多岐にわたり，その鑑別診断については成書でも詳細に記載されている一方，治療手段としては対症療法的な薬物療法の記載にとどまる．また，咽喉頭異常感症は除外診断にて成り立つ概念であり，その診断自体が複数の病態を含んでいることから，一定の治療方針が定まっていない．一般的治療が限定的であるこのような疾患に対して漢方薬での治療が必要とされることが多い．

アレルギー性鼻炎については『鼻アレルギー診療ガイドライン』も整備されているが，それに沿った治療だけでは対応できない症例がある．そのような場合に漢方薬が有効なこともあり，本項で併せて解説する．

なお，それぞれの項目の理解を深めるため，筆者が愛用する思考ツールであるマインドマップ®で各項目をまとめたものを提示するので，参考にしていただきたい．

めまい

救急外来を受診する「めまい」には致死性疾患を含む様々な病態が含まれており，その鑑別は成書を参照していただくとして，本項ではそういった致死性疾患がある程度否定されているめまいを扱うこととする．致死性疾患を除いためまいと限定しても，まだ多くの病態を含んでおり，その鑑別はなかなか難しい．詳しい問診や平衡検査を組み合わせて，良性発作性頭位めまい症，メニエール病，前庭神経炎などの診断に至るものもあるが，一定数の割合で原因不明のめまいは生じる．そのような原因不明のめまいの場合には，より丁寧な説明が求められる．

一方，治療手段に目を向けると，入院治療適応となる前庭神経炎やメニエール病の発作期を除き，外来での内服治療が基本になる（良性発作性頭位めまい症の耳石置換法を除く）．この場合，その診断にかかわらず，抗めまい薬（血

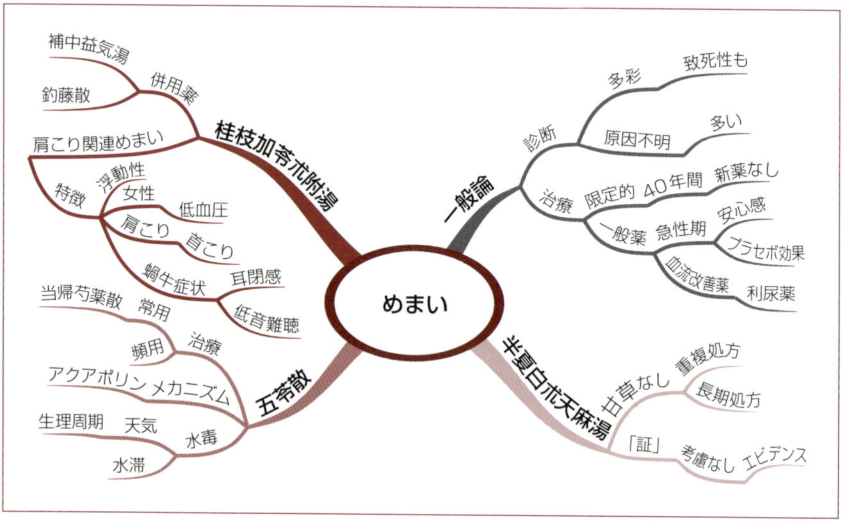

図 1　めまいのマインドマップ

流改善薬や利尿薬）が処方されることが一般的である．しかし，これらの薬剤だけでは十分にコントロールできないめまい症例も多く経験する．また，これらに変わるめまいに対する新規薬剤は，約 40 年ほど発売されていない実情もある．そんな限られた薬剤の選択肢の中に漢方薬を取り入れるというのは自然な形であり，臨床上有効性を感じられることが多い（**図 1**）．

■お薦め漢方薬３つ

1　半夏白朮天麻湯（37）：めまい一般に有効
2　五苓散（17）：天気や生理周期の変化に伴うめまいに有効
3　桂枝加苓朮附湯（KB-18/EK-18）：肩こりの強い，低血圧傾向のある人のめまいに有効

症例（半夏白朮天麻湯）

患者：70 代，女性
主訴：めまい
既往歴：高血圧症
現病歴：半年前からめまいがある．近医耳鼻咽喉科を受診したが，「特に問題

ない」と言われた．かかりつけの内科でベタヒスチン（メリスロン®）を処方してもらっているが，改善がみられないとのことで受診．

現症：鼓膜正常，眼振なし（頭位，頭位変換でも誘発なし）．純音聴力検査では，加齢変化を認めるのみ．

治療：**半夏白朮天麻湯**（TJ-37）7.5 g/日を処方したうえで，メリスロン®の休薬を指示した．徐々にめまいは軽快し，2か月ほどでほぼ消失した．3か月目に休薬の相談をしたが，継続を希望したため，5.0 g/日に減量とした．その後，徐々に減量し，6か月後には廃薬となった．

クリニカルポイント

筆者は，急性期のめまいには積極的に西洋薬を用いる．理由は，西洋薬と漢方薬に対する安心感を比較した場合，処方する医師や内服する患者にとっても，西洋薬のほうが勝るからである．めまい患者は不安感が強い方が多く，不慣れな漢方薬を希望することは少なく，西洋薬を希望することが多い．そこで，急性期のプラセボ効果を最大限に利用して，西洋薬の処方を行うことにしている．もちろん，以前に漢方薬が有効であった患者には，急性期にも漢方薬を処方する．むしろ，急性期を過ぎた亜急性期・慢性期こそ，漢方薬の出番と考えている．提示症例のように，数か月間抗めまい薬が漫然と処方されているケースはかなり多い．筆者の経験では，漢方薬を使用する前はこういった症例に手をこまねいていたが，現在では漢方薬に切り替えることで対処できることが多い．

半夏白朮天麻湯は，使い勝手の良い漢方薬である．1つ目の理由は，この処方には甘草が含まれていないことである．漢方薬に含まれる甘草が偽アルドステロン症をきたす場合があることから，甘草を含む漢方薬の長期処方や重複処方を行う際には十分注意が必要である．その点，**半夏白朮天麻湯**にはそのような注意が不要であることから，漢方薬に不慣れな医師や，副作用を気にする患者にも相性が良い．2つ目の理由は，漢方医学的な「証」を考えずに使用できることである．漢方医学的には，証を考え，漢方薬を選択するのが正しい考え方であるが，一般の医師にはハードルが高いのが実情である．しかし，証を考慮せずに行った，**半夏白朮天麻湯**と西洋薬（ベタヒスチン）との比較試験では，同等の効果が認められていることから[1]，証を考慮せずに処方することができる．これらの理由で，西洋薬と同様に使用できる**半夏白朮天麻湯**のメリットは大きい．

逆に証を考えることでより的中率の上がる漢方薬もある．めまいは，漢方医学的に水毒によるものとされ，その特効薬とされる**五苓散**がめまいに有効なことが多い．**五苓散**の作用機序として，アクアポリンの制御にかかわっていることがわかっており[2]，最近注目の漢方薬である．水毒は，天気や気圧の変化に敏感な方や，女性で生理周期に伴い体調を崩しやすい方に多く，これらの簡単な質問である程度判別できる．これらの状態が日常的にある場合は，**当帰芍薬散**を用いる．めまいではないが，雨の前日に頭痛がある人には**五苓散**が有効である，との報告もある[3]．筆者の個人的な使い方としては，**五苓散**をまず頓服として使ってもらい，それで有効な方には**当帰芍薬散**を常用薬として処方することが多い．

めまいを訴える患者には肩こりが多い傾向がある．この考えをさらに発展させ，「肩こり関連めまい」という考え方が提唱されている[4]．その特徴として，①肩こり，首こりがある，②女性に多い，③浮動性めまいが多い，④低血圧者が多い，⑤純音聴力検査にて両側低音部軽度低下を認めることが多い，⑥蝸牛症状（耳閉感，耳鳴，難聴感など）を訴える例もあることが挙げられている．竹越らは，そのような症例に**桂枝加苓朮附湯**を処方し，有効率87.0％と報告している．併用薬として，ストレスが強い患者には**釣藤散**を，疲れがある場合には**補中益気湯**を組み合わせている．今まで原因不明のめまいとされていた症例がこれに該当する症例も多く，臨床的に有用な概念になると思われる．

文献

1）新井基洋．めまいリハビリテーションと漢方薬の選択について．日耳鼻 2017；120：1401-1409.
2）礒濱洋一郎．漢方薬の薬理作用に関するエビデンス：漢方薬の医薬品情報．薬局 2012；63：3269-3276.
3）灰本元ほか．慢性頭痛の臨床疫学研究と移動性低気圧に関する考察：五苓散有効例と無効例の症例対照研究．フィト 1999；1：8-15.
4）竹越哲男ほか．肩こり関連めまいに対する桂枝加苓朮附湯の有効性の臨床的検討．漢方と最新治療 2017；26：155-161.

咽喉頭異常感症

咽喉頭異常感症（globus pharyngis）とは「患者が咽喉に異常感を訴えるが通常の耳鼻咽喉科的視診によっては訴えに見合うような器質的病変を局所に

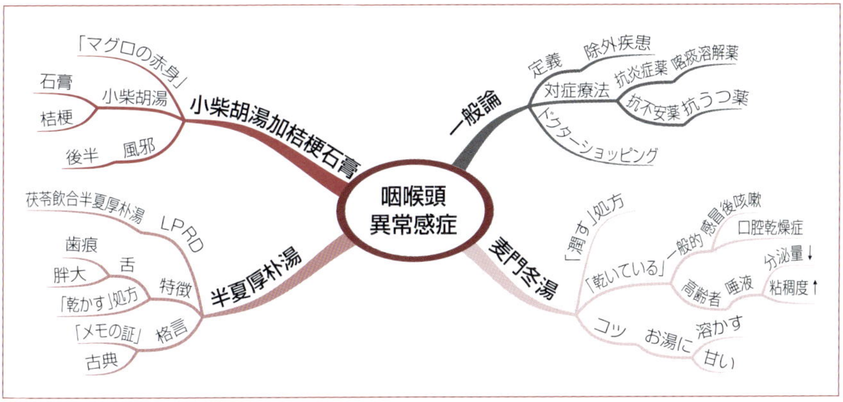

図 1　咽喉頭異常感症のマインドマップ

認めないもの」と定義されている[1]．喉の異常感を訴えて耳鼻咽喉科外来を受診する患者は多く，喉頭ファイバースコープ検査などで器質的疾患を否定された後も，「原因を知りたい」とドクターショッピングする患者も少なくない．一般的には経過観察で十分であるが，患者からの求めなどから抗炎症薬や喀痰溶解薬などが用いられることもあり，状況によっては抗不安薬，抗うつ薬などが処方される場合もある．ただ，これらに関しては十分なエビデンスがなく，あくまで対症療法の一環という位置づけである．

そこで，漢方薬の出番である（図 1）．対症療法という点ではあまり変わりないかもしれないが，患者の状態ごとに漢方薬を使い分けると，意外と奏効する症例が多いのに驚くこともある．

■お薦め漢方薬３つ

1　半夏厚朴湯（16）：一般的な咽喉頭異常感症に有効

2　麦門冬湯（29）：高齢者の咽喉頭異常感症に有効

3　小柴胡湯加桔梗石膏（109）：風邪治療の後半や治り際の咽喉頭異常感症に有効

症例（麦門冬湯）

患者：72 歳，女性

主訴：喉の異常感

既往歴：高血圧症

現病歴：3か月前から喉の異常感が出現．近医の耳鼻咽喉科医院で診てもらったが，改善しなかった．1軒目では，喉頭ファイバースコープで喉を診てもらったが，「問題ありません」との説明で，特に薬の処方はなかった．2軒目では薬だけ処方されたが，特に説明はなかった．夫が喉頭癌で亡くなったこともあり，気になるとのことで受診された．

現症：喫煙・飲酒歴はなし．口腔所見をとると，舌根付近に泡沫状の唾液貯留がみられた．喉頭ファイバースコープで咽喉頭を確認したところ，特に異常所見はなかったが，咽頭粘膜に粘稠な唾液が付着していた．頸部触診では明らかな腫瘤の触知はなし．

治療：**麦門冬湯**（TJ-29）9.0 g/日を処方したところ，1週間目ごろから異常感が軽快してきた．その後，3か月まで処方を継続したが，異常感はなくなり，廃薬とした．

クリニカルポイント

「咽喉頭異常感症といえば**半夏厚朴湯**」という格言がある[2)]が，実はそれほど有効でない場合も多い．そこに，漢方医学的な「乾かす」「潤す」という考え方を取り入れると，その効率がぐんと上がる．西洋薬にはそういった概念がないため，はじめは戸惑うこともあるが，慣れてくると処方選びもしやすくなる．提示症例のような高齢者は一般に「乾いている」と判断するため，「潤す」処方の**麦門冬湯**が有効であった．高齢者の咽喉頭異常感症は，加齢による唾液の分泌量低下と粘稠度上昇により，西洋医学的解釈でも「乾いている」ことになる．一般的に，**麦門冬湯**は感冒後咳嗽や口腔乾燥症に用いられるが[3)]，その病態もまさに「乾いている」といえる．口腔所見をとる際に，舌根付近に泡沫状の唾液貯留がみられることが一つの目安であり，喀痰溶解薬と同時に処方する場合も多い．もともと口の中が乾燥傾向にあるので，エキス製剤の漢方は飲みづらいと訴えるが，お湯に溶かして内服するようにあらかじめ指導すると，かなりの割合で内服してくれる．また，「甘くて飲みやすい」との話も聞かれ，初めて試す漢方薬としては使いやすい．

一方，**半夏厚朴湯**は「乾かす」処方である．提示症例のように，口腔所見で舌根付近に泡沫状の唾液貯留のある症例は「乾いている」ので，「乾かす」処方の**半夏厚朴湯**は避けたい．逆に，舌が腫れぼったく，歯の痕がつくような所見（漢方医学用語で舌胖大《はんだい》，歯痕舌）がある場合には**半夏厚朴湯**が有効である[4]．ただ，そこまでの特徴が揃っていなくても，口の中の乾きがなければ使用しても差し支えない．**半夏厚朴湯**が有効な人は几帳面な人が多く，事前に症状を別紙に記載してきて診察の時に提示したり，問診票の空欄や裏面までを利用して強い筆圧でびっしりと記載してくる方もいて，漢方家の中では「メモの証」ともいわれるが，そういった患者の気質も処方選択の参考の一つになる．また，喉の異常感症を訴える中で，逆流性食道炎に起因する咽喉頭酸逆流の症例には，プロトンポンプ阻害薬（PPI）が処方されるが，それで無効な場合には，**半夏厚朴湯**の含有処方である**茯苓飲合半夏厚朴湯**の追加処方が有効なことがある．

喉の異常感でも，喉が「マグロの赤身」のような色をしている患者には**小柴胡湯加桔梗石膏**が適している．**小柴胡湯**は様々な病態に用いられるが，急性期を過ぎた風邪に用いられることがある．その**小柴胡湯**に，喉に効く桔梗と，熱を冷ます石膏を加えたのがこの処方である．「風邪っぽい」との主訴の患者でも，発症から1〜2週間くらい経過していて，喉を診て「マグロの赤身」のような色であれば，まず試してみたい．

文献

1）咽喉頭異常感症研究世話人会編．咽喉頭異常感症診療指針．札幌：咽喉頭異常感症研究会；1996.
2）花輪壽彦．漢方診療のレッスン．増補版．東京：金原出版；2003．208.
3）Irifune K, et al. Antitussive effect of bakumondoto a fixed Kampo medicine（six herbal components）for treatment of post-infectious prolonged cough: controlled clinical pilot study with 19 patients. Phytomedicine 2011；18：630-633.
4）髙山宏世．腹證図解　漢方常用処方解説．第57版．東京：日本漢方振興会漢方三考塾；2015．204-205.

アレルギー性鼻炎

アレルギー性鼻炎（allergic rhinitis）の診療に関しては，『鼻アレルギー診療ガイドライン』が整備されており[1]，あまり基本的な治療に迷うことはない．『鼻アレルギー診療ガイドライン』に則って抗ヒスタミン薬，ステロイド点鼻薬を中心に，抗ロイコトリエン薬などを使うと，だいたいの症例に対応できる（**図1**）．しかし，それらの併用でも効果が不十分であったり，眠気，口渇，倦怠感などの副作用で抗ヒスタミン薬の継続使用が困難であったり，なか

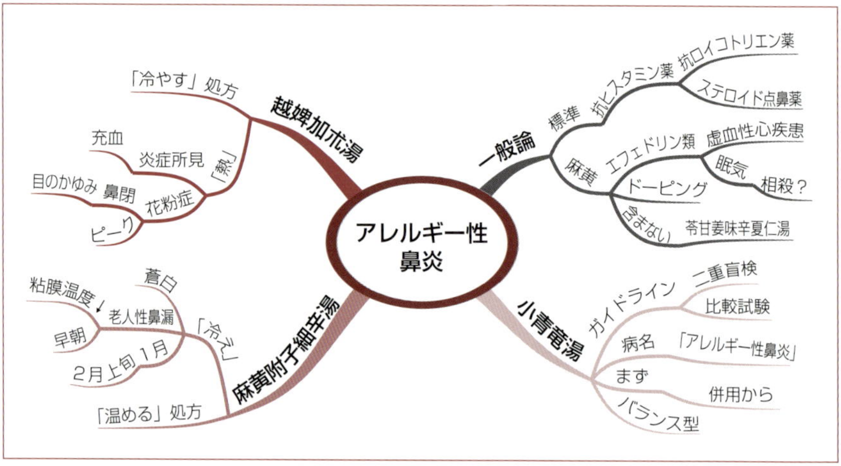

図 1　アレルギー性鼻炎のマインドマップ

には点鼻薬は苦手で使えないなどの様々な理由から，基本的な治療で対応できない場合もある．『鼻アレルギー診療ガイドライン』には漢方薬の記載もあり，代表的な処方として**小青竜湯**が挙げられている．基本的な対応で困る際には，こういった漢方薬の処方を考慮することで，よりきめ細かく対応できる．ここではその**小青竜湯**をベースに，患者の状態によって選択したほうがいい，**麻黄附子細辛湯**や**越婢加朮湯**なども併せて概説する．

■お薦め漢方薬３つ

1　小青竜湯（19）：ファーストチョイス
2　麻黄附子細辛湯（127）：1～2 月上旬の鼻汁，老人性鼻漏
3　越婢加朮湯（28）：鼻閉が強い，目のかゆみが強い症例

症例（小青竜湯）

患者：25 歳，女性
主訴：鼻汁，鼻閉
既往歴：特記事項なし
現病歴：高校生ごろから鼻汁，鼻閉症状があり，近医耳鼻咽喉科で抗ロイコトリエン薬，ステロイド点鼻薬が処方されていた．抗ヒスタミン薬は，眠気が強く使用していない．花粉症シーズンになると，上記処方のみでは症状が改善し

ないため，市販の点鼻スプレー（血管収縮剤）を1日に4～5回使用している．
現症：鼻粘膜は蒼白であるが，浮腫がそれほど著明ではない．アレルゲン検査で，ハウスダスト，ダニ，スギ，ヒノキで陽性．
治療：はじめに抗ヒスタミン薬処方の提案も行ったが，以前の経緯もあり希望せず．そこで，**小青竜湯**（TJ-19）9.0 g/日を2週間処方し，抗ロイコトリエン薬とステロイド点鼻薬の継続を指示した．すると，鼻汁，鼻閉は改善し，市販の点鼻スプレーも使用せずにすんだ．
スギ，ヒノキの花粉飛散が終了するとともに，**小青竜湯**は廃薬した．その年以降も，花粉のシーズンになると来院し，**小青竜湯**を適宜処方している．

クリニカルポイント

小青竜湯は，漢方薬の中でも二重盲検比較試験が行われている珍しい処方である[2]．そのため，効能・効果の欄にもアレルギー性鼻炎という西洋医学的病名が記載されていること，前述のように『鼻アレルギー診療ガイドライン』にも処方名が記載されていることから[1]，初めて処方する漢方薬としては，比較的ハードルが低い処方である．はじめは提示症例のように西洋薬を使用し，それで対処できない場合に追加処方していくのが無難である．しかし，以下に示すほかの処方などとも使い分けができれば，漢方薬だけで治療することも可能である．

鼻粘膜の色所見を参考にアレルギー性鼻炎の治療薬を選ぶ方法がある[3]．鼻粘膜が蒼白であれば**麻黄附子細辛湯**，充血や炎症所見があれば**越婢加朮湯**，その中間に位置するのが**小青竜湯**という選択肢である．筆者のような耳鼻咽喉科医師にとっては，鼻粘膜所見をとるのは基本的診察事項であり，その色調を処方選択に活かせるのは大変有効である．しかし，耳鼻咽喉科医師以外はこの方法を使えないため，別の視点での処方選択が必要となる．

麻黄附子細辛湯は，1～2月上旬のまだ寒い時期の鼻汁や老人性鼻漏に有効である．老人性鼻漏という病態はあまり知られていないが，鼻閉などのほかの鼻症状がないのにもかかわらず，鼻汁だけが溢れて出てくる病態である．特に，朝出現することが多く，その原因は鼻粘膜温度の低下とされている[4]．これらの鼻の「冷え」による兆候では，鼻粘膜が蒼白になり，「温める」処方である**麻黄附子細辛湯**が有効である．また，**越婢加朮湯**は鼻閉が強く，目のかゆみが強い症例に適している．ちょうど花粉症最盛期の状態に該当するが，そのころには気候的にも暖かい日が増えて，鼻粘膜にも充血・炎症所見といった「熱」の兆候が出てきて，「冷やす」処方の**越婢加朮湯**が有効となる．**小青竜湯**はその中間的な位置づけであり，判断に迷う場合は**小青竜湯**の処方で十分である．

一方，これらの処方にはすべて麻黄という生薬が含まれており，その成分には交感神経刺激作用のあるエフェドリン類が含まれることから，使用に注意が必要な症例がある．一般的に高血圧，虚血性心疾患，緑内障，前立腺肥大症を有する患者には注意が必要とされている．また，ドーピング違反になることもあるので，アスリートに対する処方は避けるべきである．このような麻黄を使いづらい患者には，麻黄を含まない**苓甘姜味辛夏仁湯**などの処方で対処する．逆に，その交感神経刺激作用を期待して，抗ヒスタミン薬で眠気が出てしまう患者に麻黄を含む漢方薬を併用することで，その眠気を相殺できる場合もあり，裏技的に使用することもある．

文献

1) 鼻アレルギー診療ガイドライン作成委員会編．鼻アレルギー診療ガイドライン―通年性鼻炎と花粉症―2016 年版．改訂第 8 版．東京：ライフ・サイエンス；2015.
2) 馬場駿吉ほか．小青竜湯の通年性鼻アレルギーに対する効果：二重盲検比較試験．耳鼻臨床 1995；88：389-405.
3) 稲葉博司．局所・全身的な証を考慮したアレルギー性鼻炎の漢方治療．日鼻誌 2008；47：83-85.
4) 今吉正一郎．老人性鼻漏に自律神経は関与するか？ JOHNS 2015；31：1013-1016.

付記 マインドマップ®は Buzan Organisation Limited 1990（www.tonybuzan.com）の登録商標である．本項で使用したマインドマップは，iMindMap（www.iMindMap.com）にて作成し，編集上の都合で一部修正した．

24 眼科疾患の漢方治療

山本昇伯（山本眼科医院）

眼科疾患で漢方薬が有効な 3 疾患

眼科領域における現代の漢方治療は，千葉大学眼科出身の伊藤清夫，小倉重成，藤平健といった，いわゆる千葉古方派を代表する先生方により，幅広く運用されてきた領域であった．しかし，手術療法の進歩や分子標的薬の開発，点眼薬の改良も目覚ましく，眼科医にとっても，患者にとっても，親和性が高いとはいえない状況である．裂孔原性網膜剥離や急性緑内障発作といった早急に外科的治療の必要な疾患は当然漢方の適応とはいえないが，眼科診療所を訪れる患者の多くは緊急性の疾患ではなく，プライマリケアを求める場合が多いことから，漢方治療が有用な症例は数多く存在する．眼科疾患に対する漢方処方や生薬の有効成分に関する研究は他科に比べて乏しい現状であるが，東洋医学本来の「自然治癒力を活かす」という考え方に立つと，これらの疾患，症状に漢方治療が有効である場合は少なくない．本項では，ドライアイ，眼精疲労，緑内障について解説する．

ドライアイ

2016 年に診断基準が改定された[1]．2006 年の診断基準においては涙液異常，角結膜上皮障害，ドライアイの自覚症状の 3 項目を満たすことが確定診断の条件であった[2]．新しい診断基準では涙液層破壊時間（tear film break-up time：BUT）が 5 秒以下，かつドライアイの自覚症状があればドライアイ（dry eye）と確定される．従来の基準との違いはシルマー試験が削除されたこと，角結膜上皮障害の有無よりも自覚症状を優先している点である（図 1）．

西洋医学的治療としては人工涙液，ヒアルロン酸製剤，ムチンや水分を分泌促進するジクアホソルナトリウム（ジクアス®），ムチンを産生するレバミピド（ムコスタ®）などの点眼治療，涙点プラグの挿入，長時間の VDT（visual display terminals）作業やコンタクトレンズ，他科での内服薬など，涙液の悪化要因を除去していく指導などが行われる．疼痛や羞明などの自覚症状に対してはプレガバリン（リリカ®），カルバマゼピン（テグレトール®），デュロキ

旧基準（2006年 ドライアイ診断基準）[2]

定　　義：様々な要因による涙液および角結膜上皮の慢性疾患であり，眼不快感や視機能異常を伴う.

診断基準：

①自覚症状	あり	あり	なし	あり
②涙液異常	あり	あり	あり	なし
③角結膜上皮障害	あり	なし	あり	あり
ドライアイの診断	確定	疑い	疑い	疑い*

＊涙液の異常を認めない角結膜上皮障害の場合はドライアイ以外の原因検索を行うことを基本とする

新基準（2016年 ドライアイ診断基準）[1]

定　　義：様々な要因により**涙液層の安定性が低下する**疾患であり，眼不快感や視機能異常を生じ，眼表面の**障害を伴うことがある**.

診断基準：BUT5秒以下かつ自覚症状（眼不快感または視機能異常）を有する.

図1　**ドライアイの定義と診断基準**

セチン（サインバルタ®）の内服，慢性化したものには認知行動療法が有効である可能性もある．海外ではカプサイシンの痛み受容体であるTRPV 1（transient receptor potential cation channel subfamily V member 1）阻害薬の点眼が開発されており，日本でも実用化が期待される[3]．しかし，抗うつ薬などの薬剤を一般眼科医が使用するには難しい点も多く，漢方治療は重要な選択肢となりうる.

■お薦め漢方薬３つ

1　人参湯（32）：胃腸虚弱で冷えのある場合で，心下痞鞕《しんかひこう》を伴うことが多い

2　真武湯（30）：四肢の冷え，疲労倦怠，めまい，身体動揺感，軟便，下痢などを伴う場合

3　柴胡桂枝乾姜湯（11）：体力が低下し，不眠，頭汗，肩こりなどを伴う場合

症例（真武湯）

患者：41歳，女性，事務職

主訴：両眼　眼痛，羞明

既往歴：38歳時に子宮癌（放射線治療，ホルモン療法，免疫療法）

現病歴：X－1年からドライアイの診断で近眼科医院において点眼加療されていた．X年3月末，羞明，眼痛で目を開けていられなくなり，点眼薬の追加，涙点プラグ挿入を施行されたが，軽快しないため産業医の紹介で5月に初診した．

眼科的所見：右眼視力0.15(1.5 x-3.25＝cyl-0.25 AX 90°)，左眼視力0.15(1.5 x-3.0＝cyl-0.5 AX 90°)．眼圧：右眼13 mmHg，左眼13 mmHg．BUT 両眼2秒．シルマー試験 両眼5 mm．角結膜上皮障害なし．その他検眼鏡所見に異常なし．

東洋医学的所見：顔色やや蒼白．はきはきと話す．帽子，マスク，サングラスを二重にかけて入室．休日は寝ている．寝そべって歯磨きをする．口渇なし，食欲はある．軟便傾向，腹満あり．立ちくらみがあり，驚きやすく不安感がある．雲上感，斜行感がある．足がつる．脈候：沈，弱．舌候：淡紅色，やや湿潤．歯痕．舌苔少ない．舌下静脈怒張なし．腹候：腹力やや軟弱．右胸脇《きょうきょう》苦満《くまん》軽度．両側腹直筋緊張，心下悸，臍上悸，左臍傍圧痛，胃部振水音あり．

治療：**真武湯**（N 30）エキス4 g/日より開始．倦怠感やめまい感の改善とともに眼症状は改善し，点眼の使用頻度は半減した．X＋1年10月ごろから熟睡感がない，血尿が続くなどの症状があり，**帰脾湯**（TJ-65）エキス5 g/日を追加し，症状は軽快．眼症状も点眼が必要ないまでに改善した．

クリニカルポイント

ドライアイの漢方治療に関する報告は少なくなく，1993年に山本は**人参湯**，**十全大補湯加紅参**，**沢瀉湯**の症例報告とともにシェーグレン症候群に有用であった方剤を紹介している[4]．最近の報告では**麦門冬湯**などに代表される滋潤剤の報告が多くみられるが，長期の経過観察例の報告は少なかった．涙液量を示すシルマー試験が診断基準から外れ，自覚症状に重きがおかれるようになった今，西洋医学的にドライアイと診断された症例に対しても滋潤するという発想を超えて，補剤，気剤や駆瘀血剤《くおけつざい》といった本来の随証治療に立ち返った考え方が重要になってくる．本症例に対しては，望診および問診での顔色不良，

表 1 真武湯の 7 条件

①歩いていてフラッとする，あるいはクラっとする.	フラッと
②雲の上を歩いているみたいで，なんとなく足もとが心もとない，あるいは地にしっかりと足がついていないような感じがする.	雲の上
③誰かと一緒に歩いていると，なんで私に寄りかかるのか，と言われたりすることがある.	寄りかかり
④真っすぐに歩いているつもりなのに横にそれそうになる.	斜行感
⑤真っすぐに歩こうとするのに横にそれる.	斜行
⑥坐っていたり，腰掛けていて，時にクラっとして地震かと思う.	地震感
⑦眼前のものがサーッと横に走るように感じるめまい感がある.	横走感

（藤平健．漢方腹診講座．緑書房；1991[5] より）

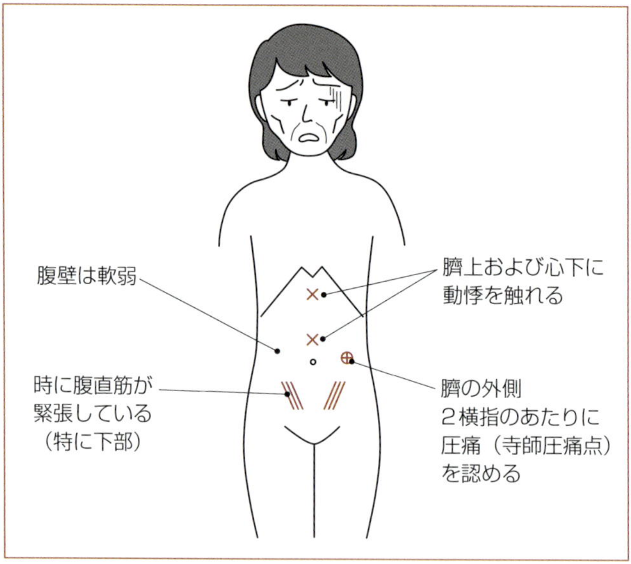

図 2 真武湯の腹診所見

（髙山宏世．腹證図解 漢方常用処方解説．初版．日本漢方振興会漢方三考塾；1988[6] より）

寝そべって歯磨きをする，休日は外出しないといった所見から少陰病を疑い，藤平が提唱した「**真武湯の自覚症状**」（**表 1**）[5] のうち雲上感，斜行感を認め，寺師による**真武湯**の圧痛点（**図 2**）[6] を認めたことから**真武湯**を選択する根拠とした.

文献

1）ドライアイ研究会．ドライアイの定義と診断基準．2016．http://www.dryeye.ne.jp/teigi/index.html.
2）島﨑潤（ドライアイ研究会）．2006 年ドライアイ診断基準．あたらしい眼科 2007；24：181-184.
3）田川義晃ほか．痛みをターゲットとしたドライアイ治療．あたらしい眼科 2017；34：341-346.
4）山本昇吾．シェーグレン症候群の漢方治療．現代東洋医学 1993；14：335-343.
5）藤平健．漢方腹診講座．東京：緑書房；1991.
6）髙山宏世．腹證図解　漢方常用処方解説．初版．東京：日本漢方振興会漢方三考塾；1988．152.

眼精疲労

眼精疲労（asthenopia）は，健常人ならば異常を訴えない環境において，物を見る作業をすると眼に違和感を訴える症候で，眼では調節，輻湊，眼位，屈折異常，眼球運動，両眼視機能の異常や，緑内障などの器質疾患の潜在することが多い反面，眼には異常がなく，全身的慢性疾患，心身症，人間関係のストレス，照明などの生活環境への耐性低下などが原因となることもある．西洋医学的には原因によって，①調節性，②筋性，③症候性，④不等像性，⑤神経性と分類され，原疾患の治療，全身と眼の安静，ビタミン剤の点眼や内服，向精神薬，筋弛緩薬などによる薬物治療が行われるが，治療に苦慮する場合が多い[1)]．眼科的には原因が不明とされる不定愁訴もこの範疇に入り，原因がつかめない場合には治療方針が成立しない西洋医学よりも漢方治療が優位である分野の一つである．

■お薦め漢方薬３つ

1　桂枝加竜骨牡蛎湯（26）：体力が低下し，不眠，多夢，動悸などの神経症状を伴う場合
2　加味逍遙散（24）：気血両虚．発作性の灼熱感や発汗，多彩な不定愁訴を伴う場合
3　苓桂朮甘湯（39）：のぼせ，心悸亢進，眼瞼浮腫，尿不利などを伴う場合

症例（桂枝加竜骨牡蛎湯）

患者：51 歳，男性，会社員

主訴：両眼の痛み，灼熱感

既往歴：特になし

現病歴：1か月ほど前から上記症状を認め，市販の点眼薬で様子を見ていたが，改善しないため受診した．

眼科的所見：眼位，眼球運動：異常なし．右眼視力1.0（1.2 x-0.5 D），左眼視力0.9（1.2 x-0.5 D）．眼圧：右眼13 mmHg，左眼13 mmHg．シルマー試験両眼10 mm．BUT 5秒．前眼部：左眼のみ睫毛内反，点状表層角膜症を認める．中間透光体：ごく軽度の白内障．眼底：異常所見なし．

東洋医学的所見：長身，やや痩せ型．疲れやすい．肩こりがある．食欲はある．二便正常，夜間尿なし．眠りが浅く夢を見る．勤める会社の経営状態が悪く，リストラが始まっている．もともとフケ性で最近は抜け毛が気になる．脈候：浮沈中間，やや弱．舌候：乾燥した微白苔，歯痕軽度．腹候：腹力中等度，腹直筋緊張，臍上悸を認める．

治療：睫毛は抜去し，ジクアホソルナトリウム（ジクアス®）を処方した．1週間後まったく痛みは軽減せず，漢方治療を行うことにした．**桂枝加竜骨牡蛎湯**（EK-26）4 g/日を処方したところ，睡眠の質，肩こりの改善とともに1か月後には眼症状も消失した．

クリニカルポイント

眼精疲労は従来，血虚の重要な指標である[2)]．出産後の視矇や高齢者の霞目については当てはまる部分も多い．しかし，パソコン，スマートフォンの普及に伴い，最近では学生を含む若年者の眼精疲労が増加している．梶田はドライアイ，眼精疲労について，調節，涙液分泌に自律神経系が深く関与することを指摘している（図1）[3)]．すなわち，調節安静位よりも近方へのピント合わせは副交感神経にコントロールされており，全身的には交感神経優位な状態を強いられながら近方視を必要とする状況が増加している昨今の情報化社会では，眼精疲労を発症しやすい（図2）．このような症例は，漢方的には気逆が関与する可能性がある[4)]．加えて，更年期障害や育児疲れ，介護疲れ，職場でのストレスに伴う自律神経失調状態が原因のことも多く，**加味逍遙散**，**抑肝散**，**柴胡桂枝乾姜湯**，**補中益気湯**などが有効な症例も多い．状況によっては，漢方治療に加えて心理社会的なアプローチが必要となる場合もある．

また，漢方治療を行うに際し，どの科の疾患でも当てはまることであるが，

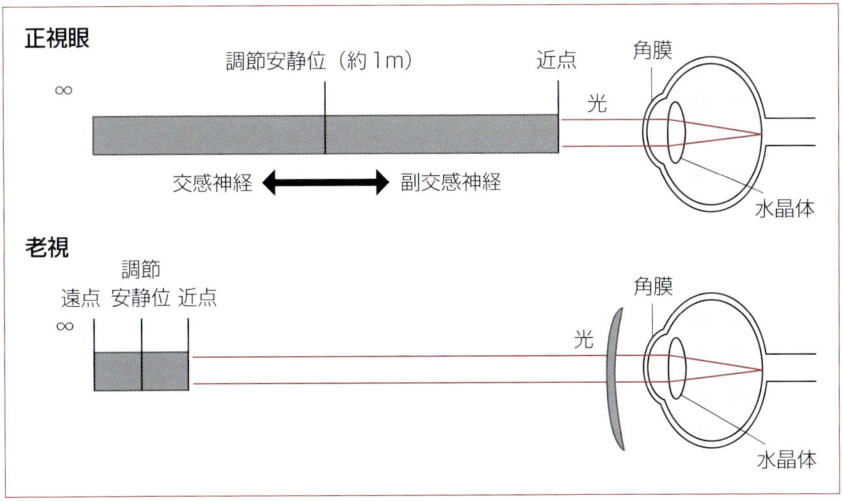

図1 調節の自律神経支配 （梶田雅義．2014年日本臨床眼科学会より）

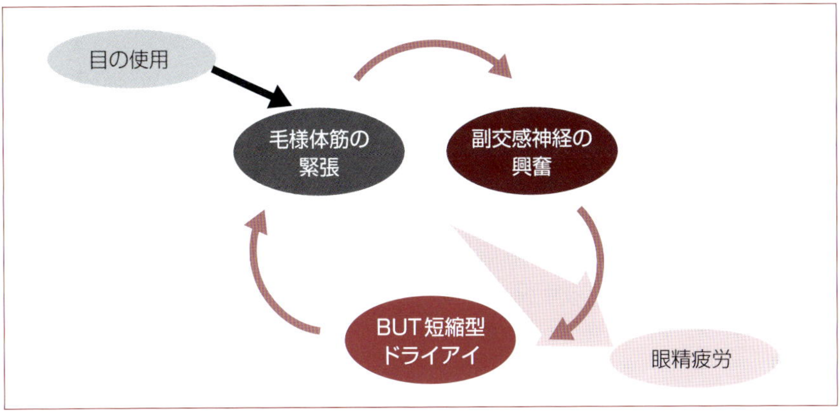

図2 BUT短縮型ドライアイと眼精疲労スパイラル
（梶田雅義．2014年日本臨床眼科学会より）

眼痛，頭痛などを伴う眼精疲労は器質的病変の除外が不可欠であることはいうまでもない．

文献

1）吉野健一．眼精疲労．山口徹ほか編．今日の治療指針2011．東京：医学書院；2011．
2）寺澤捷年．症例から学ぶ和漢診療学．第1版．東京：医学書院；1990．

3）梶田雅義．身体と眼の疲れ．あたらしい眼科 2009；27：303-308.
4）山本昇伯ほか．漢方治療が有効であった眼精疲労の 3 症例．漢方の臨床 2014；61：1981-1986.

緑内障

「緑内障診療ガイドライン」は 2003 年に初版が作成されて以来改訂を重ね，現在では第 4 版が発行されている．古くは高眼圧をキーワードに視神経乳頭所見や視野異常をもって緑内障（glaucoma）と診断され，眼圧下降を目的に各種点眼，房水流出路の再建術，濾過手術が行われてきた．しかし，正常眼圧緑内障（normal tension glaucoma：NTG）という概念が確立し，眼圧以外の悪化因子も注目されている．現在の診療ガイドラインにもあるように，眼圧下降が最重要であることを踏まえつつ，加えて末梢循環の改善や自律神経系の調節など全身的な治療が進行抑制に寄与するものと考えられ，漢方治療は有効な治療法となる可能性がある．

■お薦め漢方薬３つ

1　五苓散（17）：口渇，自汗，尿不利，頭痛，めまい，むくみなどを伴う場合
2　当帰芍薬散（23）：色白，冷え症，貧血傾向，月経異常，むくみ，腰痛などを伴う場合
3　当帰四逆加呉茱萸生姜湯（38）：手足の冷え，腹部の冷感，しもやけ，腰痛などを伴う場合

症例（五苓散，当帰芍薬散など）

患者：33 歳，女性

主訴：右眼　開放隅角緑内障，左眼　前視野緑内障

現病歴：X－8 年に高眼圧症を指摘され，点眼加療を開始．X－1 年に視野異常を認め緑内障と診断され，漢方治療を希望し，X 年 4 月に当院を初診した．

眼科的所見：右眼視力 0.1（1.5 x-5.0 D），左眼視力 0.2（1.5 x-5.0 D）．眼圧：右眼 12 mmHg，左眼 11 mmHg．（タフルプロスト［タプロス®］点眼下）両眼とも耳側に視神経乳頭陥凹の拡大，傍乳頭網脈絡膜萎縮を認める．右眼は傍中心部に視野欠損を認める．

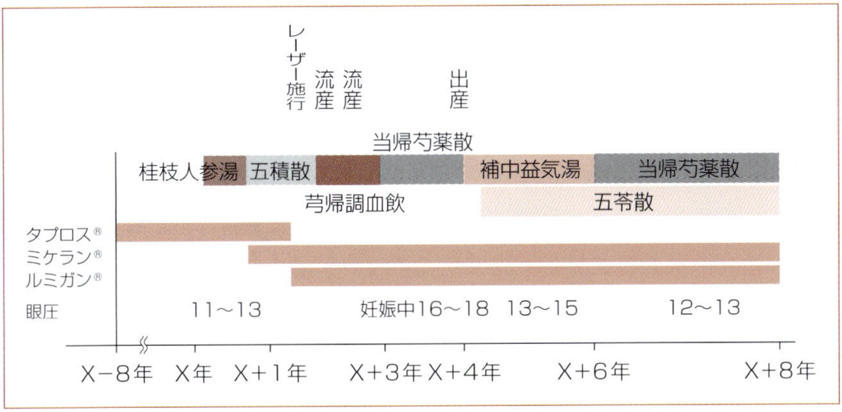

図 1　症例の治療経過

東洋医学的所見：長身，痩せ型．疲れやすい．1日15回程度の頻尿だが勢いがない，多飲．のぼせ，首がこる．足先が冷える．腰痛がある．斜行感，雲上感あり．脈候：沈，細，弱．舌候：淡紅色，無苔，瘀血所見なし．腹候：腹力軟，心下痞鞕，中脘圧痛，両側臍傍圧痛，小腹《しょうふく》不《ふ》仁《じん》を認める．

治療：**桂枝人参湯** 7.5 g/日（TJ-82）から開始した．のぼせは消失したが，腰痛が残るため**五積散** 7.5 g/日（TJ-63）に変更．X+2年に2度流産があり，そのころは**芎帰調血飲** 6 g/日（TM-230）などを用いた．X+4年には出産．その後も生理痛や腰痛，生理前後の頭痛を目標に**当帰芍薬散** 6 g/日（N23），**五苓散** 6 g/日（N17）などを処方し，経過観察中である．

眼科的にはX+1年，タフルプロスト（タプロス®）にカルテオロール（ミケラン®）を追加，右眼選択的レーザー線維柱帯形成術を施行．X+2年からビマトプロスト（ルミガン®），ミケラン®に変更している．

点眼の変更，追加，右眼はレーザー治療を施行されているが，視野変化を指摘され8年，視野変化は認めていない（図 1）．

クリニカルポイント

緑内障は日本での失明原因の第一位であり，先に述べたドライアイ，眼精疲労とは疾患としての性質はまったく異なる．したがって，眼科専門医による経過観察は不可欠で，診療ガイドラインに則った治療を確保することが重要である．直接的に眼圧を下降させる漢方処方は**越婢加朮湯**，**柴苓湯**などの報告があるが[1,2]，点眼療法に取って代わるような確実な効果がある場合はきわめて少ない．

最近では光干渉断層計（optical coherence tomography：OCT）により，視野異常が検出される以前から網膜神経線維欠損を描出することが可能となった．診療ガイドライン第3版からは，眼底検査において緑内障性視神経乳頭所見や網膜神経線維層欠損所見などの緑内障を示唆する異常がありながらも，通常の自動静的視野検査で視野欠損を認めない状態を前視野緑内障（preperimetric glaucoma：PPG）と定義し，付記されるようになった．検査機器の発展は疾病の早期発見に大きく寄与し，早期介入により救われる症例も多い．しかし，現在のところ，家族歴や高度近視などの高リスク群を除いて，原則無治療で経過観察することとなっている．

漢方医学には「未病」という概念が存在し，PPGはこれに当てはまると考えられる．NTGに関しても，Rhoキナーゼ阻害薬であるリパスジル（グラナテック®）など眼血流を増加させる点眼も開発されてきているが，治療法としての主眼は眼圧を下降させることにあるのが現状であり，矛盾を感じている患者も少なくない．眼科専門医としては当然そのような誤解を解消し，患者教育を徹底すべきであるが，眼圧以外の悪化因子とされる循環障害や視神経の脆弱性などに対して全身的なアプローチを試みる余地はある．有田らは**当帰芍薬散**の眼血流効果を報告している[3]．その他鍼灸による眼血流の増加作用に関する報告もあるが，本書の趣旨からは逸脱するため割愛する．いずれにしても今後の研究が期待される領域である．

緑内障は慢性の経過をたどるものが一般的であり，緑内障という疾患に対する治療の有効性を判定するには長期間の経過観察が必要である．また，証は絶えず変化していくものであるから，ライフイベントや季節の変化などにも柔軟に対応していく姿勢も重要である．

文献

1）日笠穣．緑内障・高眼圧症の漢方治療．医薬ジャーナル 1990；26：1871-1875.

2）斉藤伸行ほか．開放隅角緑内障における柴苓湯の長期効果．あたらしい眼科 1995；12：989-991.

3）有田龍太郎ほか．緑内障に対し漢方，鍼灸治療を行った症例の眼底血流の変化．日東医誌 2018；69 Suppl：269.

25　歯科・口腔外科疾患の漢方治療

山口孝二郎（医療法人ハヤの会／昭和大学）

歯科・口腔外科疾患で漢方薬が有効な 3 疾患

口腔は最初の消化器官であり，解剖学的に硬組織，軟組織が近接し，脳神経支配も複雑で，さらに唾液分泌，末梢循環，粘膜温度変化，pH 変化など，化学的因子や自律神経系などの影響を受ける部位である．このように口腔は異常感，慢性痛などが発生しやすい環境のため，時に不定愁訴や難治性疾患として扱われるものもあり，漢方療法が利用される症例も多く存在する．

本項は比較的頻度の高い疾患の中で，口内炎，舌痛症，口腔乾燥症を取り上げて解説する．

口内炎

口内炎（stomatitis）は，口腔粘膜に発赤，びらん，潰瘍などの所見を呈し，時に多発性，再発性のものもある．西洋医学的には，局所的原因，ウイルス感染やアレルギーなどが原因となることもあるが，原因不明の場合も少なくない．さらに最近では，易感染宿主（ベーチェット症候群，HIV，ATL 感染者，担癌患者，長期のステロイド投与患者など）の口内炎や癌治療時の薬物性口内炎，放射線性口内炎などもある．

東洋医学的には，口腔は多くの臓腑とつながっており，この臓腑の火熱を，実熱（急性期）の場合と気虚，血虚，虚熱（慢性期）の状態に分けて治療方針を決定していく[1)]．

■お薦め漢方薬 3つ[2)]

1　白虎加人参湯（34）：清熱作用，滋潤作用を有し，口乾，舌燥，咽燥など急性症状を改善する

2　半夏瀉心湯（14）：少陽病期の清熱，消化器症状や心煩などを改善する

3　補中益気湯（41）：気虚，消化機能低下など慢性に経過した症状を改善し，創傷治癒を促す

症例（白虎加人参湯）[3)]

患者：74 歳，女性

主訴：口腔内全体の疼痛

既往歴：白内障，精神疾患，不眠症，便秘症にて投薬加療中（リスペリドン，ビペリデン，フルニトラゼパム，ブロチゾラム，クロキサゾラム［セパゾン®］，エピナスチン，アルファカルシドール，酸化マグネシウム，ロキソプロフェン，ミソプロストール［サイトテック®］）．

現病歴：X 年 1 月，上顎歯肉部のびらん，舌痛を認め，近医歯科を受診し，治療を受けるも，症状が増悪するため同年 3 月に受診した．

現症：顔貌は左右対称で所属リンパ節に異常所見なし．口腔内は上下顎歯肉部，頬粘膜に発赤，びらんを認め，一部に白斑を認める．

臨床診断：多発性口内炎，口腔扁平苔癬．口腔扁平苔癬は口腔粘膜の発赤，びらんを繰り返す難治性口内炎の一つである．

治療：カンジダ検査を施行するもカンジダ培養は陰性であった．3 月下旬からステロイド含有軟膏塗布，セファランチン（セファランチン®）内服など 4 か月行うも，口腔粘膜の発赤，びらんは軽度改善するのみであった．さらに，口渇，口腔乾燥感も訴えたため，7 月末から**白虎加人参湯**（34）6 g/日を投与したところ，投与 2 週目から口腔粘膜のびらん，発赤の改善傾向がみられ，口渇も軽減．投与後約 4 か月でびらんがほぼ改善したため，**白虎加人参湯** 3 g/日に減量し，その後 3 週経過を見るも，症状の増悪なく，治療を終了した（図 1）．

クリニカルポイント

急性の場合，疼痛，発赤が顕著で，陽気亢進，熱邪による実火が心，胃，肝などに影響すると考えられる．治療方針としては清熱瀉火が中心となり，**白虎加人参湯**，**半夏瀉心湯**，**黄連解毒湯**や柴胡剤などが用いられる[4)]．

慢性の場合，疼痛，発赤が軽度で，正気不足による虚火が主体で，心火，胃熱，肝火の遷延による陰液の消耗不足，相対的な陽気の余剰，脾胃気虚，陽虚などにより，虚熱証に傾いていると解釈できる．そこで，補気剤（**補中益気湯**，**六君子湯**，**四君子湯**など），建中湯類，気血両虚用の補剤（**十全大補湯**，**人参養栄湯**など），滋陰清熱の**滋陰降火湯**，補腎剤（**六味丸**，**八味地黄丸**など），造血利水の**当帰芍薬散**などの方剤を選択していく[4)]．

消炎作用を期待できる寒性生薬は石膏，黄連，黄芩などで，生薬構成として

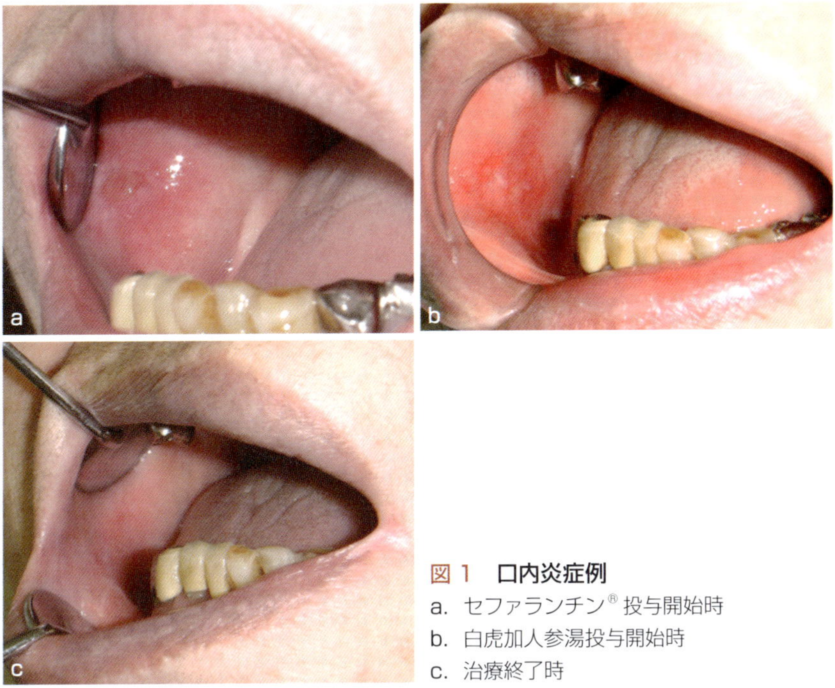

図 1　口内炎症例
a. セファランチン® 投与開始時
b. 白虎加人参湯投与開始時
c. 治療終了時

石膏－知母（**白虎加人参湯**），黄連－黄芩（**半夏瀉心湯**，**黄連解毒湯**など），柴胡－黄芩（柴胡剤）などは消炎効果が期待できる．また，**半夏瀉心湯**，**黄連湯**，**小柴胡湯**，**人参養栄湯**などは構成生薬の抗酸化作用が高いことから，口内炎の原因の一つと考えられる活性酸素の抑制に効果があるものと考えられる（表 1）．

さらに，口腔癌治療時の放射線性口内炎の程度を補剤（**十全大補湯**，**人参養栄湯**，**補中益気湯**）が軽減させること，癌化学療法時の口腔粘膜炎に対して**半夏瀉心湯**は，炎症性プロスタグランジン（PGE_2）の発生を濃度依存的に抑え，口内炎を軽減させることなどが報告されている[5]．

文献

1）山口孝二郎．II-2　歯科・口腔疾患に対する漢方治療の実際：口内炎．柿木保明編．日本歯科評論別冊 2010　歯科医師・歯科衛生士ができる舌診のすすめ．東京：ヒョーロン・パブリッシャーズ；2010．96-97．
2）福富稔明．山方勇次編．漢方 123 処方　臨床解説　師・山本巌の訓え．京都：メディカルユーコ

表 1 歯科で頻用される，抗酸化作用を有する漢方薬と生薬

生薬	antioxidant (mmol/100 g)	人参養栄湯	補中益気湯	当帰芍薬散	六君子湯	加味逍遙散	半夏瀉心湯	黄連湯	五苓散	白虎加人参湯	立効散
甘草	11.6	○	○		○	○	○	○		○	○
人参	1.5	○	○		○		○	○		○	
大棗	5.9		○		○		○	○			
当帰	3	○	○	○		○					
半夏	0.3				○		○	○			
桂皮	120.2	○						○	○		
黄芩	111.5						○				
芍薬	55.1	○		○		○					
生姜	7.5		○		○	○					
朮	7.4	○	○	○	○	○			○		
柴胡	5.7		○			○					
黄耆	4.9	○	○								
茯苓	2.8	○		○	○	○			○		
升麻	64.3		○								○
陳皮	17.5	○	○		○						
川芎	6.7			○							
地黄	3.9	○									

〔○〕indicate the contents of Kampo medicine.
（山口孝二郎．日本歯科評論　別冊 2010　歯科医師・歯科衛生士ができる舌診のすすめ 2010[1] より［一部改変］）

ン；2016．白虎加人参湯 242-244，半夏瀉心湯 252-254，補中益気湯 15-20．
3）山口孝二郎ほか．漢方薬が奏功したアフタ性口内炎の 4 例．痛みと漢方 2008；18：114-119．
4）山口孝二郎．口腔顔面領域の慢性疼痛に対する漢方療法：舌痛症，口内炎を中心に．日本歯科東洋医学会誌 2017；36：41-46．
5）山口孝二郎，新田英明．超高齢社会の歯科口腔外科臨床から考える漢方療法の未来像．日本統合医療学会誌 2016；9：71-77．

舌痛症

器質的異常を認めない口腔顔面領域の慢性痛では，しばしば治療に難渋することがある．

舌痛症（glossodynia）の臨床的特徴としては，①癌年齢にある中高年の女性に多く，更年期，閉経後のホルモン変化，ストレス，不安，神経質など（心理因子）が症状の発現，増悪，持続などに関与することもある，②舌尖部，舌側縁部に好発する，③会話時，摂食時に疼痛は軽減ないし消失するなどが挙げられる．鑑別疾患としては，舌に器質的異常を認めない①神経痛（三叉神経痛，舌咽神経痛），②ガルバニー電流，③顎関節疾患や扁桃疾患の関連痛，④口腔カンジダ症などがある[1]．

他方，舌痛症など慢性疼痛を東洋医学的に考える際には，痹症《ひしょう》，酸痛（酸疼），不通則痛，不栄則痛の概念が必要となる．痹症とは風・寒・湿の邪が経絡を侵襲して，しびれ・疼痛を惹起する状態，酸痛（酸疼）は疼痛とともに力がなく，しびれている状態，不通則痛は気・血・水の運行が滞り，疼痛が惹起された状態，不栄則痛は栄養低下，体液の損耗により惹起される疼痛を意味する[1]．舌痛症の場合，肝鬱，気鬱を呈することが多く，気剤の使い分けが重要なポイントとなる．

■お薦め漢方薬 3つ[2,3]

1　加味逍遙散（24）：肝鬱による気滞，血虚があり，多彩な愁訴，寒熱交錯する者に用いる

2　柴朴湯（96）：不安，イライラ，緊張状態，咽喉部違和感，うつ的症状の緩和に用いる

3　抑肝散（54）：感情，精神など中枢性の興奮による発熱，歯ぎしりなどを抑える

症例（加味逍遙散，補中益気湯）

患者：42歳，女性

主訴：左舌縁部のヒリヒリ感

現病歴：数年前から左舌縁部の疼痛をしばしば自覚していた．歯科治療後から

舌痛が増悪傾向を示すようになり，**柴朴湯**を投与されるも，舌痛が軽減せず受診.
東洋医学的所見：腹診で両側胸脇《きょうきょう》苦満《くまん》+，心下部振水音+，胃下垂傾向を認める.
口腔内所見：歯肉がやや暗赤色で，舌下脈絡の怒張あり．舌痛VAS（visual analogue scale）63.
東洋医学的診断：気虚，気鬱，瘀血《おけつ》
治療：加味逍遙散（24）7.5 g/日を投与開始し，4週後VAS 44に減少，12週後VAS 32に減少．その後食欲不振，全身倦怠感もあるため，**補中益気湯**（41）5 g/日+**加味逍遙散** 2.5 g/日を投与し，39週後VAS 8となり，日常生活に支障ないとのことで治療を終了した.

クリニカルポイント

舌痛の東洋医学的解釈として，「霊枢」経脈篇には，「これ脾の主る所に生ずる病は，舌本痛む」とあり，舌と脾胃の関連が示される.

①**臓腑実熱の舌痛**：心，脾，肝，腎など多くの臓腑の経絡が舌に上連するため，各臓の火熱の邪はすべて舌絡に上攻して舌痛を起こす.

②**陰虚火旺の舌痛**：舌尖部の灼熱痛，舌質は紅，口乾，睡眠不足，五心煩熱などの所見を呈する[1,4].

舌痛症における漢方療法の効果として過去の報告では，治癒は17%，VASが70%以上改善した軽快症例が55%あり，全舌痛症患者の72%に軽快以上の治療効果が認められた[1,4]．使用された漢方薬は**加味逍遙散**，**柴朴湯**，**抑肝散**などの気剤をはじめとして，清熱剤（**白虎加人参湯**，**桔梗湯**），補剤（**補中益気湯**，**六君子湯**，**人参養栄湯**など），その他**立効散**など多岐にわたっていた[1,4].

舌痛症は，舌診では舌下脈絡の怒張，瘀点，溝状舌，胖大《はんだい》舌，舌苔乾燥，地図状舌などが認められる．腹診では，臍傍圧痛，臍上悸，胸脇苦満が多く，瘀血，肝鬱化火，肝気鬱結の症候が認められる.

西洋医学的には，口腔顔面領域の慢性痛でMDS（mesolimbic dopamine system）の機能低下，下降疼痛抑制系の働きの低下なども指摘されてきており[3]，また心身医学的検査でCMI（Cornell medical index）のデータでは身体的自覚症として，疲労感，習慣（不眠），頭痛などの頻度が高く（**図1**），精神的自覚症では不適応，過敏，抑うつ，怒りが高い傾向（**図2**）が報告されており，漢方の気剤を使用することが多い[1].

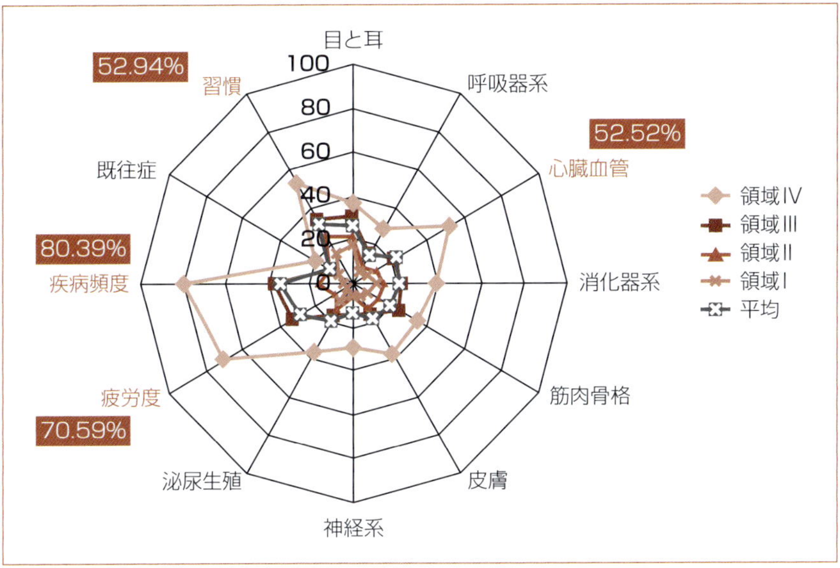

図 1　舌痛症の CMI 領域別身体的自覚症

（山口孝二郎．日本歯科東洋医学会誌　2017[1] より）

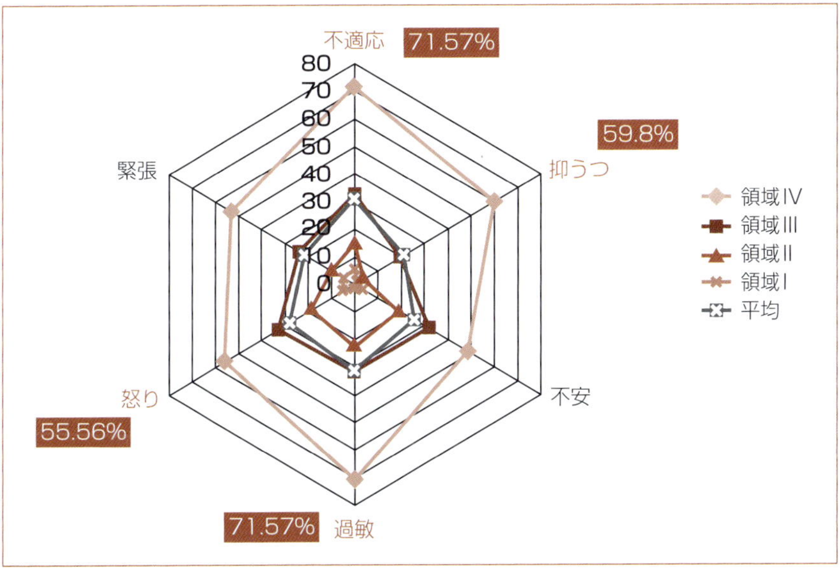

図 2　舌痛症の CMI 領域別精神的自覚症

（山口孝二郎．日本歯科東洋医学会誌　2017[1] より［一部改変］）

加味逍遙散は，肝鬱化火，肝気鬱結などを伴う虚証（陰虚火旺）の舌痛症に有効である．**柴朴湯**は少陽病期で湿証の咽喉頭異常感を含む舌痛症に用いる．**抑肝散**は体力中等度で神経過敏があり，興奮しやすい，怒りが強いなどの症候を有する舌痛症などにも有効で，脊髄下降疼痛抑制系を介した作用，脊髄後角の興奮抑制，NMDA（N-methyl-D-aspartate）受容体の活性化抑制，細胞外液グルタミン酸濃度の低下作用がある[1-5]．

文献

1）山口孝二郎．口腔顔面領域の慢性疼痛に対する漢方療法：舌痛症，口内炎を中心に．日本歯科東洋医学会誌 2017；36：41-46.

2）福冨稔明．山方勇次編．漢方 123 処方　臨床解説　師・山本巌の訓え．京都：メディカルユーコン；2016．加味逍遙散 83-86，柴朴湯 57，抑肝散 89-92.

3）Yamaguchi K. Traditional Japanese herbal medicines for treatment of odontopathy. Front Pharmacol 2015；6：176.　https://doi.org/10.3389/fphar.2015.00176.

4）山口孝二郎．口腔顔面領域の慢性痛に対する漢方医学治療．ペインクリニック 2015；36：933-941.

5）柿木保明．II-2　歯科・口腔疾患に対する漢方治療の実際：舌痛症．柿木保明編．日本歯科評論 別冊 2010　歯科医師・歯科衛生士ができる舌診のすすめ．東京：ヒョーロン・パブリッシャーズ；2010．100-101.

口腔乾燥症

口腔乾燥症（xerostomia）の原因として，①唾液分泌障害（シェーグレン症候群，ミクリッツ病など），②癌，糖尿病，腎不全などの全身疾患や自己免疫疾患の二次性唾液腺障害，③薬物性口渇（向精神薬，抗ヒスタミン薬，降圧剤，抗癌剤など），④放射線障害，⑤嗜好品や習癖（喫煙，飲酒，口呼吸など），⑥神経性・心因性因子など，⑦体内環境の変化（脱水，循環血液量の減少，鉄，ビタミン類の欠乏）などが挙げられる．

シェーグレン症候群，放射線障害による口渇ではセビメリンやピロカルピンなどの西洋薬が保険適用となるが，それ以外の口腔乾燥症では，有用な西洋薬がなく，経口保湿剤を使うことが多く，漢方薬が処方されることもしばしばある．

口腔乾燥症の漢方治療では，体に熱（エネルギー：気）がこもることによって相対的に体液（血・水）バランスが崩れる病態と，体液（血・水）そのものの絶対的減少で起こる病態を想定して，前者を口渇，後者を口乾（口燥，咽乾）として，利水剤，清熱剤，補剤などを用いる．

■お薦め漢方薬 3つ[1-5]

1 人参養栄湯（108）：気血両虚で機能的，物質的損耗が著しい時に用いられる
2 白虎加人参湯（34）：熱証・口渇の病態に使用し，基礎代謝の低い病態には用いない
3 五苓散（17）：アクアポリンに作用し，体水分量の調整，口腔乾燥症全般に用いられる

症例（人参養栄湯）

患者：73 歳，女性
主訴：口腔乾燥感，食欲不振
現病歴：X－1 年 12 月右側舌癌のため当科入院，術前放射線治療 40 Gy＋TS-1 総量 2,240 mg 内服治療を施行．X 年 2 月腫瘍切除＋皮膚移植術を施行．術後 5 か月まで S-1 投与を行うも腹部症状著明にて投薬中止．X 年 8 月，舌痛症，放射線性口腔乾燥症の治療のため漢方外来を受診した．
現症：Saxon テスト 0.8 g/2 分で唾液分泌減少，食欲不振＋.
治療：**人参養栄湯**（108）投与開始前は赤血球数 312 万で，唾液流出量は計測不能であった．**人参養栄湯** 6 g/日，リン酸二カリウム・無機塩類配合剤（サリベート®）を投与開始．2 週後に食欲改善傾向がみられ，痰の喀出が容易となる．投与後 2 か月で Saxon テスト 1 g/2 分，赤血球数 350 万に改善，投与後 5 か月で Saxon テスト 3.6 g/2 分，赤血球数 360 万にまで改善した．**人参養栄湯**は徐々に減量しながら 10 か月間投与し，唾液分泌量は維持されていたので治療終了とした[2)]（図 1）.

クリニカルポイント

五苓散は茯苓，朮，沢瀉，猪苓に利水作用があり，特に朮がアクアポリンを介した水分代謝調節作用をもち，桂皮が細胞外シグナルキナーゼのリン酸化を抑制して，サイトカインの過剰産生を抑え抗炎症作用を発揮する[6)].

①**口渇**：喉が渇いて水をガブガブ飲みたがる状態で，夜間口渇，口を氷で冷やしたいなど実証で，裏熱，燥証，胃熱，肺熱などの所見を呈することが多い．使用する漢方の生薬構成としては，石膏，知母，桔梗，麻黄

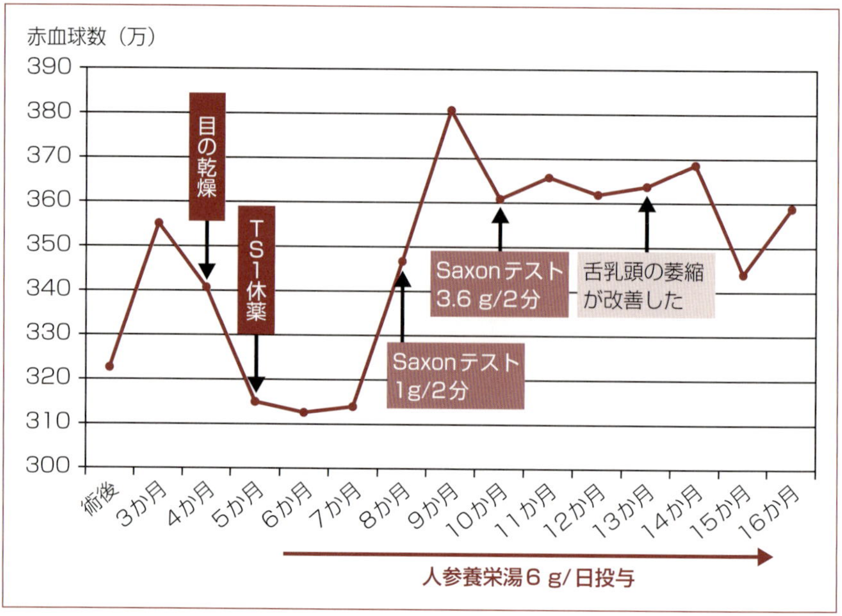

図1　口腔乾燥症例の赤血球数と唾液分泌の変化

（山口孝二郎ほか．痛みと漢方 2012[2] より）

＋石膏などの寒性生薬が用いられ，代表的な方剤として**白虎加人参湯**が挙げられる[1]．また，薬剤性口渇にも有用である．『傷寒論』には「傷寒，大熱無く，口燥渇し，心煩し，背微悪寒する者，白虎加人参湯これを主る」と記載がある．さらに，腎陰虚による口渇には**六味丸**，腎陽虚による口渇には**八味地黄丸**などが用いられる[1,3-5]．

その他，**白虎湯**，**小柴胡湯加桔梗石膏**，**麻杏甘石湯**なども用いられる[1]．

②口乾（口燥，咽乾）：口は乾くが，口腔内を湿らせる程度で，あまり水は飲みたがらない状態で，虚証（脾胃気虚，虚熱，気血両虚，陰虚火旺），湿熱，胃内停水などの所見を呈する．基礎代謝が下がり，体液の損耗が考えられる場合は補気補陰の**人参養栄湯**，**十全大補湯**を用いる．また，清熱効果もある**滋陰降火湯**，**温清飲**，**清暑益気湯**なども用いられる．

文献

1) Yamaguchi K, Sugiura T. Odontopathy and herbal medicine. Inui A, editor. Herbal Medicines : New Horizons, Methods in Pharmacology and Toxicology. New York : Springer ; 2016. 67-80. https://doi.org/10.1007/978-1-4939-4002-8_6.
2) 山口孝二郎ほか．癌治療後の口腔内不快症状に人参養栄湯が奏効した3症例．痛みと漢方 2012；22：56-62.
3) 宮崎裕ほか．塩酸オキシブチニンによる口腔内乾燥症に対する人参養栄湯の効果．新薬と臨牀 1994；43：2613-2617.
4) 大野修嗣．II. 臨床：8. 漢方治療が奏功した自己免疫疾患．アレルギー・免疫 2016；23：420-428.
5) 柿木保明．II-2　歯科・口腔疾患に対する漢方治療の実際：口腔乾燥症．柿木保明編．日本歯科評論　別冊 2010　歯科医師・歯科衛生士ができる舌診のすすめ．東京：ヒョーロン・パブリッシャーズ；2010．98-99.
6) 礒濱洋一郎．アクアポリンを介した五苓散の水分代謝調節作用と炎症反応抑制作用．漢方医学 2013；37：120-123.

26 産婦人科領域

岡村麻子（つくばセントラル病院／東邦大学薬学部）

産婦人科領域で漢方薬が有効な 3 疾患および分娩と漢方治療

産婦人科領域は，周産期医学，婦人科腫瘍学，生殖内分泌学，女性医学の 4 分野を有する．また，女性のライフステージは卵巣機能の活動に伴い，小児期・思春期・性成熟期・更年期・老年期に区分される（図）．いずれの領域，ライフステージにおいても漢方治療は単独でも併用でも役に立つため，「産婦人科診療ガイドライン－婦人科外来 2017」にも掲載されている．特に，女性ホルモンの揺らぎが背景にある，思春期から更年期の不調には，内分泌，自律神経，免疫のバランスを整える漢方治療が得意とするところである．心身のバランスのとれた成人に育ち，次世代を元気に産み育て，自らの健康長寿につなげるという産婦人科領域ならではの biochronology 的視点は，「心身一如」「未病を治す」という漢方治療の考え方そのものである．その中から，臨床的有効

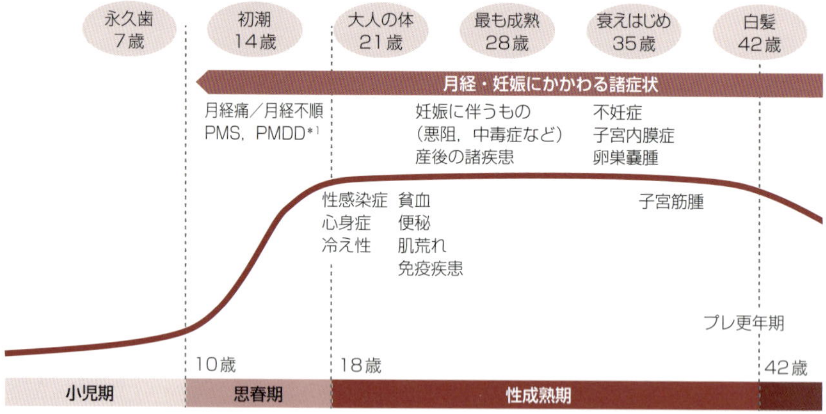

「7歳には永久歯に生え替わり頭髪も伸びて，14歳には月経が始まり妊娠能力を獲得する，21歳になると体全体が均整がとれ，28歳で極に達する，35歳になるとそろそろ衰えがみえ，42歳になると顔がやつれ，白髪が生じる，49歳になると閉経となる．」（『黄帝内経《こうていだいけい》』「素問」より）

図 女性のライフステージ

女性は，ライフステージの場面ごとに特徴的な疾患・不調が起こりやすい．

（加藤士郎．女性のトータルケアに役立つ漢方治療．産婦人科漢方研究のあゆみ 2019；36［印刷中］より）

性が高い3疾患として冷え症，月経異常，更年期障害を選択し，これら3疾患に対する漢方薬の臨床的応用について解説する．また，少子化対策に直接つながると考えられる「分娩と漢方治療」を最後に付け加えた．

冷え症

日本女性の約7割が冷えに悩んでいるとの報告がある[1]．冷房・冷蔵庫の普及，交通手段の普及，ネット社会，痩せ願望，孤独の拡大に伴い，食事・運動・睡眠・つながりという心身ともに温める養生の基本が見失われつつあるのが現代社会である．また，女性は男性より熱生産を担う筋肉量が少ないのでより冷えやすく，さらに鎮痛薬の過剰使用も問題視されている．

西洋医学では「冷え」を体質的な「冷え性」として捉える．貧血，甲状腺機能低下症，膠原病，閉塞性動脈硬化症などの疾患による冷えは治療の対象となるが，単純な冷えは病気として認識されないのが現状である．一方，東洋医学では「冷え」は血液循環不全（微小循環の途絶や低下）であり，「万病の元」

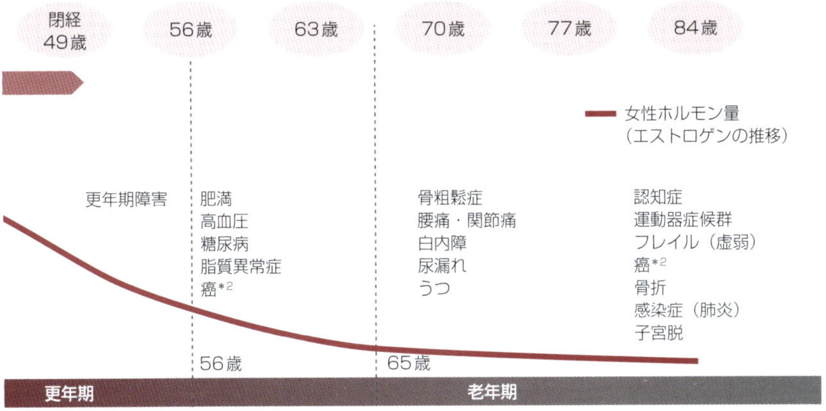

＊1　PMS：月経前症候群，PMDD：月経前不快気分障害．
＊2　癌は各年齢層に認められる病気だが，10代では白血病，20代では子宮癌，30代からは乳癌，高齢者になると肺癌，大腸癌，胃癌などが多くなる．

として治療に値する「冷え症」と捉える．「冷え症」を改善すると症状が軽快する方が多い．西洋医学で手に負えない重い症状も，「冷え症」を改善することで驚くほど軽快する場合がある．西洋薬には特効薬が存在しないため，治療としては温め，補い，巡らすことができる漢方治療の独壇場と考えられる．

■お薦め漢方薬３つ

1 当帰芍薬散（23）：手足の冷え，下腹痛・頭痛，貧血・むくみ傾向（体力は普通から弱）

2 加味逍遙散（24）：精神不安，肩こり，便秘傾向，冷え（体力は普通）

3 桂枝茯苓丸（25）：上半身は熱く下半身が冷える（上熱下寒型）（体力は普通から強）

症例（当帰芍薬散）

患者：32 歳，女性，看護師

主訴：手足の冷え，月経痛，挙児希望

既往歴：特になし

現病歴：5 年ほど前から手足の冷えを感じることが多くなり，月経痛も出現し鎮痛薬を内服していた．夏でもレッグウォーマー，腹巻が欠かせないほどの冷えを感じ，月経痛に対して鎮痛薬を内服する頻度が増加した．夕方は足がむくみ，靴下の跡がつく．結婚後，2 年間タイミングをとっているが，妊娠に至らないと挙児希望もあり，当院初診となった．

現症：身長 165 cm，体重 49 kg，血圧 115/68 mmHg，脈 65/分，整．内科疾患なし．血液生化学所見問題なし．甲状腺機能問題なし．産婦人科診察にて子宮内膜症，子宮腺筋症，子宮筋腫も認めなかった．手足と腹部に冷えを認めた．顔色は青白く，皮膚も青白く軟で滑らかである．下肢に軽度の浮腫あり．

治療：当帰芍薬散（TJ-23）7.5 g/日を内服したところ，2 週間後には，冷えと浮腫が軽減し鎮痛薬も減量，1 か月後には冷えと浮腫，月経痛がほぼ消失した．2 か月後に妊娠し，安胎薬として当帰芍薬散の内服を継続し，妊娠経過順調で無事出産に至った．

クリニカルポイント

血液循環不全（微小循環の途絶や低下）である冷えが存在すれば，子宮卵巣の血流が悪くなり，機能失調を生じることは自明の理である．放置すれば，癌，認知症などの重大な疾患にもつながる病態である．「冷え症」は単純に温めれば改善するというものではない．「冷え症」は5タイプに分けて考えると理解しやすい（図1）[2,3]．ストレスからくる自律神経失調や胃腸機能の低下，新陳代謝の低下などが絡み合い，冷えにつながる．そこに女性ホルモンの揺らぎも加わり，複雑な病態となる．通常の人が苦痛を感じない程度の温度環境下において，全身あるいは体の一部に冷えを感じやすい状態を冷え症という．上半身が熱いと冷え症ではないと思いがちであるが，足が冷えていればその人は冷え症であるため注意を要する．

当帰芍薬散，**加味逍遙散**，**桂枝茯苓丸**は女性の3大処方といわれている（図2）[4]．これらを使い分けて使用するだけでも冷え症にはかなり有効である．

当帰芍薬散は，血を補う当帰・川芎・芍薬，水を巡らす茯苓・朮・沢瀉を含むため，虚証（体力がない），貧血気味で，むくみを感じるものに有効である．川芎には痛み止めの作用もある．「タイプII 四肢末端型」の冷えを改善する．マウスにおけるベタメタゾン誘発瘀《お》血《けつ》症候群の末梢血流量を増加するとの報告がある[5]．

加味逍遙散は，血を補う当帰・芍薬，血を巡らす牡丹皮，水を巡らす茯苓・朮に加えて，気に効く柴胡・山梔子・薄荷を含み，中間証（体力中程度）で気分が逍遥するものに有効である．ストレスが背景にある「タイプIV 体感異常型」の冷えを改善する．ストレスの多い現代では柴胡含有の漢方薬の出番は多い．

桂枝茯苓丸は血を補う芍薬，血を巡らす牡丹皮・桃仁，水を巡らす茯苓，気に効く桂皮を含み，血を巡らす代表の漢方薬（駆《く》瘀《お》血剤《けつざい》）として使用される．中間から実証（体力あり）で，冷えのぼせが顕著で，下腹部に膨満感を訴える場合に適応となることが多い．更年期のホットフラッシュを有する女性に対し，**桂枝茯苓丸**の内服で顎や手先の血流が減少し，足先の血流を有意に増加させたとの報告がある[6]．

お薦め3処方以外に，胃腸が弱い場合は，**六君子湯**，**補中益気湯**などの補脾剤（胃腸機能を高めて元気を補う）を，更年期以降加齢の影響がある場合や極端なダイエット経験のある若い女性には**八味地黄丸**などの補腎剤を使用して効

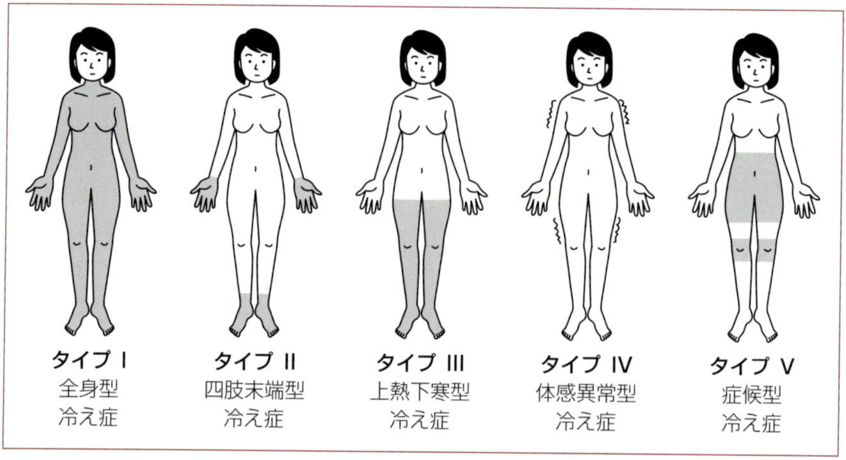

タイプ	特徴	適用となる代表的な漢方薬
タイプ I 全身型 冷え症	新陳代謝の低下によって熱産生ができず，全身の冷えを感じるタイプ． 胃腸の弱い（脾虚）人，加齢のシグナル（腎虚）を認める人，一番重症の冷え．	①六君子湯…虚寒：食欲不振，胃もたれ，下痢傾向 ②補中益気湯…虚寒：手足の倦怠，消化機能の衰え ③八味地黄丸…虚寒：腰痛，足腰の冷え，排尿障害（胃腸の弱い人は注意） など
タイプ II 四肢末端型 冷え症 （血虚型）	血液循環が悪く，手足の先が冷える．	①当帰芍薬散…虚寒：色白でむくみやすい，足腰の冷え ②温経湯…虚寒：手足がほてり唇が渇く，足腰の冷え ③当帰四逆加呉茱萸生姜湯…手足が冷え，冷えると下腹部痛 など
タイプ III 上熱下寒型 冷え症 （瘀血型）	気血水の巡りが悪く，滞った状態で上半身が熱く，下半身が冷えるタイプ． イライラ，肩こりなどの症状があり，冷えに最も気づきづらい．	①桂枝茯苓丸…実熱：体格はしっかりしていて赤ら顔，冷えのぼせなど ②桃核承気湯…実熱：便秘，のぼせと精神不安定 など
タイプ IV 体感異常型 冷え症 （肝鬱型）	ストレスで自律神経に影響が出て血流が滞り冷えるタイプ． 身体を温めること以上にストレス解消が必要．	①加味逍遙散…虚熱：肩こり，疲労，精神不安，多彩な愁訴 ②抑肝散…虚熱：怒り，いらだちなど神経がたかぶる ③柴胡加竜骨牡蛎湯…実熱：動悸や不眠，いらだちなどの神経症状 など
タイプ V 症候型 冷え症	特徴的な症状の原因に冷えが隠れているタイプ．	①呉茱萸湯…頭痛，肩こり，吐き気 ②小青竜湯…鼻水や喘鳴 など

図 1　冷えの 5 つのタイプ

（岡村麻子．臨床助産ケア スキルの強化 2017[2]，および岡村麻子．クレデンシャル 2018[3] より）

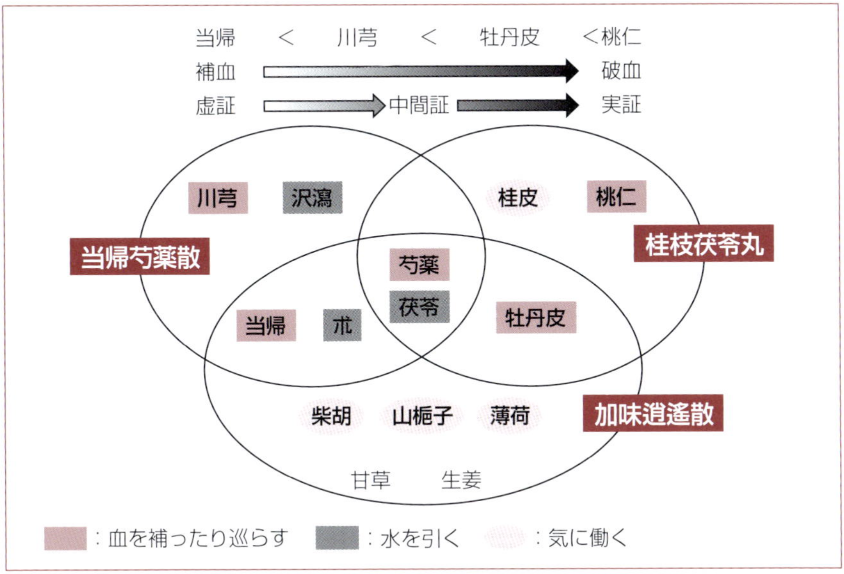

図 2　女性の 3 大処方の構成生薬

（秋葉哲生．活用自在の処方解説．ライフ・サイエンス；2015[4] を参考に作成）

果を示すことが多い．これらは，「タイプⅠ 全身型」の冷えに分類される．むくみなど水分の偏在が背後にある時は**五苓散**などの利水剤を併用する．漢方治療と併せて，衣食住を含めた生活の改善も必要である[7]．冷えに最も悪影響を及ぼすのは疲労と緊張であるため，休息やリラックスする自律神経調節，呼吸法などの導入も有効である．

文献

1）楠見由里子ほか．成熟期女性を対象とした冷え症評価尺度の信頼性 妥当性の検討．Health Sciences 2009；25（1）：58-66.
2）岡村麻子．冷え性（症）へのアプローチ．臨床助産ケア スキルの強化 2017；7・8 月号：14-25.
3）岡村麻子．漢方の基礎と臨床．クレデンシャル 2018；9：9-11.
4）秋葉哲生．活用自在の処方解説：広い応用をめざした漢方製剤の活用法．東京：ライフ・サイエンス；2015．56-63.
5）Ueda J, et al. Effect of Kampo medicines on the peripheral blood flow rate of betamethason-induced oketsu syndrome mice by laser Doppler flow meter. 薬学雑誌 2004；124：365-369.
6）Ushiroyama T. Comparing the effects of estrogen and an herbal medicine on peripheral blood flow in post-menopausal women with hot flashes: hormone replacement therapy and gui-zhi-fu-ling-wan, a Kampo medicine. Am J Chin Med 2005；33：259-267.
7）塩田敦子．冷え性．産婦人科の実際 2014；63：415-420.

月経異常

月経は，視床下部—脳下垂体—卵巣—子宮のフィードバック機構により，月のリズムで発来する．バランスが整っていると正常な月経を迎えることができるため「月経は女性の体の鏡」といわれる．月経痛や月経前の心身の辛い症状がなく，25日から38日周期で発来し，適量の出血であることが正常な月経である．しかしながら，月経異常（menstrual disorder）を訴える女性は多い．月経異常には月経困難症，過多月経，過少月経，無月経，月経前症候群（premenstrual syndrome：PMS），月経前気分不快障害（premenstrual dysphoric disorder：PMDD）などがある．

月経異常の治療の第一選択は薬物療法であり，鎮痛薬（NSAIDsなど）や保険適応のある低用量エストロゲン・プロゲスチン配合剤（LEP製剤）をはじめとするホルモン治療，黄体ホルモンであるレボノルゲストレル放出子宮内システム（LNG-IUS）を選択する．PMS，PMDDには，LEP製剤や選択的セロトニン再取り込み阻害薬（SSRI）を使用する．これらの治療が奏功しない場合はGnRH（生殖腺刺激ホルモン放出ホルモン）アゴニストで月経を止める治療や手術療法を選択することになるが，子宮筋腫，子宮腺筋症，子宮内膜症などの器質的疾患がある場合はより慎重に治療を行う．

漢方薬は，単独の使用はもちろん，西洋薬との併用でも役に立つ．ホルモン剤禁忌症例，挙児希望症例，鎮痛薬無効症例，LEP製剤をはじめとするホルモン剤やGnRHアゴニストの副作用にも対応できる．何より，月経異常の根本的な原因にアプローチし，女性の健康につなげられることが漢方治療の利点である．

■お薦め漢方薬３つ

1　当帰芍薬散（23）：手足の冷え，下腹痛・頭痛，貧血・むくみ傾向（体力は普通から弱）

2　加味逍遙散（24）：精神不安，肩こり，便秘傾向，冷え（体力は普通）

3　桂枝茯苓丸（25）：上半身は熱く下半身が冷える（上熱下寒型）（体力は普通から強）

症例（桂枝茯苓丸）

患者：35 歳，女性，主婦

主訴：月経痛，頭痛，肩こり，のぼせ，下半身の冷え

既往歴：特になし

現病歴：半年前から頭痛，肩こり，のぼせ，下半身の冷えを感じるようになった．月経は 30〜35 日周期で，継続日数 7〜8 日，出血量は多めで，月経の 2 日目までの月経痛に対し市販の鎮痛薬で対応していた．3 か月前から症状がひどくなり，頭痛，月経痛に対する鎮痛薬を増量するも症状が軽快しないため，当院初診となった．

現症：身長 158 cm，体重 64 kg，血圧 120/68 mmHg，脈 65/分，整．内科疾患なし．血液生化学所見問題なし．直径約 2 cm の筋層内筋腫を認めた．やや赤ら顔で足に冷えがあり，下腹部に抵抗と圧痛を認めた．

治療：**桂枝茯苓丸**（TJ-25）7.5 g/日を併用したところ，2 週間後には症状の改善が認められ，3 か月後にはすべての症状が軽快し，月経痛も軽快した．

クリニカルポイント

「女性の不調には血を補い血を巡らす」といわれる．月経異常に対するお薦め漢方薬も，血に作用する女性 3 大処方の**当帰芍薬散**，**加味逍遙散**，**桂枝茯苓丸**である．冷え症の治療と考え方は同じであるため，「冷え症」の項を参照していただきたい．月経異常の原因は血の巡りが悪い（瘀血や血虚）と捉える[1]．卵巣血流の低下（血虚）は黄体機能不全につながり，子宮筋腫や子宮内膜症は瘀血の典型的な病態である．瘀血病態の代表である心筋梗塞で胸痛が生じるように，骨盤内に瘀血が生じれば腹痛や腰痛につながる．

赤血球凝集抑制や血管内皮保護作用がある[2] 駆瘀血剤の**桂枝茯苓丸**は，単独，併用で有用な漢方薬である．より体力があり，便秘と精神症状を有する場合は**桃核承気湯**が有効である．幼少時からの便秘が改善され，妊娠に至った症例も多く経験している．LEP 製剤をはじめとするホルモン剤には，頻度はかなり低いが，重篤な副作用として静脈血栓症が挙げられる．血栓症は瘀血病態の一つである．漢方薬の併用は，LEP 製剤の安全な内服や将来の動脈硬化性疾患の予防にも役に立つのではないかと考えられる．

当帰芍薬散は貧血気味でむくみを感じるものに有効であるが，胃腸が弱く，月経時にプロスタグランジンの作用で腹痛のみでなく下痢をするようなタイプ

は，腹部を温め，保護する作用のある**当帰建中湯**を選択する．便秘や下痢，胃もたれ，食欲不振などの胃腸（脾）症状がある場合は，まずそこからアプローチするとよい．過多月経には**芎帰膠艾湯**が有効で，止血剤との併用も可能である．月経前の症状は，瘀血を基本に黄体ホルモンによる臓器の浮腫（水滞）により生じると考える．利水剤に分類される**当帰芍薬散**は有効である．むくみや頭痛がひどければ**五苓散**の併用も可能で，月経前に**当帰芍薬散**，月経後に**当帰建中湯**に変更する方法もある．

月経前の精神症状には，**加味逍遙散**を代表とする，柴胡含有の漢方薬が有効である．イライラがひどければ**抑肝散・抑肝散加陳皮半夏**，便秘があれば大黄含有の**桃核承気湯**などの漢方薬で便秘を解消することが必要である．大黄は，便秘解消作用だけではなく抗炎症作用，向精神作用を有する生薬である．まさしく，脳腸相関であり，漢方治療で双極性障害のPMDDの向精神薬が減量できた症例を報告した[3)]．漢方薬の適切な使用は，向精神薬の減量にも役に立つ．

月経痛や頭痛に対する鎮痛薬の連用・多用が問題になっている．鎮痛薬の連用・多用は，胃腸障害から「タイプI 全身型」の冷え症になり，プロスタグランジン抑制により血管収縮血流不全による冷え，さらに直接体温低下につながるため，痛みはより悪化し，悪循環に陥る．鎮痛薬が無効でLEP製剤も内服できない重症な月経困難症の女性，救急車で来院される月経困難症の女性も共通の傾向がある．LEP製剤は浮腫を生じ，吐き気により内服が難しい[4)]．この場合，鎮痛薬を減量し，**芍薬甘草湯**を頓服とし，「タイプI 全身型」の冷えである胃腸障害の治療から**六君子湯**によりスタートする．胃腸障害が軽減するとともに，月経困難症状が軽減する場合も多い（図 1）．そこではじめて女性3大処方やLEP製剤による治療を開始できる．鎮痛薬は薬局で購入されることが多い．薬剤師に適切な指導をしていただき，鎮痛薬漬けになる前に，ぜひとも産婦人科受診を薦めていただきたい．

自費の避妊用低用量ピル（oral contraceptive：OC）と月経異常に保険適応のあるLEP製剤は薬の成分は同じである．しかし，漢方医学的には，OCとLEPの女性のタイプは正反対である（図 2）．OCの女性はバランスが良く，妊娠しやすいタイプであるのに対して，LEPの女性はバランスが崩れ，瘀血があり，冷えを有する月経異常のタイプである．極度にバランスが崩れている女性には生活改善が必須であり，漢方治療は有効である．LEPの女性は自分の身体のバランスに意識を向けて，前向きで元気にLEP製剤を内服してほし

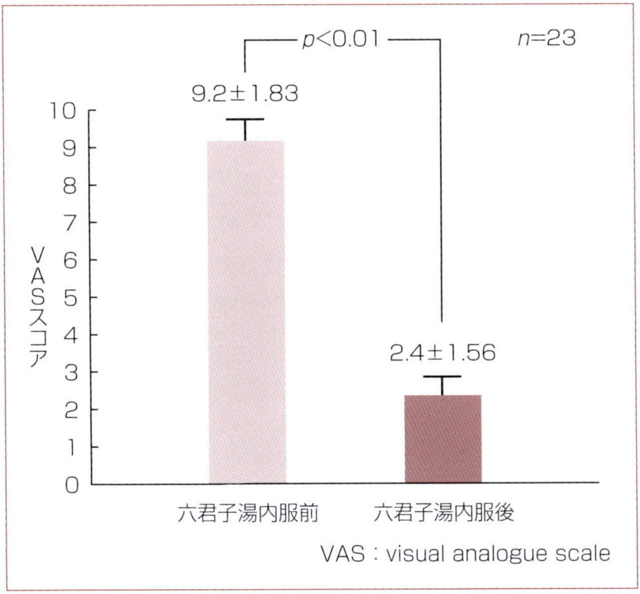

図 1　機能性月経困難症に対する六君子湯の有効性

鎮痛薬，LEP が無効であった機能性月経困難症患者に対し六君子湯の効果がみられる．

（岡村麻子．第 66 回日本産婦人科学会学術講演会 2014[5] より）

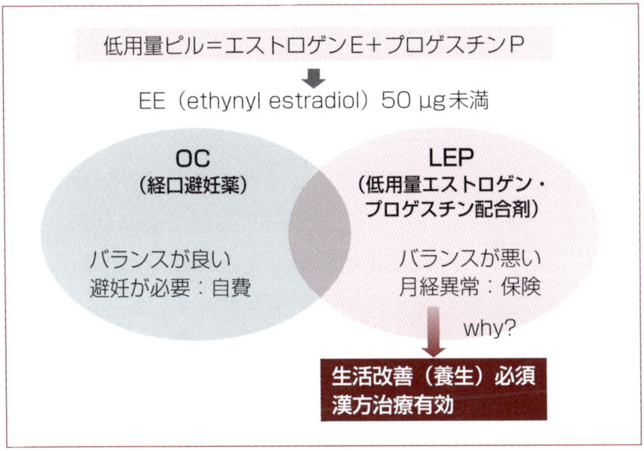

図 2　OC と LEP の女性のタイプ

い．月経が楽で順調に来ることはQOLを上げるためにも重要である．肌の不調，下痢や便秘などの腸の不調，喘息，抑うつなどの精神症状などが軽快しない女性は，女性ホルモンだけでは解決できない身体の失調が隠されており，要注意である．LEP製剤を過信しないことが大切である．OC・LEP製剤をより有効に，安全に内服して，リプロダクティブライツを実現してもらいたい．

月経を整えることは，単に腎（子宮・卵巣）のみではなく，身体全体のバランスを整えることにつながる．それが整えば月経は順調になる[6]．対応は早いほうがよい．その後の不妊，妊娠，産後，更年期，老年期の健康にまでかかわる問題である．

文献

1）武田卓．月経随伴症状に対する漢方．産科と婦人科 2014；81：1327-1332.
2）石川慎太郎ほか．ラットにおける血液流動性と活性酸素動態に対する漢方薬の作用．日東医誌 2011；62：337-346.
3）岡村麻子ほか．双極性障害治療中の月経前不快気分障害（PMDD）の増悪に対し漢方治療が有効であった1例．日本東洋心身医学研究 2016；31：67-72.
4）岡村麻子ほか．西洋医学的治療が無効な難治性の機能性月経困難症に漢方薬が有効であった3症例．痛みと漢方 2016；26：112-117.
5）岡村麻子．第66回日本産婦人科学会学術講演会 2014.
6）岡村麻子ほか．漢方薬と西洋薬の併用で精神身体症状が軽快したと同時に月経が再開した続発性無月経の2例．日本東洋心身医学研究 2017；32：56-61.

更年期障害

閉経前後の5年間を更年期（climacteric）といい，45歳から55歳ぐらいが目安となる．更年期に現れる多種多様な症状の中で，器質的変化に起因しない症状を更年期症状と呼び，これらの症状が日常生活に支障をきたす状態になった場合を更年期障害（menopausal disorder）という．更年期症状評価表（表1）を参考にしながら治療を進めていく．更年期障害の原因は卵巣機能の低下による女性ホルモン（エストロゲン）の急激な減少とされており[2]，代表的な薬物療法はホルモン補充療法（hormone replacement therapy：HRT）である．加齢に伴う身体的変化，精神・心理学的要因，社会文化的要因が複合的に影響し発現する症状であるため，エストロゲンを補充しても軽快しない症例も存在する．SSRI，精神安定剤，催眠剤，鎮痛薬などの薬剤や大豆イソフラボンなどの補完代替医療，カウンセリングや認知行動療法などの心理療法も有効

表1 更年期症状評価表

症状	症状の程度		
	強	弱	無
①顔や上半身がほてる（熱くなる）			
②汗をかきやすい			
③夜なかなか寝つかれない			
④夜眠っても目をさましやすい			
⑤興奮しやすく，イライラすることが多い			
⑥いつも不安感がある			
⑦ささいなことが気になる			
⑧くよくよし，ゆううつなことが多い			
⑨無気力で，疲れやすい			
⑩目が疲れる			
⑪物事が覚えにくかったり，物忘れが多い			
⑫めまいがある			
⑬胸がドキドキする			
⑭胸が締めつけられる			
⑮頭が重かったり，頭痛がよくする			
⑯肩や首がこる			
⑰背中や腰が痛む			
⑱手足の節々（関節）の痛みがある			
⑲腰や手足が冷える			
⑳手足（指）がしびれる			
㉑最近音に敏感である			

（日本産科婦人科学会生殖・内分泌委員会．日産婦誌 2001[1)]より）

であるが，漢方治療は，様々な生薬の作用により1剤でいろいろな症状に対応できるため，不定愁訴（多愁訴）が多い更年期の病態に適合している．単独の使用はもちろん，西洋薬との併用でも役に立つ．HRT 治療を望まない症例，HRT 禁忌症例にも対応できる．

■お薦め漢方薬３つ

1 加味逍遙散（24）：ホットフラッシュや気分の変調（体力は普通）
2 桂枝茯苓丸（25）：強いホットフラッシュや肩こり（体力は普通から強）
3 温経湯（106）：ホットフラッシュや唇や手に乾燥（体力は普通から弱）

症例（加味逍遙散）

患者：53歳，女性，主婦

主訴：不眠，頭痛，耳鳴り，肩こり，発汗，のぼせ，イライラ，便秘

既往歴：特になし

現病歴：2年前に閉経し，上記症状が出現したため産婦人科を受診した．更年期障害の診断でホルモン補充療法（結合型エストロゲン［プレマリン®］＋ジドロゲステロン［デュファストン®］連続投与）が開始された．治療3か月後，発汗とのぼせはやや軽快するも，ほかの症状が消失しないため，当院初診となった．

現症：身長159 cm，体重54 kg，血圧125/68 mmHg，脈63/分，整．内科疾患なし．血液生化学所見問題なし．甲状腺機能問題なし．肋骨弓下に軽度の抵抗と圧痛（胸脇《きょうきょう》苦満《くまん》）と足冷えを認めた．

治療：加味逍遙散（TJ-24）7.5 g/日を併用したところ，2週間後には，便通が良くなり不眠が軽快した．1か月後にはかなり更年期障害は改善され，投与3か月目には症状が消失した．

クリニカルポイント

卵巣機能低下に伴うエストロゲンの低下は，排卵中枢である視床下部にネガティブフィードバックをかけ，その結果，視床下部―下垂体系が活性化し卵巣を刺激する．しかし，卵巣が反応しないため，自律神経系を中心に不安定となり，不定愁訴の出現につながるとされている[2)]．更年期症状は，大きく3つに分けられる（**表2**）．卵巣機能低下に伴う月経の乱れが生じる．周期が最初は短縮し，その後延長し，最終的に閉経（1年間の無月経）に至る．最も典型的な症状は，自律神経失調症状（血管運動神経症状）で，ホットフラッシュと呼

表2　更年期障害の症状

	症状	除外疾患	治療
①月経異常	不正出血，周期の短縮・延長，不規則過多・過少	子宮癌などの除外が必要	
②自律神経失調症状（血管運動神経症状）	のぼせ，動悸，発汗，冷えなど（欧米人に多い）	甲状腺疾患などの除外が必要	HRT ＞漢方薬
③精神神経症状	不眠，イライラ，抑うつ，頭重感，物忘れなど（日本人に多い）	精神科疾患の除外が必要	漢方薬＞ HRT カウンセリング 向精神薬（SSRI など）

ばれるものであり，欧米人に多いとされている．日本人では不定愁訴といわれる精神神経症状が多いのが特徴である．うつ病と甲状腺機能異常との鑑別には注意を要する．ホットフラッシュの第一選択薬は HRT で，漢方薬は HRT にはかなわないといわれる．一方，HRT では改善しない症状の多くは精神神経症状であり，漢方薬が役に立つ[3]．

加味逍遙散，**桂枝茯苓丸**，**温経湯**はいずれも更年期症状に有効とされる血液の巡りをよくする作用（駆瘀血作用）を有する漢方薬である．**加味逍遙散**は，柴胡，薄荷，山梔子といった精神症状に有効な生薬が入っていて，血流改善に加えて気分の変調にも有効なバランスのとれた処方である．自律神経失調症状と精神神経症状が併存した症状にも有効であり，更年期障害治療の第一選択薬である．血中 IL-6（インターロイキン-6）を抑制することで精神神経症状を改善することがわかっており，これは SSRI と同様のメカニズムによるものである[4]．**加味逍遙散**のタイプで食欲や元気がない場合は，補剤である**加味帰脾湯**を選択する．

桂枝茯苓丸は駆瘀血剤の代表薬であり，更年期の症状に有効である．単独投与はもちろん**柴胡加竜骨牡蛎湯**や**抑肝散**などの柴胡剤との併用で，自律神経が不安定になるために生じる更年期の血圧上昇にも有効とされる[5]．

更年期の時期は，婦人科 3 大処方の**当帰芍薬散**はもちろん有効であるが，加齢の影響で水滞より乾燥に傾く傾向があるため**温経湯**をお薦め漢方薬とした．**温経湯**は，**当帰芍薬散**から水を巡らす茯苓・朮・沢瀉を除き，血を補う当帰・川芎・芍薬に牡丹皮を加え，滋潤作用のある麦門冬，止血滋潤作用のある阿膠

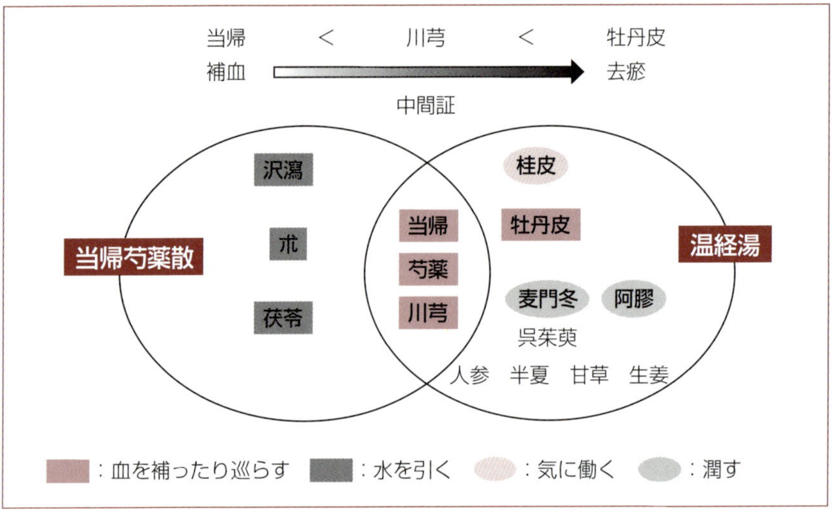

図 1　当帰芍薬散と温経湯の構成生薬の相違

（秋葉哲生．活用自在の処方解説．ライフ・サイエンス；2015[6] を参考に作成）

に，温めて痛みを止める呉茱萸，胃薬の半夏・人参を含む．中間証から虚証（体力が中間から弱い）で，上半身はほてり，下半身は冷えて，唇が渇いて手が荒れる貧血気味なものに有効である（図 1）．「タイプⅡ 四肢末端型」の冷えに分類される．血虚と瘀血の双方に有効で，不正出血に有効な阿膠も含まれているため，更年期の不正出血にも効果を示す．

更年期の症状は，瘀血，気逆，腎虚によるといわれる．冷え症の治療と考え方は同じであるため，「冷え症」の項を参照していただきたい．元気がない場合は，補気剤，補腎剤を考慮する[7]．ホットフラッシュには HRT が有効であるが，漢方薬では清熱剤の**黄連解毒湯**，**温清飲**，**三黄瀉心湯**などを単独，併用で試みることもある．

女性ホルモンが急激に減少する更年期は，プレ更年期の時期までの心身のバランスの乱れによる症状が，より増幅して現れる．更年期障害の治療は，諸症状の改善による QOL の向上に合わせて，骨密度・脂質異常・血圧や循環器系の疾患，婦人科はじめほかの領域の器質的疾患を見逃さない注意が必要である．更年期以降の人生を健康長寿へと導くための予防医学的側面を併せもつと考えられている．更年期を“幸年期”にすることは，老（朗）年期を迎える鍵となる．

文献

1）日本産科婦人科学会生殖・内分泌委員会．「日本人用更年期・老年期スコアの確率と HRT 副作用調査小委員会」報告：日本人女性の更年期症状評価表の作成．日産婦誌 2001；53：883-888.
2）McKinlay SM, et al. The normal menopause transition. Maturitas 1992；14：103-115.
3）齋藤滋．HRT 無効で初診となった患者の受診理由．漢方医学 2014；38：152-154.
4）Yasui T, et al. Effects of Japanese traditional medicines on circulating cytokine levels in women with hot flashes. Menopause 2011；18：85-92.
5）加藤士郎ほか．中高年の高血圧治療に併用して有効であった漢方薬の解析．漢方と最新治療 2018；27：162-169.
6）秋葉哲生．活用自在の処方解説：広い応用をめざした漢方製剤の活用法．東京：ライフ・サイエンス；2015．216-217.
7）高松潔，小川真理子．更年期障害に対する漢方．産科と婦人科 2014；11：1355-1361.

分娩と漢方治療

超少子高齢化を迎える日本では，少子化対策として安産が増えることが強く望まれる．安産とは，母児ともに元気な自然分娩である．分娩時間は短く，帝王切開をはじめ急速遂娩が少ない方がよい．産婦人科医の出番が少ない方が安産である．

ところが，予定日を過ぎても子宮頸管が硬く閉じていて，子宮口の器械的頸管拡張の後，オキシトシンやプロスタグランジンで誘発しても反応が悪く，何日もかかり，最終的に帝王切開になってしまう妊婦が存在する．

冷え症の女性が増加している．その女性が，妊娠し分娩する．高齢妊娠も増加しており，妊娠中もダイエットを試みたり，介護や子育て，仕事と過度なストレスと疲労により冷えが悪化する傾向にある．冷えには異常分娩との関連性があるという報告がある[1]（図 1）．子宮や子宮頸管の冷え（微小循環の途絶）により，グルコサミノグリカンからなる正常な子宮頸管のリモデリング過程が障害され，熟化が阻害されたり，いまだ解明されていない分娩のカスケードを阻害して微弱陣痛を引き起こしたり，軟産道強靭につながったりするのではないかと推測する．

冷えに効く**五積散**は『太平恵民和剤局方』に催生剤（分娩を助ける）と記載のある漢方薬で，近年では，助産院において頸管熟化剤としての有効性を示した報告もある[2]．筆者らは，頸管未熟な，予定日超過が予想される妊婦 20 例のうち 9 例に**五積散**を処方した．内服症例では，頸管熟化が進み，入院までの

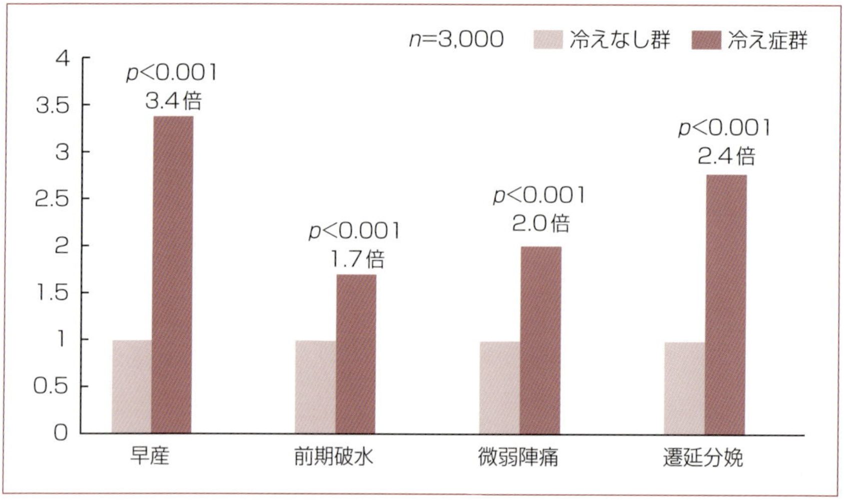

図 1　妊婦の冷え症と異常分娩の関係　（中村幸ほか．日看会誌 2013[1] より）

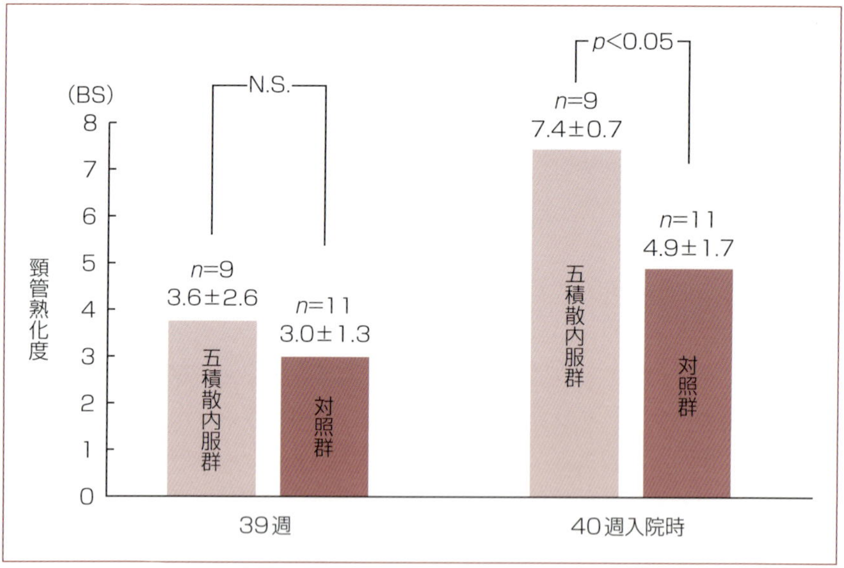

図 2　五積散内服後の BS（Bishop スコア）の変化と分娩予後

＊五積散内服群：全例 40 週台に自然分娩
　対照群：41 週台 4 例，42 週台 1 例，緊急帝王切開分娩 5 例．

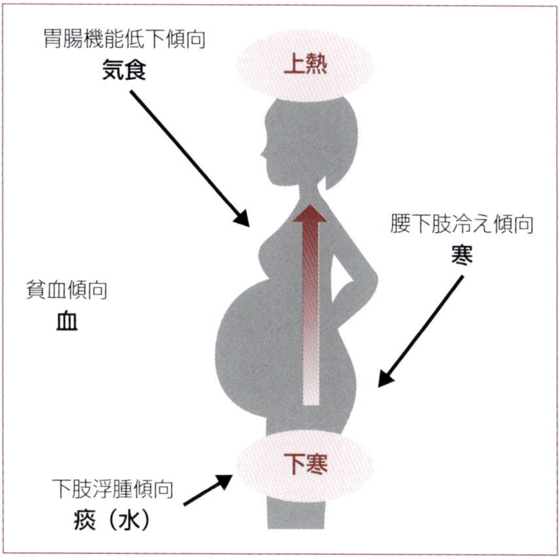

図３　予定日近くの妊婦の傾向

日数が短縮し，全例自然分娩で緊急帝王切開分娩はなかった[3)]（図２）．五積散の内服で冷えが改善し，分娩に至るまでの時間が短縮され，分娩停止や胎児機能不全に至る確率を減少させたと考えられる．また，予定日超過分娩 85 例を内服 41 例，自然経過 44 例で検討したところ，①頸管熟化度が有意に高い，②自然陣発破水症例が 75 % と高く，促進剤の使用が少ない，③自然陣発破水までの日数が有意に短い，④著効例が多いという理由により，39 週以前の内服開始が有効であることも報告した[4)]．

頸管熟化が進んでも有効な子宮収縮が得られない場合に対しては，『万病回春』に陣痛促進作用と考えられる記載があり，冷えに効く桂枝茯苓丸を使用した．筆者らは，陣痛促進剤を使用することなく子宮収縮が強まり，分娩に至った 11 症例を報告した[5)]．過強陣痛の心配なく陣痛促進作用を期待できる薬として，桂枝茯苓丸は積極的に試す価値があると考えている．

数多くある，冷え症に使用する漢方薬の中で，五積散と桂枝茯苓丸が有効である理由は，予定日近くの妊婦の身体の傾向（タイプ：証）に合っているからだと考える（図３，図４）．筆者は，分娩に漢方薬を導入して 4 年目になるが，外来・入院とも約 5 割の妊婦に五積散，桂枝茯苓丸を処方するようになっ

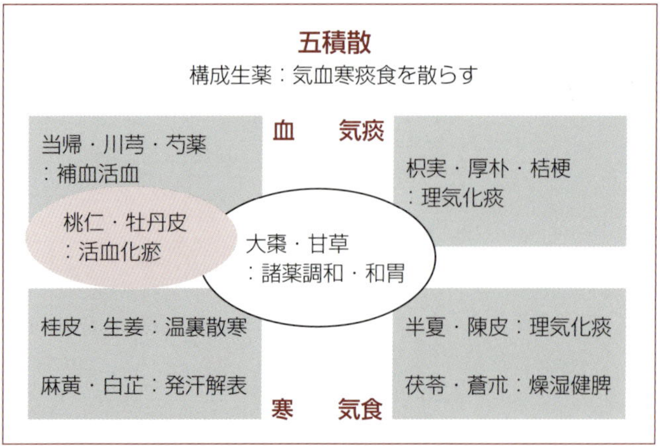

図４　五積散と桂枝茯苓丸の構成生薬の分析

た．経腟分娩途中で緊急帝王切開分娩になる確率は，以前はおよそ８％前後で推移していたが，４％と半減し，分娩時間も初産経産ともに減少傾向となった．詳細は検討中である．母児ともに副作用はなく，安全であることも利点である．頸管熟化不良例に対しては，機械的頸管熟化処置しか選択肢がないのが現状である．冷えを改善して血流をよくし，妊婦の産める力を助ける漢方治療は，単独の効果はもちろん，西洋医学的な治療と併用しても有効である．また，バランスが崩れて冷え症が増える，高齢妊婦を含めたハイリスクの妊婦ほど，漢方治療はより有効ではないかと考える．

女性の一生は７年ごとといわれている．平均余命が世界一となったわが国であるが，生物学的な妊娠出産最適年齢は，昔も現在も変わらず28歳であることを肝に銘じる必要がある．一般的に，年齢が上がれば妊娠率が下がり，合併症の頻度も増加するのは周知の事実である．年齢が上がれば，より養生が必要である．胎児の時期（妊娠期）から養生を心がけ，自分の体と向き合うことが大切である．冷え，血流を改善し，老いも若きも，一人ひとりの健康が国を支える原動力であることを真摯に捉えて，未体験の少子高齢化に負けない気概が必要である．漢方治療はわれわれの底力を支える，現代社会になくてはならない宝の箱である．日本のみが可能である東西統合医療は，神様がくれた，世界に誇るべき日本の医療であると考える．すべての女性は笑顔で明るく世の中を照らす存在であってほしい．

文献

1）中村幸代ほか．妊婦の冷え症と微弱陣痛・遷延分娩との因果効果の推定：傾向スコアによる交絡因子の調整．日看会誌 2013；33：3-12.
2）蔭山充ほか．「冷え」を訴える子宮頸管未熟妊婦に「熟化剤」としての「五積散」の試みとその EBM．産婦人科漢方研究のあゆみ 2001；18：146-148.
3）岡村麻子ほか．予定日超過に対する漢方療法：五積散の頸管熟化作用．産婦人科の実際 2016；65：805-810.
4）岡村麻子ほか．予定日超過分娩に至った妊婦に対する五積散の臨床的有効性．産婦人科漢方研究のあゆみ 2017；34：38-42.
5）岡村麻子ほか．桂枝茯苓丸の内服で冷えを改善することにより有効陣痛を得られた 11 症例の検討．産婦人科漢方研究のあゆみ 2018；35：173-178.

索引

◉詳述ページは太字とし，漢方方剤の症例については色文字で示した．

さ

し

と

な・に

ね・の

は

ひ

ふ

へ

ろ・わ

A～Z

中山書店の出版物に関する情報は，小社サポートページを御覧ください．
https://nakayamashoten.jp/support.html

西洋《せいよう》医学《いがく》と東洋《とうよう》医学《いがく》のW《ダブル》専門医《せんもんい》が指南《しなん》！

臨床力《りんしょうりょく》をアップする漢方《かんぽう》

2019年2月15日　初版 第1刷発行 ©　〔検印省略〕

編　集　加藤士郎《かとうしろう》

発行者　平田　直

発行所　株式会社 中山書店
〒112-0006 東京都文京区小日向4-2-6
TEL 03-3813-1100（代表）
振替 00130-5-196565
https://www.nakayamashoten.jp/

装　丁　花本浩一（麒麟三隻館）

DTP　株式会社 Sun Fuerza

印刷・製本　三松堂株式会社

Published by Nakayama Shoten Co.,Ltd.　Printed in Japan
ISBN 978-4-521-74748-4
落丁・乱丁の場合はお取り替え致します．